高职医学类系列教材

供高职高专护助、助产、口腔医学技术等
医学相关专业使用

正常人体形态学及护理应用

ZHENGCHANG RENTI XINGTAIXUE JI HULI YINGYONG

主　编　张衍兴

副主编　孙胜利

编　委　（按姓氏笔画为序）

孙胜利　张衍兴

杨爱红　殷　凯

黄淮平

中国科学技术大学出版社

图书在版编目(CIP)数据

正常人体形态学及护理应用/张衍兴主编.—合肥:中国科学技术大学出版社,2008.7
(2015.8 重印)
ISBN 978-7-312-02331-6

Ⅰ.正…　Ⅱ.张…　Ⅲ.①人体形态学—高等学校:技术学校—教材　②护理学—高等
学校:技术学校—教材　Ⅳ.①R32　②R47

中国版本图书馆 CIP 数据核字(2008)第 062527 号

出版　**中国科学技术大学出版社**
　　　安徽省合肥市金寨路 96 号,邮编:230026
　　　网址:http://press.ustc.edu.cn
印刷　安徽省瑞隆印务有限公司
发行　中国科学技术大学出版社
经销　全国新华书店
开本　787 mm×1092 mm　1/16
印张　18
字数　460 千
版次　2008 年 7 月第 1 版
印次　2015 年 8 月第 6 次印刷
定价　32.00 元

前　言

　　随着医学模式的转变,社会对护理人员的需求量增大,对护理人员的要求也逐渐提高,为适应护理专业的发展,配合护理专业的教学改革,我们组织编写了《正常人体形态学及护理应用》一书。

　　本书从培养高职护理专业实用型人才出发,将人体解剖学、组织学、胚胎学三门形态学课程有机整合,淡化了学科意识,并结合护理专业特色,归纳了临床护理常见、常用操作技能所需要的形态学知识,突出实用性。

　　本书共十八章,第一章到第十一章为形态学知识,第十二章到第十八章结合护理实践操作技能,介绍了应用性形态学知识。本书根据教学大纲在每节前面提供有学习目标,在形态学每章后面还附有练习题,并提供了参考答案,便于学生学习。

　　由于编者水平有限,书中不足之处在所难免,恳请各位读者提出宝贵意见,批评指正。

编　者
2008 年 2 月

目 录

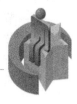

绪　　论

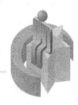

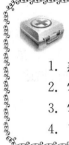

学习目标

1. 熟悉正常人体形态学基础及护理应用的概念与意义。
2. 掌握人体的组成和分部。
3. 掌握正常人体形态学常用术语。
4. 了解学习正常人体形态学的基本观点和方法。

一、正常人体形态学基础及护理应用的研究内容

正常人体形态学基础及护理应用是研究人体形态结构及其在护理工作中的应用的一门科学，它涵盖了人体解剖学、组织学、胚胎学的内容。

人体解剖学是研究正常人体形态结构的一门科学。组织学是借助显微镜观察研究人体器官、组织微细结构的科学。胚胎学主要是研究人体发生、发展规律的科学。

正常人体形态学基础及护理应用是护理学专业的重要医学基础课程，其目的是使护理专业学生理解和掌握人体各器官系统的正常形态结构、位置毗邻和生长发育规律，掌握发生、发展和演变规律，正确判断人体的正常形态与异常形态，并针对护理实践技能操作提供应用性形态学知识，为学习其他医学基础课程和临床护理课程奠定基础。

二、人体的组成和分部

人体最基本的形态结构和功能单位是细胞。许多形态和功能相同或相近的细胞，借细胞间质结合在一起，构成组织。几种不同的组织结合在一起，构成具有一定形态、完成一定功能的器官。许多功能相关的器官结合在一起，共同完成某一特定的生理功能，构成系统。人体有运动、消化、呼吸、泌尿、生殖、内分泌、脉管、感官和神经9大系统。

按照人体的形态，可将人体分为头、颈、躯干和四肢4大部

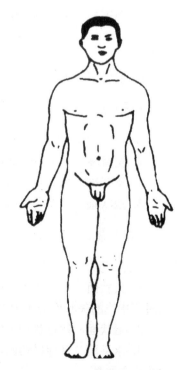

图 0-0-1　人体的标准解剖学姿势

分。头的前部称为面,颈的后部为项。躯干又可分为胸部、腹部、背部和会阴4部。四肢包括上肢和下肢,上肢又可分为肩、臂、前臂和手四部,下肢亦可分为臀、股、小腿和足4部分。

三、正常人体形态学常用术语

人体的结构十分复杂,为了正确描述人体各部位、各器官的位置关系,必须使用国际通用的标准和常用描述术语。

（一）标准解剖学姿势

为了说明人体各局部或各器官及结构的位置关系,特规定一种标准解剖学姿势,即:身体直立,两眼平视正前方,上肢下垂于躯干两侧,手掌向前,双足并拢,足尖向前(图0-0-1)。在描述人体各部位结构的相互关系时,不论标本或模型以何种方位放置,都应以标准姿势进行描述。

（二）常用方位术语

有关方位的术语,是以标准解剖学姿势为准,用以描述人体结构的相互位置关系的术语,常用的有:

1. 上和下　靠近头顶的为上,也称头侧;靠近足底的为下,也称尾侧。

2. 前和后　近腹者为前,也称腹侧;近背者为后,也称背侧。

3. 内和外　是表示与空腔器官相互位置关系的术语。在腔内或近内腔者为内,远离内腔者为外。

4. 内侧和外侧　近正中矢状面的为内侧,远离正中矢状面的为外侧。

5. 近侧（端）和远侧（端）　多用于四肢。距肢体附着部较近者为近侧(端),较远者为远侧(端)。

6. 浅和深　近体表者为浅,远离体表者为深。

（三）轴

轴是根据标准姿势,假设的人体具有3种互相垂直的轴(图0-0-2),有:

1. 垂直轴　呈上下方向,与人体的长轴平行,即与地平面相垂直的轴。

2. 矢状轴　呈前后方向,与水平面平行,与人体的长轴相垂直的轴。

3. 冠状轴　呈左右方向,与水平面平行,与人体的长轴和矢状轴均垂直的轴,又称额状轴。

（四）面

人体或其任一局部均可在标准姿势条件下作出互相垂直的3个切面,有:

1. 矢状面　按矢状轴方向,将人体纵切为左右两部的面为矢状面,此切面与地平面垂直。通过正中线的矢状面为正中矢状面或正中面,将人体分成左右对称的两半。

2. 冠状面　按冠状轴方向,将人体纵切为前后两部的面为冠状面,又称额状面。

3. 水平面　又称横切面,即与水平面平行,而与矢状面和冠状面都互相垂直的面,将人体分为上下两部。

在描述器官的切面时,则以其长轴为准,和长轴平行的切面称纵切面,和长轴垂直的切面称横切面,而不用前文所述 3 个面。

四、学习正常人体形态学的基本观点和方法

学习正常人体形态学必须运用辩证唯物主义的观点和方法,去观察、研究人体,全面正确地认识人体的形态结构及其变化规律。

（一）进化发展的观点

人类是由动物经过长期进化发展而来的。作为社会的人与动物有本质的区别,如语言、思维等,但作为自然人,在形态和结构上还保留着与动物相似的基本特征。人类一直处于不断发展变化中,不同年龄、不同社会生活、劳动条件等,均可影响人体形态结构的发展以及疾病的变化;不同性别、不同地区、不同种族的人,也会产生一定的差异。因此,以进化发展的观点研究人体的形态结构,可以更好地认识人体。

（二）形态与功能相互协调的观点

人体的每个器官都有特定的功能,其形态结构是功能的物质基础。功能的变化影响器官形态结构的改变,形态结构的病理变化也必将导致功能的改变。

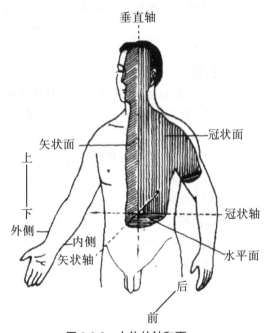

图 0-0-2　人体的轴和面

（三）局部与整体统一的观点

人体是由许多器官系统组成的一个有机的统一整体。任何一个器官或局部都是整体不可分割的一部分,局部和整体在结构和功能上是互相联系又互相影响的。例如,局部的损伤不仅影响局部的组织或器官,还可影响到整体。因此,用整体与局部统一的观点来指导学习,可以防止认识上的片面性。

（四）理论与实践相结合的观点

学习的目的在于应用,理论和实践相结合是进行科学实验的一项基本原则。在学习中必须根据护理培养目标,注意理论联系实际、联系护理临床应用,把书本知识与对标本和模型的观察结合起来;注重活体触摸和观察,学会运用图谱、多媒体等形象教材,加深理解,增强记忆,并进一步提高分析问题和解决问题的能力。

练习题及参考答案

练习题

一、填空题

1. 正常人体形态学,涵盖_____、_____和_____的内容。

2. 学习形态学的基本观点_____、_____、_____和_____。

3. 许多_____、_____相同或相近的_____,借_____结合在一起,构成组织。

二、选择题

1. 呈左右方向,将人体分为前后两部分的切面,称( )。

   A. 矢状面 　　　　　　 B. 冠状面 　　　　　　 C. 水平面

   D. 垂直面 　　　　　　 　　　　　　　　　　　 E. 横切面

2. 表示与体腔或有腔器官的腔相互位置关系的名词为( )。

   A. 上和下 　　　　　　 B. 前和后 　　　　　　 C. 内和外

   D. 内侧和外侧 　　　　　 　　　　　　　　　　 E. 浅和深

三、名词解释

1. 标准解剖学姿势

2. 矢状轴

3. 冠状轴

4. 组织

5. 器官

四、问答题

1. 什么是正常人体形态学? 其研究的领域及内容如何?

2. 什么是细胞、组织、器官和系统? 人体有哪几大系统?

3. 人体有哪些轴、面和方位?

参考答案

一、填空题

1. 人体解剖学　组织学　胚胎学

2. 进化发展的观点　形态与功能相互协调的观点　局部与整体统一的观点　理论与实践相结合的观点

3. 结构　功能　细胞　细胞间质

二、选择题

1. B　2. C

三、名词解释

1. 标准解剖学姿势:身体直立,两眼平视正前方,上肢下垂于躯干两侧,手掌向前,双足并拢,足尖向前。

2. 矢状轴：呈前后方向，与水平面平行，与人体的长轴相垂直的轴。

3. 冠状轴：呈左右方向，与水平面平行，与人体的长轴和矢状轴均垂直的轴，又称额状轴。

4. 组织：由许多形态和功能相同或相近的细胞，借细胞间质有机地组合在一起，形成具有一定功能的结构。

5. 器官：几种不同的组织结合在一起，构成具有一定形态、完成一定功能的结构。

四、问答题

1. 答：正常人体形态学是研究人体正常形态结构的科学。涵盖人体解剖学和组织学、胚胎学的内容。

2. 答：人体最基本的形态结构和功能单位是细胞。许多形态和功能相同或相近的细胞，借细胞间质结合在一起，构成组织。几种不同的组织结合在一起，构成具有一定形态、完成一定功能的器官。许多功能相关的器官结合在一起，共同完成某一特定的生理功能，构成系统。人体有运动、消化、呼吸、泌尿、生殖、内分泌、脉管、感官和神经九大系统。

3. 答：人体有 3 种互相垂直的轴：矢状轴，冠状轴，垂直轴。人体有 3 种互相垂直的切面：矢状面，冠状面，水平面。人体常用的方位术语有：上和下，前与后，内和外，内侧和外侧，近侧和远侧，浅和深等。

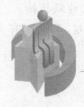

第一章
细胞与基本组织

　　细胞是人体形态结构、生理机能和生长发育的基本单位,它们的形态随其所处的环境和功能的不同而异,其大小也有很大差别。组织则由细胞和细胞间质构成,细胞是其主要成分,细胞间质位于细胞之间,对细胞有支持和营养作用。根据组织结构与功能特点,人体组织可划分为4类基本的组织,即上皮组织、结缔组织、肌组织和神经组织。

第一节　细　　胞

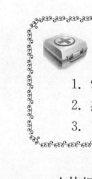

学习目标

　1. 掌握细胞的基本结构。

　2. 熟悉细胞器的种类和形态特点。

　3. 了解细胞膜、细胞核的结构。

　　人体细胞的形态及大小虽各不相同,但均有相同的基本结构。人体细胞在光镜下观察发现可分为细胞膜、细胞质和细胞核3部分。

一、细胞膜

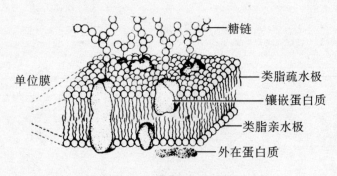

图 1-1-1　细胞膜分子结构图

　　细胞膜是包裹于细胞外表面的一层薄膜,也称质膜。在电镜下观察,细胞膜由3层结构组成:内、外两层电子密度高;中间层电子密度低,为透明层。这3层膜结构是一般生物膜所共同具有的,具有上述3层膜结构的生物膜又称单位膜。关于细胞膜的分子结构,目前公认的是"液态镶嵌模型"学说,该学说认为细胞膜主要由双层排列的类脂分子和嵌入的球状蛋白质构成,并认为类脂分子呈液态,嵌入的蛋白质可做横位移动。细胞膜可以维持细胞的完整性,使细胞具有一定构型,并具有与外界进行物质交换的功能(图 1-1-1)。

二、细胞质

细胞质位于细胞膜与细胞核之间,由基质、细胞器和内含物组成。

(一)基质

基质又称细胞液,是细胞质的基本成分,呈透明胶状物,填充于细胞质的有形结构之间。

(二)细胞器

细胞器悬浮于细胞基质内,具有一定形态结构和生理功能。细胞器包括核糖体、内质网、线粒体、高尔基复合体、中心体、溶酶体、微体、微丝、微管和中间丝等(图 1-1-2)。

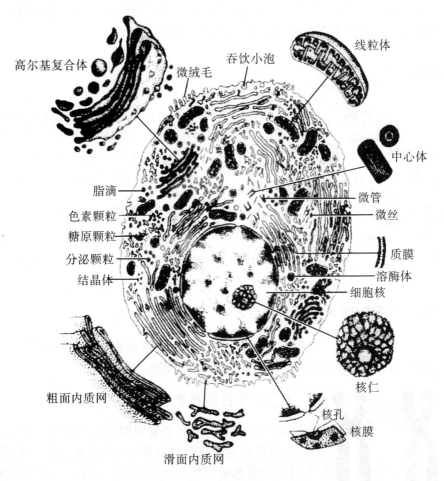

图 1-1-2　电镜下的细胞结构示意图

1. 核糖体　又称核蛋白体,呈颗粒状结构,主要由核糖核酸(RNA)和蛋白质组成。核糖体的功能是合成蛋白质。

2. 内质网　由一层单位膜围成的囊状和小管状结构,互相沟通,连接成网。分为粗面内质网和滑面内质网。内质网在细胞内构成支架,具有支持和运输作用,同时可协助分泌物的排出。

3. 线粒体　散在分布于胞质中,呈长椭圆形,由双层单位膜构成。线粒体的主要功能是合成三磷酸腺苷(ATP),为细胞活动提供能量。

4. 高尔基复合体　由多层扁平囊、小泡和大泡组成。它与细胞分泌活动和溶酶体的形成有关。

5. 中心体　位于细胞中心附近,由一对互相垂直的中心粒和周围致密的细胞基质组成,呈圆筒状。中心体在细胞分裂中起重要作用。

6. 溶酶体　由单位膜包裹,大小不等、形状多样。可分为初级溶酶体、次级溶酶体和残余体。溶酶体含有 60 多种酸性水解酶,它是细胞或细胞外消化的主要场所。

(三) 内含物

内含物是细胞质中具有一定形态的各种代谢产物和贮存物质的总称,包括分泌颗粒、糖原、色素颗粒、脂滴等。它们不属于细胞器,并随细胞的生理状态不同而变化。

三、细胞核

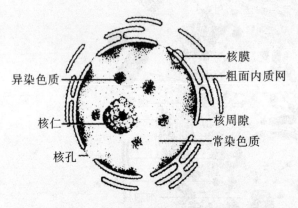

图 1-1-3　细胞核电镜结构模式图

人类除成熟的红细胞无细胞核外,其余的细胞都有细胞核。细胞核由核膜、核仁、染色质(或染色体)及核基质组成(图 1-1-3),是细胞遗传和代谢活动的控制中心。

(一) 核膜

核膜是细胞核表面的界膜。由内、外 2 层单位膜构成,内、外核膜常在某些部位融合形成环状开口,称核孔。

(二) 核仁

核仁是细胞核内的细胞器,一般呈圆形小体,无质膜包裹,其中心为纤维状结构,周围是颗粒状结构。

(三) 染色质和染色体

染色质和染色体是细胞周期中不同功能阶段的同一种物质,染色质的主要化学成分是 DNA 和蛋白质。在细胞进行分裂过程中染色质螺旋盘曲聚缩成染色体。人类体细胞有 46 条染色体,组成 23 对,其中 22 对是常染色体,其形态在男、女性都一样,另一对为性染色体,决定人类的性别,男性为 XY,女性为 XX。染色体是遗传物质的载体(图 1-1-4)。

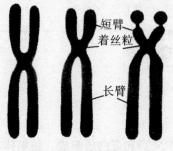

图 1-1-4　染色体的形态

（四）核基质

核基质又称核液，为核内无定形的胶状物质，主要由水、蛋白质及无机盐等组成。

第二节　基本组织

 学习目标

1. 掌握人体基本组织的分类。
2. 掌握上皮组织和结缔组织的结构特点和分类，了解腺上皮及腺的概念。
3. 熟悉被覆上皮的分类及各类上皮细胞的特点。
4. 熟悉疏松结缔组织的纤维及细胞的结构特点，掌握各种血细胞的形态结构。
5. 掌握肌组织的分类及肌节、闰盘的概念，熟悉3类肌组织的光镜结构。
6. 掌握神经元的形态和分类，熟悉神经纤维、神经末梢的概念。

一、上皮组织

上皮组织由大量紧密排列的上皮细胞和少量细胞间质构成，根据其形态和功能不同，分为被覆上皮、腺上皮和特殊上皮3类。上皮组织具有保护、分泌、吸收、排泄等功能，其共同特征为：①细胞多，细胞间质少，细胞排列紧密。②上皮细胞具有明显的极性，朝向身体表面或有腔器官的腔面，称为游离面，与其相对的一面为基底面。③上皮内大多无血管，含丰富的游离神经末梢。

（一）被覆上皮

被覆上皮是指分布在人体体表、衬贴于体腔及有腔器官的内表面的上皮。根据构成上皮的细胞层数，分为单层上皮和复层上皮。在单层上皮中，又可根据细胞的形态分为单层扁平、单层立方、单层柱状和假复层纤毛柱状上皮4种；在复层上皮中，又可根据其表层细胞的形态分为复层扁平上皮和变移上皮2种（表1-2-1）。

表 1-2-1　被覆上皮的类型及分布

细胞层数	上皮类型	分布
单层上皮	单层扁平上皮	内皮：心脏、血管和淋巴管腔面 间皮：胸膜、腹膜、心包膜内表面
	单层立方上皮	肾小管、甲状腺滤泡等处
	单层柱状上皮	胃、肠、子宫等器官
	假复层纤毛柱状上皮	呼吸道

续　表

复层上皮	复层扁平上皮	未角化的:口腔、食管、阴道等处
		角化的:皮肤表皮
	变移上皮	肾盂、肾盏、输尿管、膀胱

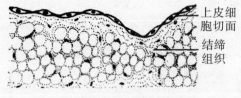

图 1-2-1　单层扁平上皮

（2）单层立方上皮:由一层立方形细胞构成,薄而表面光滑。从侧面观细胞呈立方形,核圆,位于细胞的中央(图 1-2-2)。分布在肾小管、甲状腺滤泡等处。

（3）单层柱状上皮:由一层柱状细胞构成。从表面观细胞呈多边形,垂直切面观细胞呈柱状,核椭圆,位居细胞基底部(图 1-2-3)。多分布在胃、肠、子宫等器官。

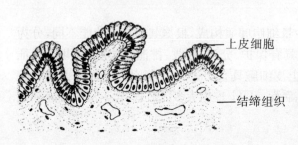

图 1-2-3　单层柱状上皮

1. 单层上皮

（1）单层扁平上皮:仅由一层扁平细胞构成。从表面观,呈多边形,边缘呈锯齿状,核扁圆,位于细胞中央。侧面观,细胞扁平,中央有核处较厚,其余部分胞质很薄(图 1-2-1)。其中衬贴于心脏、血管和淋巴管腔面的单层扁平上皮称内皮;分布于胸、腹膜、心包膜内表面的单层扁平上皮称间皮。

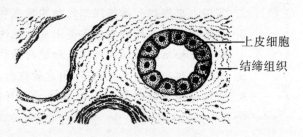

图 1-2-2　单层立方上皮

（4）假复层纤毛柱状上皮:由一层形态不同、高低不等的细胞紧密排列而成,以纤毛柱状细胞最多,中间夹以杯状、梭形、锥状细胞,游离面常见有纤毛。由于细胞核不在同一个平面上,但所有细胞的基底面都位于基膜上,故显微镜下很像复层,实则为单层(图 1-2-4)。多分布在呼吸道。

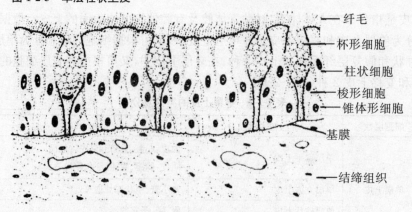

图 1-2-4　假复层纤毛柱状上皮

2. 复层上皮　由多层细胞构成。其特点是表层细胞抵达游离面,基底层细胞与基膜接触,根据表层细胞的形态特点可分为两种。

（1）复层扁平上皮:又称复层鳞状上皮,其表层细胞呈扁平鳞片形,核呈卵圆形;中间有数层体积较大的多边形细胞,核呈圆形;基底层为一层矮柱状细胞或立方形细胞,核呈椭圆形(图1-2-5)。分布于皮肤表皮、口腔、食管、阴道等处。

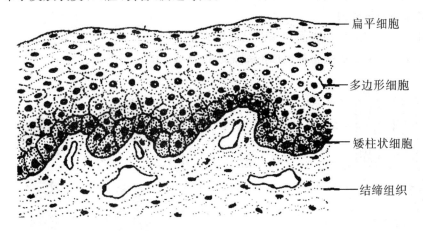

图 1-2-5　复层扁平上皮

（2）变移上皮:也称移行上皮,由多层上皮细胞构成,细胞层数和形态随器官的充盈程度而变化(图1-2-6)。当器官空虚时,表层细胞呈大立方体形,覆盖深部细胞,胞核1～2个,称盖细胞,中层细胞呈多边形,基底层细胞为矮柱状。当器官充盈时,上皮细胞层数减少,表层细胞呈扁平状。变移上皮多分布于膀胱、输尿管和肾盂等处。

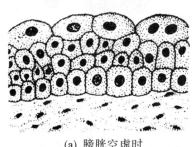
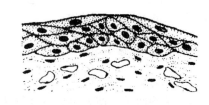

(a) 膀胱空虚时　　　　　　　　　　　(b) 膀胱充盈时

图 1-2-6　变移上皮

（二）上皮细胞的特殊结构

1. 上皮细胞的游离面

（1）微绒毛:上皮细胞游离面的细胞膜和细胞质向腔面伸出的微细指状突起(图1-2-7)。它扩大了细胞的表面积,有利于细胞对物质的吸收。如:小肠黏膜上皮组织的纹状缘、肾小管上皮的刷状缘。

（2）纤毛:是细胞游离面的细胞膜和细胞质向腔面伸出的较粗长的突起。它可做节律性单向摆动,从而将黏附于上皮表面的分泌物及有害物排放出去。

2. 上皮细胞的侧面　在电镜下,可看到多种形式的连接(图1-2-7)。

（1）紧密连接：多呈斑点状或带状，位于相邻细胞间隙的顶端，呈箍状环绕细胞。

（2）中间连接：多位于紧密连接的下方，呈带状环绕上皮细胞。

（3）桥粒：呈斑块状，顶部大小不一，位于中间连接的深部，是一种最牢固的细胞连接，多见于易受机械刺激或摩擦较多的部位。

（4）缝隙连接：位于柱状上皮侧面深部，呈斑状。

3. 上皮细胞的基底面

（1）基膜：由上皮细胞基底面和深部结缔组织共同形成。

（2）质膜内褶：由上皮细胞基底面的细胞膜折叠形成的许多内褶。

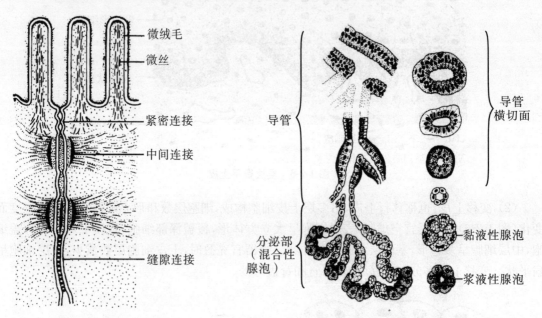

图 1-2-7　上皮细胞的特殊结构　　　　图 1-2-8　外分泌腺的一般结构

（三）腺上皮和腺

以分泌功能为主的上皮称为腺上皮。以腺上皮为主要成分所组成的器官称为腺，可分为外分泌腺和内分泌腺两类。前者由导管和腺泡两部分组成（图 1-2-8），其分泌物经导管排入体表或其他器官内；后者无导管，其分泌物（激素）经毛细血管或淋巴管进入血液循环。

二、结缔组织

结缔组织由细胞和大量的细胞间质构成。其结构特点是：①细胞种类多，数量少，无极性。②细胞间质多，有基质和纤维两种成分。③形态多样，分布广泛。④含有很丰富的血管。结缔组织按其形态结构不同，可分为以下几种：

（一）固有结缔组织

1. 疏松结缔组织　是一种细胞种类多，细胞间质多，纤维含量较少且排列散乱、疏松的蜂窝状组织（图 1-2-9）。它广泛分布于器官之间、组织之间以及细胞之间，具有支持、连接、营养、防御、保护和修复等功能。

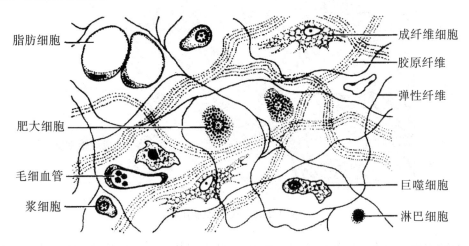

脂肪细胞

肥大细胞

毛细血管

浆细胞

成纤维细胞

胶原纤维

弹性纤维

巨噬细胞

淋巴细胞

图 1-2-9 疏松结缔组织

（1）纤维：包括胶原纤维、弹性纤维和网状纤维 3 种成分。胶原纤维数量最多，新鲜时呈白色，故又称白纤维。胶原纤维的韧性大，抗拉力强。弹性纤维含量较少，主要由弹性蛋白组成，新鲜时呈黄色，又称黄纤维。弹性纤维富有弹性，但韧性差。网状纤维分支多并互相连接成网，HE 染色不易着色，但用硝酸银镀染，则被染成黑色，故又称嗜银纤维。

（2）基质：基质呈均质胶状并具有黏稠性，主要成分为蛋白多糖和水，其中以透明质酸含量最多。

（3）细胞：疏松结缔组织具有多种细胞成分，其功能亦有多样性。

1）成纤维细胞：是结缔组织中最主要的细胞，体积较大，胞体扁平且有突起，胞核大呈卵圆形，染色淡，核仁明显。成纤维细胞具有较强的再生能力。

2）脂肪细胞：细胞体积大，呈球形，胞质内含大的脂肪滴，将扁圆形胞核及少量胞质挤到细胞周边，染色标本中，脂肪滴被溶解，故呈空泡状。脂肪细胞的功能是合成和贮存脂肪。

3）未分化间充质细胞：是一种分化程度较低的细胞，形态和纤维细胞相似，在炎症或创伤修复过程中它可增殖分化为成纤维细胞、新生血管壁内皮细胞和平滑肌细胞。

4）巨噬细胞：细胞形态不规则，带有突起。胞核较小呈圆形，染色较深。胞质丰富，多呈嗜酸性，含有大量溶酶体、吞饮小泡和吞噬体，还含有微管和微丝参与细胞的变形运动和吞噬活动。所以巨噬细胞是参与免疫反应的重要细胞成分。

5）浆细胞：细胞呈圆形或卵圆形，核圆，常偏于一侧，核染色质呈车轮状排列，胞质嗜碱性，浆细胞来源于 B 淋巴细胞，能合成和分泌免疫球蛋白即抗体，参与体液免疫。

6）肥大细胞：细胞为圆形或卵圆形，核小。胞质内充满粗大的异染性颗粒，颗粒含有组胺、嗜酸粒细胞趋化因子和肝素等，在过敏反应中分别与抗凝血、扩张毛细血管、增强毛细血管的通透性及使支气管平滑肌收缩或痉挛有关。

2. 致密结缔组织 组成成分基本上与疏松结缔组织相似，其特点是细胞和基质成分少，纤维成分多且排列致密，具有支持和连接等功能（图 1-2-10）。

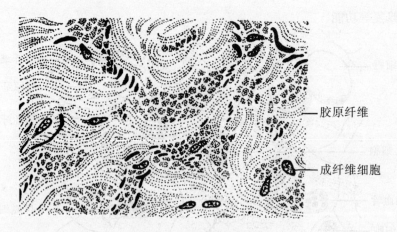

图 1-2-10 致密结缔组织

3. 脂肪组织 由大量脂肪细胞聚集而成,脂肪组织被少量疏松结缔组织分隔成许多小叶。脂肪组织主要分布于皮下、网膜、系膜和肾脂肪囊处,具有贮存脂肪、支持、保护和维持体温等作用(图 1-2-11)。

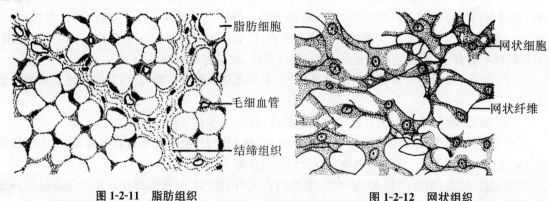

图 1-2-11 脂肪组织　　　　　　　　　　图 1-2-12 网状组织

4. 网状组织 主要由网状细胞和网状纤维构成。网状细胞为星形多突起细胞,胞核大,核仁明显,相邻细胞的突起彼此连接。网状纤维细而多分支,互相结合成网。网状组织主要分布在造血器官和淋巴组织等处(图 1-2-12)。

(二)软骨组织与软骨

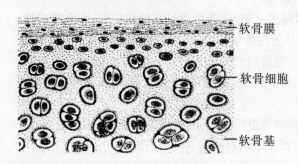

图 1-2-13 透明软骨

1. 软骨组织 由软骨细胞和细胞间质构成。软骨周边的软骨细胞较小,呈扁圆形,常单个分布。靠近软骨中央的细胞体积逐渐增大,变成圆形或椭圆形,成群存在。软骨基质呈凝胶状,主要成分是糖蛋白和水。

2. 软骨 由软骨组织及其周围的软骨膜共同构成。根据其基质中所含纤维成分的不同,软骨可分为 3 种:

（1）透明软骨：基质内含有少量的胶原纤维,新鲜时呈淡蓝色半透明,分布于鼻、喉、气管和主支气管、关节软骨和肋软骨等处(图1-2-13)。

（2）弹性软骨：基质内含有大量的弹性纤维,分布于耳廓、会厌等处(图1-2-14)。

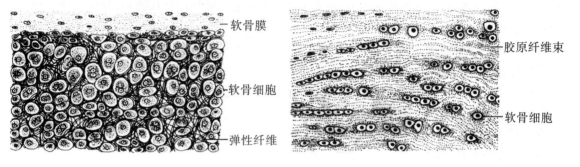

图 1-2-14　弹性软骨

图 1-2-15　纤维软骨

（3）纤维软骨：基质内含有大量胶原纤维束,分布于椎间盘、耻骨联合及关节盘等处(图1-2-15)。

（三）骨组织与骨

1. 骨组织的结构　骨组织由骨细胞和钙化的细胞间质组成。细胞间质由凝胶状的基质和大量的胶原纤维构成,并成层排列,形成板层状结构,称骨板。又由于其内部有大量钙盐沉积,使骨组织成为最坚硬的组织。在骨板间或骨板内有扁圆形小腔,称骨陷窝。邻近的骨陷窝借骨小管相连。骨细胞是一种扁椭圆形多突起的细胞,其胞体位于骨陷窝内,其突起则包埋在骨小管内。

从化学组成上看,骨组织由有机成分和无机成分组成。有机成分含量少,使骨组织具有韧性。骨的无机成分多,占成人的65%,称骨盐,使骨质坚硬。

2. 长骨的结构　长骨由骨质、骨膜、关节软骨、骨髓及血管、神经等组成(图1-2-16)。

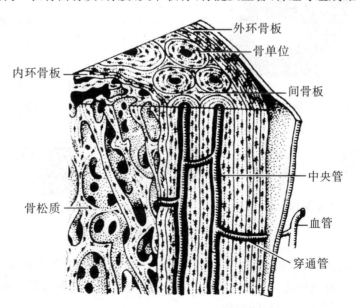

图 1-2-16　长骨骨干结构模式图

（1）骨质：由骨组织组成，按其结构分为骨密质和骨松质。骨密质位于骨的表层，密质坚硬，由不同排列方式的骨板组成，骨板分三种类型：①环骨板：有数层，略呈环行，构成骨密质的外层和内层。②骨单位：又称哈弗斯系统，位于内外环骨板之间，为长骨的主要结构。③间骨板：位于骨单位之间，是一些数量不等，形态不规则的骨板。骨松质结构疏松，呈海绵状，由相互交织的骨小梁排列而成，分布于骨的内部。

（2）骨膜：为覆盖在骨内外表面（除关节面）的一层致密结缔组织，对骨的营养、生长和修复起重要作用。

（3）骨髓：填充在骨髓腔和骨松质的间隙内，分红骨髓和黄骨髓两类。红骨髓有造血功能，胎儿和婴幼儿的骨髓都是红骨髓，内含不同发育阶段的红细胞和某些白细胞，至 6 岁左右红骨髓逐渐被脂肪代替，成为黄骨髓，但髂骨、胸骨和椎骨等处的红骨髓，却终生保存，临床检查骨髓时常选用这些骨做穿刺。

（四）血液

血液是在心血管中流动的红色液体，约占体重的 7%，成人的血容量约为 5 L。血液由血浆和血细胞组成。

1. 血浆　相当于细胞间质，为黄色液体，约占血容积的 55%，其中 90% 是水，其余为血浆蛋白（包括白蛋白、球蛋白、纤维蛋白原）、酶、激素、维生素、无机盐和各种代谢产物。

2. 血细胞

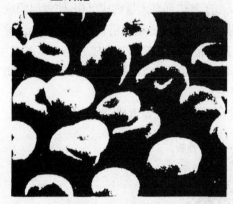

图 1-2-17　红细胞扫描电镜图

（1）红细胞：成熟的红细胞呈双凹盘形，中央薄，周围厚（图 1-2-17），没有核和细胞器，胞质中充满大量的血红蛋白 Hb，它使血液呈红色。正常成人血液中血红蛋白的含量，男性为 120～150 g/L，女性为 110～140 g/L。血红蛋白具有结合和运输氧气和二氧化碳的功能。

（2）白细胞：为无色有核的球形细胞，根据其胞质内有无特殊颗粒，分为有粒和无粒白细胞两大类，前者胞质内含特殊颗粒，又因所含颗粒的着色性质不同，将其分为中性粒细胞、嗜酸粒细胞和嗜碱粒细胞三种；后者胞质内无特殊颗粒，包括淋巴细胞和单核细胞（图 1-2-18）。

中性粒细胞　　　　　单核细胞　　　嗜酸粒细胞　　淋巴细胞

图 1-2-18　白细胞

1）中性粒细胞：它占白细胞总数的 50%～70%。胞核着色深，染色质呈块状，胞核分杆状核和分叶核两种，分叶核通常为 2～5 叶，以 3 叶居多，光镜下可见细胞质内有许多细小淡染颗粒。电镜下分为嗜天青颗粒和特殊颗粒。

2）嗜酸粒细胞：它占白细胞总数的 0.5％～3％。胞核常分成两叶，胞质内充满粗大而均匀的嗜酸性颗粒，染成橘红色。颗粒是一种溶酶体，还含有组胺酶、芳基硫酸酯酶等。该细胞可作变形运动，具有一定的吞噬能力，还可以释放组胺酶分解组胺，减轻过敏反应。

3）嗜碱粒细胞：占白细胞总数的 0％～1％。胞核分叶或呈 S 形及不规则形。细胞质内含有大小不等、分布不均的嗜碱性颗粒，染成紫蓝色。电镜下，嗜碱性颗粒内含有肝素、组胺。肝素有抗凝血作用，组胺参与过敏反应。

4）淋巴细胞：占白细胞总数的 20％～30％。体积大小不一，以小淋巴细胞为多数。小淋巴细胞核呈圆形，染色深，核一侧有小凹陷。胞质少，在核周围仅形成很薄的一圈，嗜碱性，染成天蓝色。胞质内有嗜天青颗粒。淋巴细胞是体内重要的免疫细胞。

5）单核细胞：占白细胞总数的 3％～8％。它是白细胞中体积最大的细胞，细胞核呈肾形、马蹄形或不规则形。胞质多，呈弱嗜碱性，内含许多细小的嗜天青颗粒，常染成灰蓝色。单核细胞具有活跃的变形运动和吞噬能力。

（3）血小板：是骨髓巨核细胞的胞质脱落的小片，无细胞核，有完整的胞膜，呈双凸圆盘状。血小板在止血及凝血中起重要作用。

三、肌组织

肌组织主要由肌细胞构成。肌细胞呈细长纤维状，又称肌纤维，肌细胞膜称肌膜，肌细胞质称肌浆。根据肌组织分布、形态和功能特点分为骨骼肌、心肌、平滑肌 3 种。骨骼肌受躯体神经支配，属随意肌；心肌和平滑肌受自主神经支配，为不随意肌。

（一）骨骼肌

骨骼肌由骨骼肌纤维构成，借肌腱附着于骨骼，主要分布于躯干、四肢和头颈部。光镜下骨骼肌纤维呈细长圆柱形，一条肌纤维内含有几十个甚至几百个核，呈扁椭圆形，位于细胞周缘。肌浆中含有丰富的肌原纤维，呈细丝状，沿肌纤维长轴平行排列。每条肌原纤维上都有明暗相间的带，在一条肌纤维内，各条肌原纤维的明暗带都分别排列在同一平面上，故骨骼肌纤维呈现出明暗相间的横纹（图 1-2-19）。

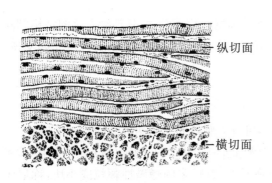

图 1-2-19　骨骼肌

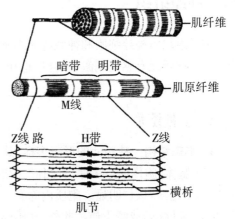

图 1-2-20　骨骼肌纤维逐级放大模式图

明带又称 I 带,中央有一条深色的 Z 线。暗带又称 A 带,暗带中央有一条浅色窄带称 H 带,H 带中央有一条深色的 M 线,相邻两条 Z 线之间的一段肌原纤维称肌节,每个肌节由 $\frac{1}{2}$I 带＋A 带＋$\frac{1}{2}$I 带构成,肌节是肌原纤维结构和功能的基本单位(图 1-2-20)。

(二) 心肌

心肌主要由心肌纤维构成,分布于心壁及邻近心脏的大血管壁上。心肌收缩有自动节律性,缓慢而持久,不易疲劳。光镜下心肌纤维呈短柱状,有分支,彼此吻合成网。心肌纤维也有横纹,但不如骨骼肌明显,因此,骨骼肌、心肌属横纹肌。心肌细胞一般只有一个核,呈卵圆形,位于细胞中央,少数为双核。心肌纤维连接处染色深称闰盘,在 HE 染色标本中呈深色的阶梯状或横线状(图 1-2-21)。

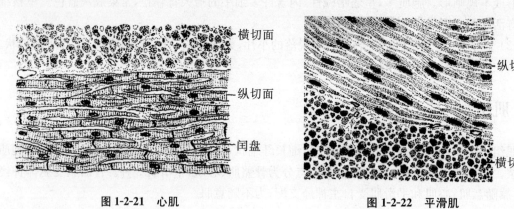

图 1-2-21　心肌　　　　　　　　图 1-2-22　平滑肌

(三) 平滑肌

平滑肌主要由平滑肌纤维构成,分布于内脏器官和血管等中空性器官的管壁内。平滑肌纤维呈长梭形,长短不一,无横纹,每条平滑肌纤维只有一个细胞核,位于细胞中央,呈椭圆形或杆状。平滑肌纤维多呈层排列,互相嵌合(图 1-2-22)。

四、神经组织

神经组织由神经细胞和神经胶质细胞组成。神经细胞又称神经元,是神经系统的结构和功能单位。神经元有感受刺激、整合信息和传导冲动的功能。神经胶质细胞则对神经元起支持、营养、保护等作用。

(一) 神经元

1. 形态结构　神经元的形态多样,其基本结构可分为胞体和突起两部分(图 1-2-23)。

(1) 胞体:胞体形态多样,有圆形、梭形、锥体形和星形等。神经元的胞核位于细胞中央,多为球形,染色淡,核仁明显。胞质内除有一般的细胞器外,有较多的嗜碱性颗粒或小块,称尼氏体(Nissl's body)或嗜染质。此外,在胞体内还有交织分布的嗜银性的神经原纤维。

(2) 突起:由树突和轴突两部分组成。树突是从胞体发出的一至多个突起,形如树枝状,其内部结构与胞体相似,主要功能是接受刺激。每个神经元只有1个轴突,轴突的长短差别很大,短的仅数微米,长的可达1 m以上。轴突的起始部位多呈圆锥状,称轴丘,内无尼氏体。其主要功能是传导神经冲动。

2. 分类 神经元的分类方法有几种。根据突起数目不同可分为3类(图1-2-24):①假单极神经元:由胞体发出一个突起,然后分为两支,一支为中枢突,一支为周围突。②双极神经元:具有一个轴突和一个树突。③多极神经元:具有一个轴突和多个树突。根据神经元的功能可分为3类(图1-2-25):①感觉神经元:又称传入神经元,它能将体内、外环境中的有关刺激形成冲动,并将其传向中枢。②运动神经元:又称传出神经元,它能将中枢产生的神经冲动传至肌细胞或腺细胞,从而引起肌细胞的收缩或腺细胞分泌。③联络神经元:又称中间神经元,位于感觉神经元和运动神经元之间,起信息加工和传递作用。

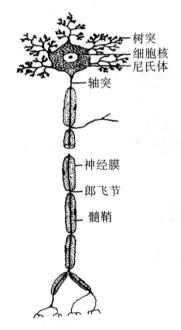

图 1-2-23 神经元模式图

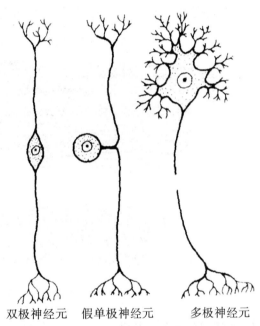

双极神经元　　假单极神经元　　多极神经元

图 1-2-24 各类神经元

3. 突触 是神经元与神经元之间或神经元与非神经元之间特殊的细胞连接,可分为化学突触和电突触。化学突触利用神经递质作为传递信息的介质。电突触是通过缝隙连接传递电信息。化学突触由3部分组成:

(1) 突触前部分:指轴突终末的膨大部分,内含神经递质的突触小泡和线粒体。

(2) 突触后部分:是后神经元或效应细胞与突触前成分相对应的局部区域。

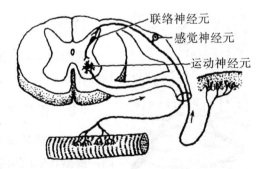

图 1-2-25 不同功能神经元

(3) 突触间隙:是位于突触前成分与突触后成分之间的狭小间隙。当突触前神经元信息传递至突触前成份时,突触小泡紧贴突触前膜,释放神经递质,经过突触间隙与突触后膜上特异受体结合,将信息传递给后一神经元或效应细胞。

（二）神经胶质细胞

神经胶质细胞广泛分布于神经组织中,通常无传导神经冲动的功能,主要起支持、营养、保护和绝缘等作用。

（三）神经纤维

神经纤维由神经元的长突起及包绕它的神经胶质细胞构成。根据神经纤维外有无髓鞘,可将其分为有髓神经纤维和无髓神经纤维两类。

1. 有髓神经纤维 周围神经系统中的有髓神经纤维,其中央为神经元的突起,突起外包有髓鞘和神经膜(图 1-2-26)。髓鞘和神经膜有节段性,相邻节段间的狭窄处无髓鞘,称郎飞节。神经冲动传导是从一个郎飞节跳跃到另一个郎飞节,为跳跃式传导。

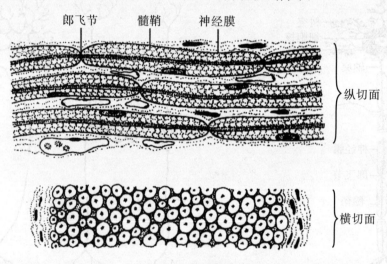

图 1-2-26　有髓神经纤维

2. 无髓神经纤维 由轴突和包在外面的神经膜组成,无髓鞘和郎飞节。其神经冲动传导为连续性传导,故传导速度慢。

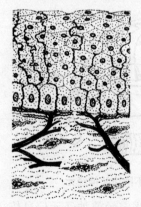

图 1-2-27　游离神经末梢

（四）神经

周围神经系统的神经纤维集合在一起,形成粗细不等的条索状结构称神经。

（五）神经末梢

神经末梢是周围神经纤维的终末部分,它终止于各种组织或器官内。根据其生理功能,可分为感觉神经末梢和运动神经末梢两大类。

1. 感觉神经末梢 指感觉神经元周围突的末端,它分布到皮肤、肌肉、内脏器官等处,又称感受器。包括游离神经末梢和有被囊的神经末梢两种。前者呈树枝状(图 1-2-27),分布于表皮、角膜和结缔组织内,能感受痛、冷、热和轻触的刺激。后者包括分布在真皮乳头内、感受触觉的触觉小体(图 1-2-28);分布在皮下组织、肠系膜、韧带和关节囊等处,能感受压觉和振动觉的环层小体(图 1-2-29);以及分布在全身骨骼肌中,能够感受肌张力和运动变化的肌梭等。

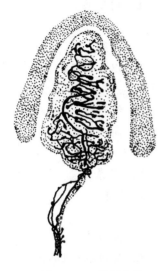

图 1-2-28　触觉小体

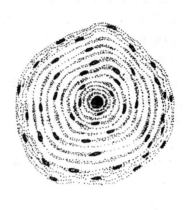

图 1-2-29　环层小体

2. 运动神经末梢　指运动神经元轴突的末端,它与肌细胞或腺细胞等形成的结构称为效应器。包括躯体运动神经末梢和内脏运动神经末梢两种。前者分布于骨骼肌的运动神经纤维,每个分支终末的细胞膜与一条骨骼肌纤维的细胞膜形成一个椭圆形隆起,称运动终板(图 1-2-30)。后者属自主神经系统的一部分,分布于平滑肌、心肌和腺细胞表面。

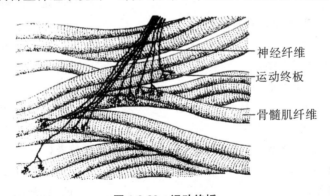

——神经纤维
——运动终板
——骨髓肌纤维

图 1-2-30　运动终板

练习题及参考答案

练习题
一、选择题

1. 构成细胞的结构有(　　)。

　　A. 细胞膜和细胞质　　　B. 细胞膜、细胞质和细胞核　　C. 细胞质和细胞核

　　D. 细胞膜和细胞核　　　　　　　　　　　　　　　　　E. 以上都不对

2. 下列不属于细胞器的是( )。
   A. 线粒体   B. 核糖体   C. 高尔基复合体
   D. 细胞膜   E. 内质网

3. 细胞膜中最重要的脂类是( )。
   A. 脂肪   B. 胆固醇   C. 磷脂
   D. 甘油   E. 以上都不是

4. 细胞内合成蛋白质的是( )。
   A. 核糖体   B. 中心体   C. 线粒体
   D. 微体   E. 高尔基复合体

5. 人体成熟生殖细胞染色体是( )。
   A. 46 条   B. 44 条   C. 23 条
   D. 22 条   E. 2 条

6. 组成染色体的是( )。
   A. RNA   B. DNA   C. 蛋白质
   D. 脂肪   E. 蛋白质和 DNA

7. 神经元的轴突内不含有( )。
   A. 滑面内质网   B. 微管   C. 嗜染质
   D. 线粒体   E. 突触小泡

8. 感受痛觉的神经末梢的是( )。
   A. 游离的神经末梢   B. 触觉小体   C. 环层小体
   D. 肌梭   E. 运动终板

9. 下列哪项不是上皮组织的特点( )。
   A. 细胞多、间质少   B. 分游离面和基底面   C. 一般没有血管
   D. 一般没有神经末梢   E. 细胞排列紧密

10. 巨噬细胞来源于血中的( )。
    A. 中性粒细胞   B. 单核细胞   C. 淋巴细胞
    D. 嗜酸粒细胞   E. 嗜碱性粒细胞

11. 在光镜下观察呈浅红色,波浪状,有分支,较粗大的纤维是( )。
    A. 胶原纤维   B. 弹性纤维   C. 肌原纤维
    D. 网状纤维   E. 肌纤维

12. 下述哪种不属于固有结缔组织( )。
    A. 疏松结缔组织   B. 脂肪组织   C. 网状组织
    D. 淋巴组织   E. 致密结缔组织

13. 分布于呼吸道的上皮是( )。
    A. 单层扁平上皮   B. 单层立方上皮   C. 单层柱状上皮
    D. 变异上皮   E. 假复层纤毛柱状上皮

14. 疏松结缔组织中数量最多的是( )。
    A. 脂肪细胞   B. 成纤维细胞   C. 肥大细胞
    D. 浆细胞   E. 巨噬细胞

15. 有大量平行排列胶原纤维和成纤维细胞的是( )。
    A. 致密结缔组织　　B. 疏松结缔组织　　　　C. 骨组织
    D. 软骨组织　　　　　　　　　　　　　　　E. 网状组织
16. 骨密质中没有( )。
    A. 骨板　　　　　　B. 骨单位　　　　　　　C. 环骨板
    D. 骨小梁　　　　　　　　　　　　　　　　E. 间骨板
17. 含尼氏体的细胞是( )。
    A. 脂肪细胞　　　　B. 神经细胞　　　　　　C. 神经胶质细胞
    D. 上皮细胞　　　　　　　　　　　　　　　E. 肥大细胞

二、名词解释
1. 突触
2. 肌节

三、问答题
1. 细胞核由哪几部分组成?
2. 线粒体在光镜下与电镜下的形态有何区别? 线粒体有何功能?
3. 上皮组织的分类及依据?
4. 简述神经元的分类(3 种分类方法)。

参考答案
一、选择题
1. B 2. D 3. C 4. A 5. C 6. E 7. C 8. A 9. D 10. B 11. A 12. D
13. E 14. B 15. A 16. D 17. B

二、名词解释
1. 突触:是神经元与神经元之间或神经元与非神经元之间的一种特殊的细胞连接。
2. 肌节:相邻两条 Z 线之间的一段肌原纤维。

三、问答题
1. 答:细胞核由核膜、核仁、染色质及核基质等 4 部分组成。
2. 答:光镜下呈线状、颗粒状或杆状,故称线粒体。电镜下线粒体呈长椭圆形,由内外两层单位膜围成。线粒体是细胞内能量供给的场所,是细胞的氧化中心和动力站,细胞生命活动中需要的能量约有 95% 来自线粒体。
3. 答:根据上皮组织的结构和功能分为 3 类:被覆上皮、腺上皮和特殊上皮。
4. 答:① 按突触数目分:假单极神经元、双极神经元和多极神经元。②按释放的神经递质分胆碱能神经元、胺能神经元、肽能神经和氨基酸能神经元。③按功能分为运动神经元、感觉神经元和联络神经元。

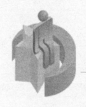

第二章
运动系统

　　运动系统包括骨、骨连结和骨骼肌 3 部分,约占全身体重的 60%,构成人体的基本轮廓,具有运动、支持、保护功能。它们在神经系统的支配和其他系统的调节配合下,形成统一的整体。

　　运动系统有一些在体表可摸到或看到的骨性和肌性标志在临床上有重要的意义,临床工作人员常用这些标志来确定内脏器官、血管和神经的位置以及针灸穴位的定位。

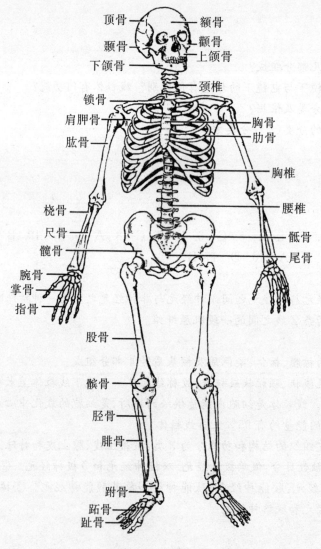

图 2-0-1　全身骨骼

第一节　骨与骨连结

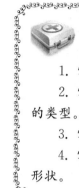

学习目标

1. 掌握运动系统的组成及功能,熟悉骨的形态和分类。
2. 掌握关节的基本结构、关节的运动,熟悉关节的主要辅助装置,了解骨连结的类型。
3. 掌握脊柱的组成、椎骨间的连结,熟悉脊柱的生理弯曲、胸廓的构成和形态。
4. 掌握下颌关节、肩、肘关节、髋、膝关节的组成、特点及运动,熟悉骨盆的组成和形状。

一、概述

骨在成人为 206 块,约占体重的 20%,按照部位可分为躯干骨(51 块)、颅骨(29 块,包括听小骨 6 块)、上肢骨(64 块)和下肢骨(62 块)4 部分。

每块骨均为一器官,具有一定的形态结构和血管、神经的供应,能不断进行新陈代谢,有其生长发育过程,并具有修复和改建的能力。经常进行锻炼可促进骨骼的良好发育和结实粗壮。

(一)骨的形态和分类

根据骨的外形,骨可以分为长骨、短骨、扁骨和不规则骨 4 类。

1. 长骨　分布于四肢,运动中起杠杆作用。呈长管状,分为一体和两端。体又名骨干,骨质致密,围成骨髓腔,内含骨髓。在体的一定部位常有血管出入的滋养孔。端又名骺,膨大并具有光滑的关节面,由关节软骨覆盖。小儿长骨的干和骺之间夹有一层软骨,称骺软骨。骺软骨能不断增生,又不断骨化,使骨的长度增长。成年后骺软骨骨化,原骺软骨处留有一线状痕迹,称为骺线。

2. 短骨　一般呈矮立方形,多成群地连接存在,如腕骨。

3. 扁骨　呈板状,分布于头、胸等处。它们主要构成骨性腔的壁,对腔内器官有保护作用,如颅盖骨保护脑,胸骨和肋保护心、肺等。

4. 不规则骨　形态不规则,如椎骨。有些不规则骨,内有含气的腔,称为含气骨,如上颌骨、额骨等。此外,在某些肌腱或韧带内有形如豆状的籽骨,多位于手掌和足底着力点,它在运动中使肌腱较灵活地滑动于骨面,从而减少摩擦并改变骨骼肌牵引方向。

(二)骨连结

骨与骨之间的连结装置称为骨连结。骨连结可分为直接连结和间接连结两种。前者为两骨间借纤维结缔组织、软骨和骨组织相连,其间无间隙,不能活动或仅有少许活动(图 2-1-1)。根据连结组织的不同,可分为纤维连结、软骨连接和骨性结合。

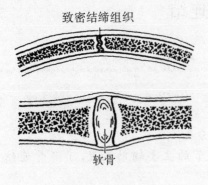

图 2-2-1　直接连结

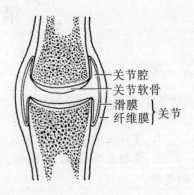

图 2-1-2　关节的结构

间接连结又称关节,其特点是两骨之间借膜性囊互相连结,其间具有腔隙,有较大的活动性。

1. 关节的结构

(1) 关节的基本结构:包括关节面、关节囊和关节腔 3 部分(图 2-1-2)。

关节面是两骨互相接触的光滑面,构成关节的骨面,通常一骨形成凸面,称关节头;另一骨形成凹面,称为关节窝。关节面覆盖一层关节软骨,关节软骨很光滑,可以减少运动时的摩擦,同时软骨富有弹性,可以减缓运动时的冲击。

关节囊由结缔组织构成,附着于关节面周缘及附近的骨面上,封闭关节腔,可分内、外两层。纤维层为外层,由致密结缔组织构成,附着于关节面周围的骨面上,并与滑膜连续。滑膜层居内层,薄而光滑,由疏松结缔组织组成,紧贴纤维层的内面,并附着于关节软骨的周缘。滑膜表面光滑,具有丰富的血管网,能产生滑液,能滑润关节软骨面,以减少关节运动时关节软骨间的摩擦,并营养关节软骨。

关节腔是由关节囊滑膜层和关节软骨共同围成的密闭窄隙,其内有少量滑液。关节腔内成负压,对维持关节的稳定性有一定的作用。

(2) 关节的辅助结构:包括韧带、关节内软骨和关节唇(图 2-1-3)。

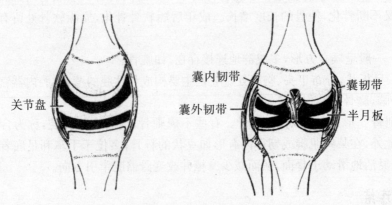

图 2-1-3　关节的辅助结构

韧带呈束状或膜状,连于相邻两骨之间,由致密结缔组织构成,可加强关节的稳固性。关节内软骨由纤维软骨构成,位于两骨面之间,有关节盘与关节半月板两种,能增加关节的弹性,减少对骨面的冲击,并可使两骨关节互相适应,更有利于关节的运动。人体有关节盘的关节是胸锁关节、颞下颌关节;有半月板的关节是膝关节。关节唇为附着于关节窝周缘的纤维软骨环,有加深关节窝、增加关节稳固性作用。机体内有关节唇的关节是肩关节和髋关节。

2. 关节的运动形式 按照 3 种轴分为 3 组拮抗性的动作。

(1) 屈和伸:是关节沿冠(额)状轴进行的运动。运动时两骨互相靠拢,角度缩小的称屈;相反,角度加大的则称伸。在髋关节以上,前折为屈,反之为伸;膝关节以下,后折为屈,反之为伸,如图 2-1-4 所示。

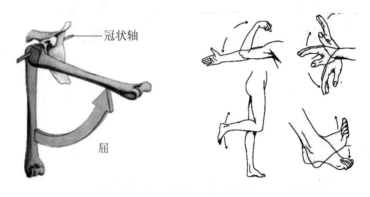

图 2-1-4

(2) 内收和外展:通常是关节沿矢状轴的运动,运动时骨向正中面靠拢者,称为内收(或收);反之,离开躯干或正中面者称外展(或展),如图 2-1-5 所示。

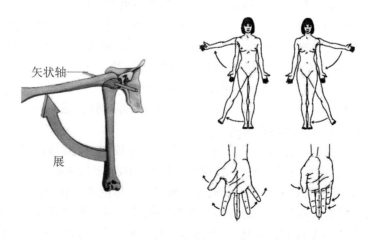

图 2-1-5

(3) 旋内和旋外:骨环绕垂直轴进行运动,称旋转。骨的前面转向内侧的称旋内;反之,旋向外侧的称旋外。前臂的旋内也可称为旋前,旋外也可称为旋后,如图 2-1-6 所示。

(4) 环转:凡 2 轴或 3 轴关节,关节头原位转动,骨的远端作圆周运动,称为环转运动。运动时全骨描绘成一圆锥形的轨迹。环转运动实为屈、展、伸、收的依次连续运动,如图 2-1-7 所示。

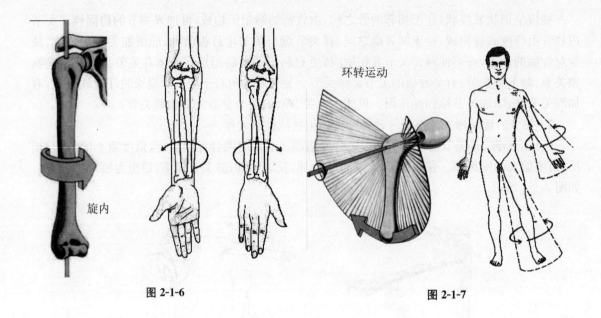

图 2-1-6　　　　　　　　　　　　　　　　　　　　图 2-1-7

旋内　　　　　　　　　　　　　环转运动

二、躯干骨及其连结

躯干骨包括椎骨、胸骨和肋，它们借骨连结形成脊柱和胸廓。

（一）脊柱

脊柱由 24 块分离椎骨、1 块骶骨和 1 块尾骨，借椎间盘、韧带和关节紧密连结而成。参与构成胸腔、腹腔和骨盆腔的后壁，具有运动、保护及支持体重等作用。

1. 椎骨　幼儿期，椎骨总数为 32～34 块，根据其所在部位，由上而下依次分为：颈椎（7块）、胸椎（12 块）、腰椎（5 块）、骶椎（5 块）、尾椎（3～5 块）。至成年人，5 块骶椎愈合成一块骶骨，3～5 块尾椎愈合成一块尾骨，因此，成年椎骨总数为 26 块。

（1）椎骨的一般形态：每一块椎骨都由椎体、椎弓构成。

椎体位于椎骨的前部，呈短圆柱状，表面为骨密质，内部为骨松质，是椎骨的负重部位。椎体在垂直暴力作用下，易发生压缩性骨折。

椎弓是椎体后方的弓状骨板，椎弓与椎体相连的部分较细，称椎弓根，其上下缘各有一切迹，分别称为椎上切迹、椎下切迹。椎骨叠连时，上位椎骨的椎下切迹和下位椎骨的椎上切迹围成一孔，称为椎间孔，孔内有脊神经和血管通过。椎弓与椎体围成一孔，称为椎孔。全部椎骨的椎孔连成一管，称为椎管。椎管内容纳脊髓和脊神经根等。每个椎弓伸出 7 个突起，即向两侧伸出 1 对横突，向上伸出 1 对上关节突，向下伸出 1 对下关节突，向后伸出单一的棘突。

（2）各部椎骨的主要特征

颈椎共 7 个，其特点为：椎体较小，椎孔较大，呈三角形；横突有一横突孔，内有血管通过，棘突短而分叉，如图 2-1-8、图 2-1-9、图 2-1-10 和图 2-1-11 所示。

第 1 颈椎，又称寰椎，呈环形，无椎体、棘突和关节突。

第 2 颈椎，又称枢椎，椎体有一个向上的齿突。

第 7 颈椎，又称隆椎，棘突较长，末端变厚且不分叉，皮下易于触及，是记数椎骨的标志。

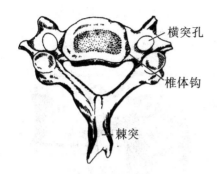

图 2-1-8　颈椎

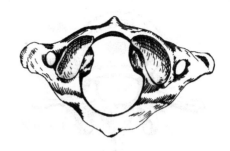

图 2-1-9　寰椎

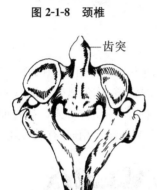

图 2-1-10　枢椎

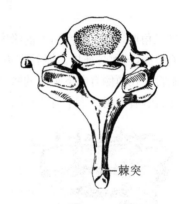

图 2-1-11　第 7 颈椎

胸椎共 12 个，其特点为：椎体呈心形，椎孔较小呈圆形。在椎体侧面和横突尖端的前面分别有椎体肋凹和横突肋凹（图 2-1-12）。胸椎棘突较长，伸向后下方，呈叠瓦状。上下关节突的关节面基本呈额状位。

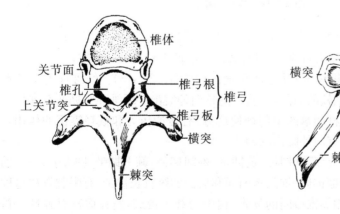

图 2-1-12　胸椎

腰椎共 5 个，其特点为：椎体肥大，椎弓发达；棘突宽大，呈板状水平后伸（图 2-1-13），棘突间隙较大，临床上常在此作腰椎穿刺。在第 2 腰椎棘突下可取"命门穴"，第 4 腰椎棘突下为"腰阳关穴"。腰椎上下关节突的关节面基本上呈矢状位。

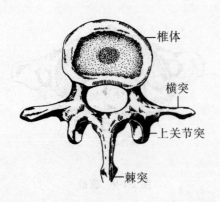

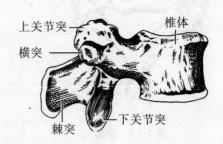

图 2-1-13　腰椎

　　骶骨略呈三角形,底位于上方,其前缘突出称为岬,尖向下与尾骨相接(图2-1-14)。骶骨的两侧有耳状的关节面,与髋骨连接。骶骨中央有一纵贯全长的管道,称为骶管。骶管向下开口形成骶管裂孔。骶管裂孔两侧有向下突出的骶角,为临床做骶管麻醉的定位标志。骶骨前面略凹而平滑,有4对骶前孔,后面粗糙不平有4对骶后孔。骶前、后孔都与骶管相通,有骶神经穿过。

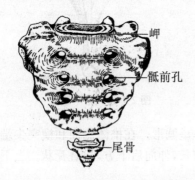

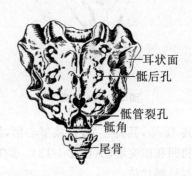

图 2-1-14　骶骨和尾骨

　　尾骨由3~5块退化的尾椎融合而成,略呈三角形,底朝上,尖向下,下端游离。

　　2. 椎骨间的连结　相邻椎骨之间的连结包括椎间盘、韧带和关节相连结。

　　(1) 椎间盘:连接上下两个椎体,由纤维环和髓核构成(图2-1-15)。纤维环为呈环形排列的纤维软骨,前宽后窄,围绕在髓核的周围,可防止髓核向外突出。纤维环坚韧而有弹性。髓核是一种富有弹性的胶状体,位于椎间盘的中部稍偏后方,有缓冲压力和减轻震荡的作用。它被限制在纤维环之内,施加压力则有向外膨出的趋势。

　　(2) 韧带:主要包括前纵韧带、后纵韧带、黄韧带、棘间韧带、棘上韧带(图2-1-16)。前纵韧带、后纵韧带是两条分别紧贴全部椎体、椎间盘前面和后面的纵行长韧带,有限制脊柱过度后伸和前屈的作用。黄韧带是连接相邻椎弓间的韧带,由弹力纤维构成,坚韧而富有弹性。黄韧带协助围成椎管,并有限制脊柱过分前屈的作用。棘上韧带是连接胸、腰、骶椎各棘突的纵行韧带,能限制脊柱过屈。自第7颈椎以上,则变薄增宽,成膜状,称项韧带。棘间韧带连接各棘突之间,后接棘上韧带或项韧带。

　　(3) 椎间关节:脊柱的关节有关节突关节和寰枢关节。前者由相邻椎骨的上下关节突构成,可作轻微滑动。后者由寰椎和枢椎组成,以齿突为轴,可使寰椎连同头部做旋转运动。脊柱与颅之间具有寰枕关节，它由寰椎和枕骨构成，可使头作前俯、后仰和侧屈运动。

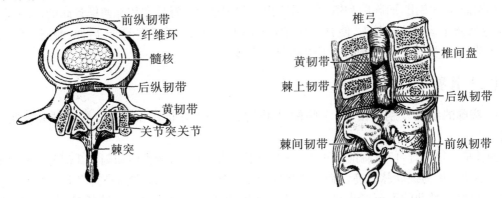

图 2-1-15　椎间盘　　　　　　　　　　图 2-1-16　椎骨间的连接

此外，临床上提到的钩椎关节又称 Luschka 关节，在下 5 个颈椎体之间，由椎体上面两侧缘向上突起的椎体钩与上位椎体下面两侧缘的陷凹所构成。此关节病变可引起椎间孔狭窄，压迫脊神经，导致出现颈椎病的症状。

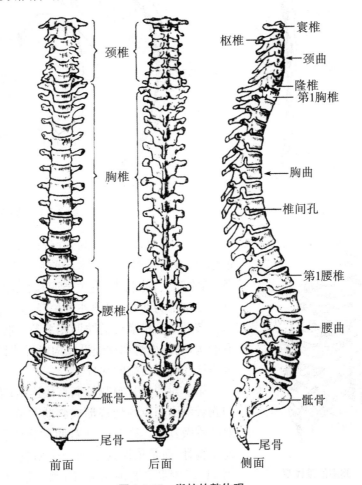

图 2-1-17　脊柱的整体观

3. 脊柱的弯曲和运动　从侧面观察,脊柱有 4 个生理弯曲,即:颈曲、胸曲、腰曲及骶曲。颈曲和腰曲向前突出,而胸曲和骶曲向后突出(图 2-1-17)。脊柱在相邻两椎骨间的运动幅度很小,但这些微小运动总合起来,使脊柱具有很大的活动度,主要可作前屈、后伸、侧屈、环转和旋转等运动,运动幅度最大的部位在下腰部和下颈部。

(二)胸廓

1. 胸廓的组成　胸廓由 12 个胸椎、1 块胸骨和 12 对肋骨和肋软骨借关节和韧带连结而成。

胸骨是一块扁骨,位于胸前部正中,自上而下分为胸骨柄、胸骨体和剑突 3 部分。胸骨柄上缘正中的切迹称为颈静脉切迹。胸骨体胸骨柄相接处形成突向前方的横行隆起,称为胸骨角,平对第 2 肋,为数肋的重要标志(图 2-1-18)。胸骨体外侧缘有第 2～7 肋软骨压成的肋切迹。剑突窄而薄,末端游离。

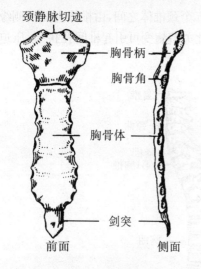

图 2-1-18　胸骨

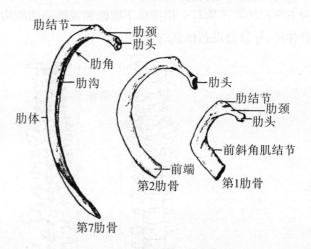

图 2-1-19　肋骨

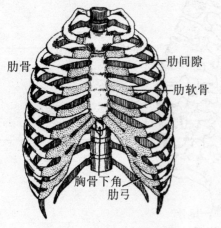

图 2-1-20　胸廓的整体观

肋共 12 对,由肋骨和肋软骨构成。肋骨为细长弓状的扁骨,富有弹性,分为体和前后两端。其前端接肋软骨,后端膨大,称肋头,有关节面和胸椎椎体肋凹相关节。外侧稍细部为肋颈,肋颈外侧稍隆起部称肋结节,肋结节有关节面与胸椎横突的肋凹相关节。肋体内面近下缘处有肋沟,肋间血管和神经沿此沟走行(图 2-1-19)。肋软骨为连接在肋骨前端的软骨。

第 1 对肋软骨与胸骨柄直接连结;第 2～7 对肋软骨与胸骨侧缘相应的切迹形成胸肋关节。第 1 对肋到第 7 对肋称做真肋。第 8～10 对肋称为假肋,肋软骨不直接连于胸骨,而是依次连于上一个肋软骨,形成一对肋弓。第 11、12 对肋软骨前端游离于腹壁肌中,又称浮肋。

2. 胸廓的形态　成人胸廓近似圆锥形,其横径长,前后径短,上部狭窄,下部宽阔(图2-1-20)。胸廓有上、下两口:胸廓上口由第1胸椎、第1对肋及胸骨柄上缘所围成;胸廓下口宽阔而不整齐,由第12胸椎、第11、12对肋及两肋弓和剑突共同围成。

3. 胸廓的运动　在肌的作用下,肋的后端沿贯穿肋结节与肋头的轴旋转,其前端连同胸骨一起做上升和下降运动,使胸廓扩大和缩小,协助吸气和呼气。

三、颅骨及其连结

颅位于脊柱上方,由23块颅骨(不包括3对听小骨)借骨连结相连而成,借寰枕关节与脊柱相连。

(一) 颅骨

颅骨分为脑颅骨和面颅骨两部分。

脑颅骨共8块,包括成对的顶骨、颞骨和不成对的额骨、枕骨、蝶骨、筛骨。它们共同围成颅腔,支持和保护大脑。构成颅盖的骨自前向后依次是额骨、顶骨、枕骨,以及顶骨外下方的颞骨,其中额骨、枕骨和颞骨还从前、后和两侧弯向内下,参与颅底构成。位于颅底中央的是蝶骨,其中部的前方是筛骨。

面颅骨共15块。成对分布的有上颌骨、鼻骨、泪骨、颧骨、下鼻甲、腭骨,不成对分布的有犁骨、下颌骨、舌骨,它们构成面部的骨性基础。其中,上颌骨位于面颅中央,其内上部有鼻骨、泪骨,外上方是颧骨,后内方是腭骨。上颌骨的内侧面参与鼻腔外侧壁的构成,其下部连有下鼻甲。下鼻甲的内侧有犁骨。上颌骨的下方是下颌骨,下颌骨的后下方是舌骨。

(二) 颅骨的连结

各颅骨之间,大多借缝或软骨相互连结,彼此结合得很牢固。舌骨借韧带和肌与颅底相连,只有下颌骨与颞骨之间构成颞下颌关节。

颞下颌关节简称下颌关节,由下颌骨的下颌头与颞骨的下颌窝和关节结节构成(图2-1-21)。其特点是关节囊松弛,关节腔内有关节盘,属联合关节,可做下颌骨上提、下降、前移、后退和侧方运动等。

(三) 颅的整体观

从不同角度观察颅时,其主要结构各不相同(图2-1-22)、(图2-1-23)、(图2-1-24)、(图2-1-25)和(2-1-26)。

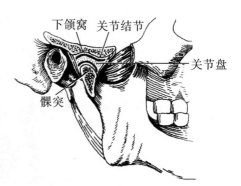

图 2-1-21　颞下颌关节

1. 颅的上面　颅的上面,称颅盖,有呈工字形的3条缝。其中,位于额骨与顶骨之间的,称冠状缝;位于两顶骨之间的,称矢状缝;位于顶骨与枕骨之间的,称人字缝。新生儿颅骨尚未完全骨化,骨与骨之间留有一定的间隙,由结缔组织膜填充,称颅囟。位于额骨和矢状缝间的为前囟,呈菱形,一般在1岁半左右闭合。位于人字缝和矢状缝相交处为后囟,呈三角形,于生后2～3个月闭合。颅囟闭合早晚可以作为婴儿发育的标志和颅内压力变化的测试窗口。

2. 颅的侧面观　颅的侧面中部有外耳门,向内通外耳道,自外耳门向前有一骨梁,称颧弓,外耳门后方向下的突起,称乳突。颧弓上方有大而浅的凹窝,称颞窝,窝内额骨、顶骨、颞骨、蝶骨四骨汇合处,形成"H"形骨缝区,称翼点。此处骨质薄弱,内有脑膜中动脉通过,故此区的外伤或骨折,容易损伤血管引起颅内出血压迫脑组织,严重时可导致死亡(图2-1-22)。

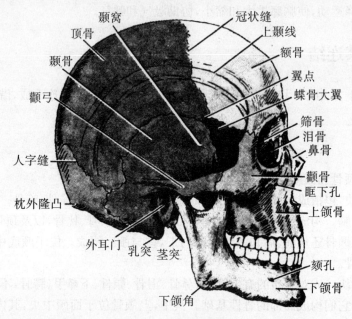

图 2-1-22　颅的侧面观

3. 颅的前面观　颅的前面主要有容纳视器的眶腔和构成鼻的骨性鼻腔(图2-1-23)。

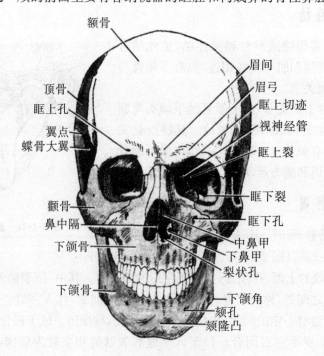

图 2-1-23　颅的前面观

（1）眶　为一对四面锥体形的腔，底朝向前外，尖向后内，容纳眼球及附属结构，可分上、下、内侧、外侧四壁。

1）底　即眶口，略呈四边形，口的上、下缘分别称为眶上缘和眶下缘，在眶上缘中内$\frac{1}{3}$交界处有眶上孔或眶上切迹，眶下缘中份下方有眶下孔。

2）眶尖　指向后内，尖端有一圆孔，即视神经管通入颅中窝。

3）眶有四壁　①上壁：与颅前窝相邻，前外侧份有一深凹称泪腺窝，容纳泪腺。②下壁：主要由上颌骨构成，壁下方为上颌窦。下壁和外侧壁交界处后份有眶下裂，向后通入翼腭窝和颞下窝，裂中部沿眶下壁有前行的眶下沟，沟向前导入眶下管，管开口于眶下孔。③内侧壁：最薄，与筛窦和鼻腔相邻，其前下份有泪囊窝，此窝向下经鼻泪管通向鼻腔。④外侧壁：为最厚的壁，外侧壁与上壁交界处的后方为眶上裂。眶上、下裂均有血管和神经通过。

（2）骨性鼻腔　位于面颅中央，介于两眶和上颌骨之间，由犁骨和筛骨垂直板构成的骨性鼻中隔将其分为左右两半。骨性鼻腔的前方开口称梨状孔，后方的开口称鼻后孔。鼻腔顶主要由筛骨筛板构成。底由骨腭构成。外侧壁由上而下有 3 个向下弯曲的骨片，称上、中、下鼻甲，每个鼻甲下方形成一鼻道，分别称上、中、下鼻道，上鼻甲后上方与蝶骨之间的凹陷称蝶筛隐窝（图 2-1-24）。

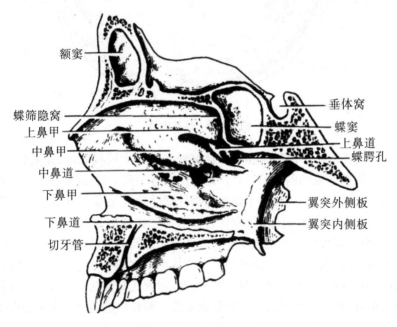

图 2-1-24　鼻腔外侧壁

（3）鼻窦　是上颌骨、额骨、蝶骨及筛骨内的含气空腔，位于鼻腔周围，且开口于鼻腔，它们对发音共鸣和减轻颅骨重量起一定的作用。鼻窦共 4 对，位于同名骨内，包括额窦、筛窦、上颌窦和蝶窦。额窦位于额骨内，开口于中鼻道；上颌窦最大，位于鼻腔两侧的上颌骨内，开口于中鼻道；筛窦位于筛骨内，由筛骨迷路内许多蜂窝状小房组成，按其所在部位，可分为前、中、后 3 群筛小房，前、中筛小房开口于中鼻道，后筛小房开口于上鼻道；蝶窦位于蝶骨体内，开口于蝶筛隐窝。

4. 颅底内面观 颅底承托脑，内面凹凸不平，由前向后，形成明显的三个阶梯状的窝，分别称为颅前窝、颅中窝和颅后窝（图2-1-25）。

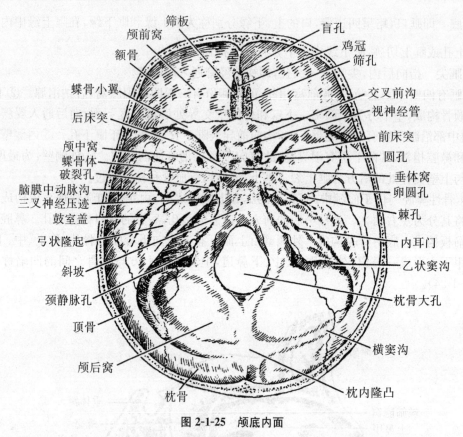

图 2-1-25　颅底内面

（1）**颅前窝** 位置最高，由额骨眶部、筛骨筛板和蝶骨小翼构成，承托大脑半球额叶，蝶骨小翼后缘和交叉前沟前缘是颅前窝的后界。窝的正中有一向上的突起称鸡冠，其两侧的水平骨板称筛板，筛板有许多小孔称筛孔，由于筛板和额骨眶部骨质甚薄，颅前窝骨折多发生于此。

（2）**颅中窝** 由蝶骨体、蝶骨大翼、颞骨岩部前面和颞鳞构成。以颞骨岩部上缘和蝶骨鞍背与颅后窝分界，颅中窝容纳大脑半球颞叶和垂体等。中间部分是蝶鞍，其中央凹陷为垂体窝，窝前方为交叉前沟，向两侧为视神经管通眶腔。蝶鞍两侧各有一颈动脉沟，沟后端有孔称破裂孔。两侧部低凹，由前内向后外依次有眶上裂、圆孔、卵圆孔和棘孔。卵圆孔和棘孔的后方有一三棱锥状骨突为颞骨岩部，其外侧鼓室上方称鼓室盖。颞骨岩部前面近尖端处有微凹的三叉神经压迹。

（3）**颅后窝** 最深，由枕骨、蝶骨体和颞骨的一部分构成，容纳小脑、脑桥和延髓。窝的中央有枕骨大孔，孔的前方为斜坡，孔后上方有一十字形隆起，其交汇处称枕内隆凸，其两侧有横窦沟，并延续为颞骨乳突内面的乙状窦沟，终于颈静脉孔。枕骨大孔两侧前部有舌下神经管内口。颞骨岩部后面近中部有内耳门，向外通入内耳道。

5. 颅底外面观

颅底外面（图2-1-26）高低不平，前部由面颅骨组成，中央有骨腭，由上颌骨和腭骨的水平板组成。其后方是鼻后孔和分隔鼻后孔的犁骨。鼻后孔以后的颅底，其中央的大孔，即枕骨大孔。

骨腭前方和外侧的弓状隆起称牙槽弓,上有容纳上颌各牙的牙槽;骨腭前方的正中有切牙孔,骨腭后外侧有腭大孔。邻近蝶骨大翼后缘处有较大的卵圆孔和较小的棘孔。位于颧弓后方的深窝是下颌窝,与下颌头相关节;窝前缘的隆起称关节结节,颞骨岩部尖端前内侧有不规则的破裂孔。枕骨大孔两侧各有一向下突起称为枕髁,枕髁的前外上方有舌下神经管外口。枕髁前外侧有一孔,称颈静脉孔,在颈静脉孔前方有颈动脉管外口,此口的后外侧有伸向下方的细长突起,为茎突。茎突根部与乳突之间有茎乳孔。

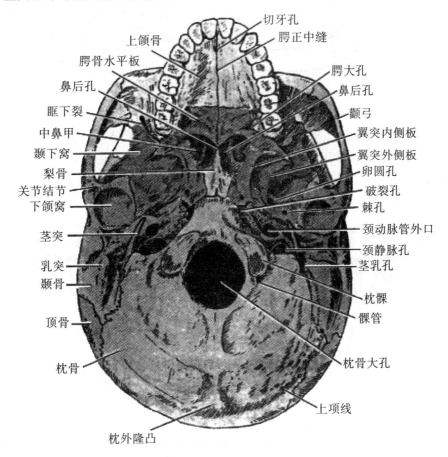

图 2-1-26　颅底外面

四、上肢骨及其连结

(一)上肢骨

1. 锁骨　位于颈、胸交界处,全长均可摸到,是重要的骨性标志。呈"∽"形,上面光滑,下面粗糙。锁骨内侧 $\frac{2}{3}$ 凸向前,与胸骨柄相接;外侧 $\frac{1}{3}$ 凸向后,与肩胛骨的肩峰相关节(图 2-1-27)。

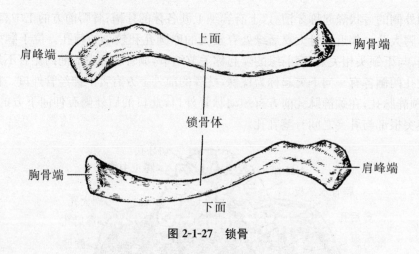

图 2-1-27　锁骨

2. 肩胛骨　位于背部外上方,是三角形的扁骨,有 2 面、3 角和 3 缘(图 2-1-28)。肩峰是肩部的最高点,肩胛骨的上角和下角分别平第 2 肋和第 7 肋,是计数肋的标志。外侧角膨大,有一梨形浅窝称关节盂,与肱骨头相关节。

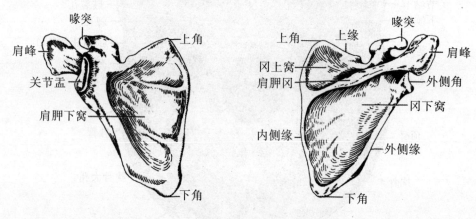

图 2-1-28　肩胛骨

3. 肱骨　位于臂部,是典型的长骨,分为 1 体和 2 端(图 2-1-29)。上端的肱骨头,与肩胛骨的关节盂相关节,头周围的环行浅沟,称为解剖颈,向外侧的突起称大结节,向前突出的称小结节,上端与体交界处,称外科颈。下端肱骨小头和肱骨滑车分别与桡骨、尺骨形成关节,下端的两侧各有一突起,分别称内上髁和外上髁,在内上髁的后面有尺神经经过的浅沟,称尺神经沟。在体的外侧面中部有一粗糙隆起,称三角肌粗隆,是三角肌附着处。在粗隆的后下方有一浅沟称桡神经沟。

4. 桡骨　位于前臂外侧部,上端细小,称桡骨头;头的下内侧为桡骨粗隆,为肱二头肌的止点。桡骨下端的内侧面有尺切迹,外侧面有茎突,为骨性标志(图 2-1-30)。

5. 尺骨　位于前臂的内侧部,上端粗大,有滑车切迹、鹰嘴和冠突等结构;尺骨下端为尺骨头,其后内侧有尺骨茎突,为骨性标志(图 2-1-30)。

6. 手骨　分为腕骨、掌骨及指骨(图 2-1-31)。

腕骨由 8 块小的短骨组成,排成两列,每列各有 4 块。由桡侧向尺侧,近侧列依次为手舟骨、月骨、三角骨和豌豆骨;远侧列依次为大多角骨、小多角骨、头状骨和钩骨。

掌骨共5块,由桡侧向尺侧,分别称为第1~5掌骨。

指骨共14节。拇指有两节指骨,其余各指都有3节。

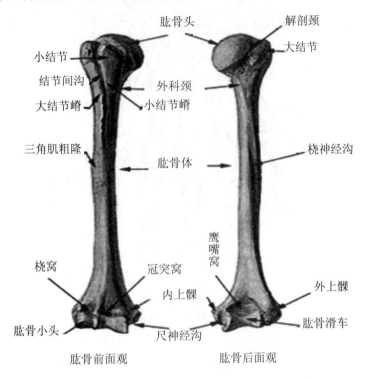

肱骨头　　解剖颈

小结节　　　　大结节

结节间沟　　外科颈

大结节嵴　　小结节嵴

三角肌粗隆　　肱骨体　　桡神经沟

鹰嘴窝

桡窝　　冠突窝

内上髁　　外上髁

肱骨小头　　尺神经沟　　肱骨滑车

肱骨前面观　　　　肱骨后面观

图 2-1-29　肱骨解剖颈指示

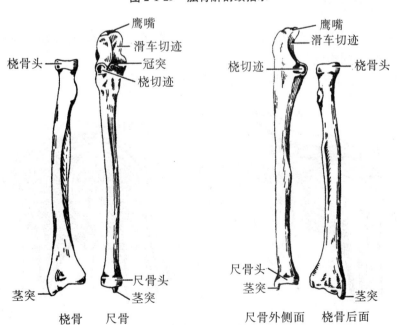

鹰嘴　　　　鹰嘴

滑车切迹　　滑车切迹

桡骨头　　冠突　　桡切迹　　桡骨头

桡切迹

尺骨头　　尺骨头

茎突　　茎突　　茎突　　茎突

桡骨　　尺骨　　尺骨外侧面　　桡骨后面

图 2-1-30　桡骨和尺骨

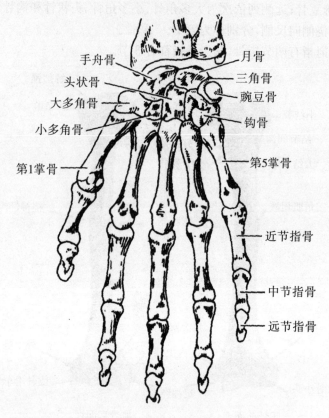

图 2-1-31　手骨

（二）上肢骨的连结

1. 胸锁关节　是上肢骨和躯干骨连结的惟一关节，由锁骨胸骨端与胸骨柄相应的切迹及第1肋软骨的上面共同构成。

2. 肩锁关节　是由肩峰和锁骨肩峰端关节面构成的微动关节。

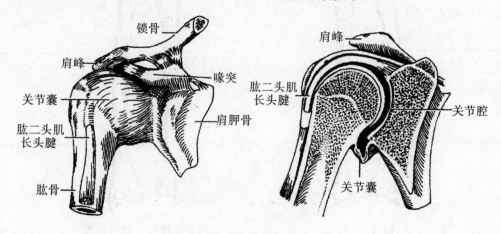

图 2-1-32　肩关节

3. **肩关节** 由肩胛骨的关节盂和肱骨头构成。其形态特点是：肱骨头大，关节盂浅小，两关节面大小差别较大，因此肩关节可做较大幅度的运动；关节囊薄而松弛，内有肱二头肌长头腱通过。除前下部没有肌腱加强外，其余各部均有肌腱纤维加强(图2-1-32)，因此，临床上以肩关节前下方脱位最为多见。肩关节为人体运动最灵活的关节，可做屈、伸、内收、外展、旋内、旋外和环转运动。

4. **肘关节** 由肱骨下端和桡、尺骨上端构成，包括肱尺关节、肱桡关节和桡尺近侧关节3个关节(图2-1-33)。

肘关节主要做屈伸运动。尺骨鹰嘴和肱骨内、外上髁是肘部3个重要的骨性标志。正常状态下当肘关节伸直时，上述3点连成一条直线；当肘关节前屈至90°时，3点连成一等腰三角形，称肘后三角。在肘关节后脱位时，上述3点的位置关系即发生改变，而当肱骨髁上骨折时，3点的关系不变。

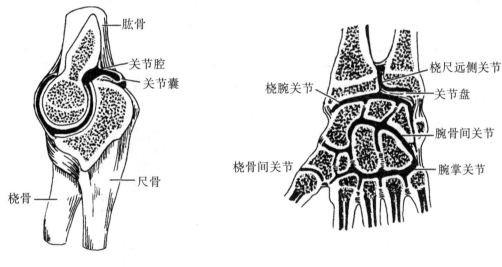

图 2-1-33　肘关节　　　　　　　　图 2-1-34　手关节

5. **前臂骨之间的连结** 桡骨、尺骨之间，上端和下端以关节相连结，两骨体间借骨间膜相连。它们共同活动，可使前臂做旋前和旋后运动。

6. **手关节** 包括桡腕关节(或称腕关节)、腕骨间关节、腕掌关节、掌骨间关节、掌指关节和指骨关节(图2-1-34)。

桡腕关节由桡骨下面和尺骨下方的关节盘和手舟骨、月骨、三角骨的近侧面共同构成，关节囊松弛，可做屈、伸、收、展和环转运动。

五、下肢骨及其连结

(一) 下肢骨

1. **髋骨** 由髂骨、坐骨和耻骨3部分组成，一般16岁前由软骨结合，16岁后软骨逐渐骨化才融合成一骨。三骨的体融合处为一大而深的窝，称髋臼(图2-1-35)。

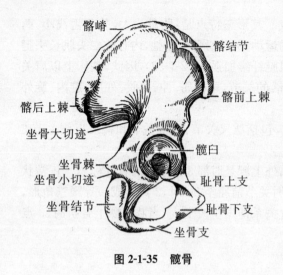

图 2-1-35 髋骨

（1）髂骨：位于髋骨上部，其上缘肥厚，称为髂嵴。两侧髂嵴最高点的连线，一般平对第 4 腰椎棘突。髂嵴前端为髂前上棘，后端为髂后上棘；髂骨内面的大浅窝，称为髂窝，窝的下界为突出的弓状线，其后上方为耳状面，与骶骨耳状面形成骶髂关节。

（2）坐骨：位于髂骨后下部，其下端有肥大而粗糙的坐骨结节；坐骨突起是坐骨棘；坐骨棘的上、下方，分别有坐骨大切迹和坐骨小切迹。

（3）耻骨：位于髋骨的前下部，其前端上缘有一突起称为耻骨结节。自结节向后上方延伸为耻骨梳，自结节向内侧延伸为耻骨嵴。耻骨与坐骨围成的大孔，称闭孔。

2. 股骨　位于大腿部，是人体最长的骨，可分为一体两端（图 2-1-36）。近侧端有球形的股骨头，头下为股骨颈；颈与体交界处有大转子和小转子两个突起。远侧端有内侧髁和外侧髁两个膨大。股骨体后面有粗线；粗线向上外延续为臀肌粗隆，为臀大肌的止点。

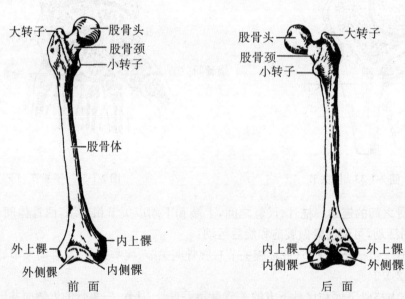

图 2-1-36 股骨

3. 髌骨　是全身最大的籽骨，位于股四头肌腱内，上宽下尖，前面粗糙，后面有关节面（图 2-1-37）。

4. 胫骨　位于小腿内侧部，可分为一体和两端（图 2-1-38）。近侧端内、外侧的膨大部称为内侧髁和外侧髁；远侧端内侧有内踝，胫骨体呈三棱柱形，其前缘明显，直接位于皮下。

5. 腓骨　位于小腿的外侧，可分为一体和两端。上端略膨大称腓骨头，为骨性标志；腓骨头下方为腓骨颈，此处骨折时易损伤腓总神经；腓骨下端膨大称外踝，为骨性标志（图 2-1-38）。

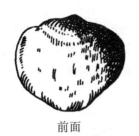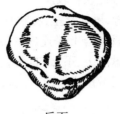

前面　　　　　　　　后面

图 2-1-37　髌骨

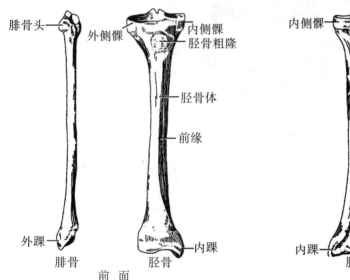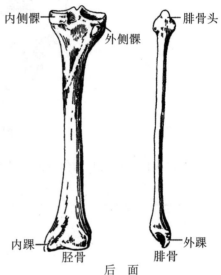

图 2-1-38　胫骨和腓骨

6. 足骨　可分为跗骨、跖骨及趾骨。

（1）跗骨：属于短骨，共7块，即距骨、跟骨、骰骨、足舟骨及3块楔骨（内侧楔骨、中间楔骨和外侧楔骨）（图2-1-39）。

（2）跖骨：属于长骨，共5块，从内侧向外侧依次称为第1~5跖骨。

（3）趾骨：共14节，其中拇指2节，其余为3节。

（二）下肢骨的连结

1. 髋骨的连结　包括骶髂关节和韧带。

（1）骶髂关节：由骶、髂两骨的耳状关节面构成。韧带主要包括骶结节韧带和骶棘韧带，两个韧带与坐骨大、小切迹分别围成坐骨大孔和坐骨小孔，两孔内有神经、血管和肌通过。

（2）耻骨联合：由左右耻骨的相对面和其间的纤

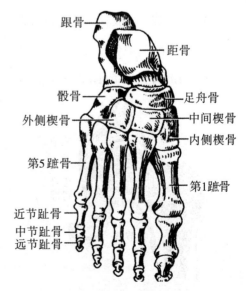

图 2-1-39　足骨

维软骨共同构成,女性此软骨较厚。

2. 骨盆　由骶骨、尾骨及左、右髋骨借关节和韧带连结而成(图 2-1-40)。骨盆由骶骨岬、弓状线、耻骨梳和耻骨联合上缘连成的界线分为上方的大骨盆和下方的小骨盆。大骨盆较宽大,向前开放。小骨盆有上、下 2 口:骨盆上口由上述的界线围成;骨盆下口由尾骨、骶结节韧带、坐骨结节和耻骨弓等围成。两口之间空腔为骨盆腔。

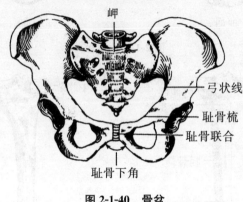

图 2-1-40　骨盆

女性骨盆具有孕育胎儿和分娩的功能,所以男女骨盆有明显的性别差异(表 2-1-1)。

表 2-1-1　男、女性骨盆的差别

	男	女
骨盆外形	窄而长	宽而短
骨盆上口	较小、近似桃形	较大,近似圆形
骨盆腔的形态	形似漏斗	呈圆桶状
耻骨弓的角度	70°～75°	90°～100°

3. 髋关节　由股骨头与髋臼构成,髋臼周缘有髋臼唇,加深髋臼的深度,可容纳股骨头的 $\frac{2}{3}$。关节囊坚韧,股骨颈前面全部在关节囊内,但股骨颈后面的外 $\frac{1}{3}$ 在囊外,关节囊后下部较薄弱,囊内有股骨头韧带(图 2-1-41)。髋关节的运动形式与肩关节相同,但运动幅度较肩关节小。

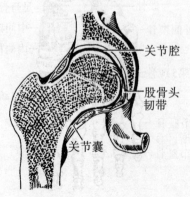

图 2-1-41　髋关节

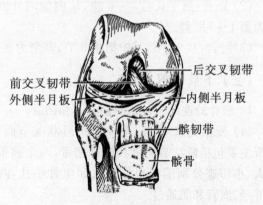

图 2-1-42　膝关节

4. 膝关节 由股骨内、外侧髁和胫骨内、外侧髁和髌骨共同构成。关节囊薄而松弛,韧带发达,其中位于关节囊前壁的髌韧带最为强大。在关节囊内有前、后交叉韧带和内、外侧半月板(图 2-1-42),前交叉韧带防止胫骨前移;后交叉韧带防止胫骨后移。内侧半月板呈"C"形,外侧半月板近似"O"形,半月板加深了关节窝的深度,从而加强了膝关节的稳固性。膝关节可做屈、伸运动,在半屈膝状态下,还可做旋内和旋外运动。

5. 小腿骨的连结 胫骨、腓骨之间,上端借关节相连,骨体之间借小腿骨间膜相连,下端借韧带相连。两骨之间的运动微弱。

6. 足骨的连结 包括距小腿关节、跗骨间关节、跗跖关节、跖趾关节和趾骨间关节。

距小腿关节又称踝关节,由胫、腓骨下端的关节面与距骨上部的关节面构成,其关节囊前、后壁较薄,两侧有韧带增强。踝关节可做背屈(伸)和跖屈(伸)运动。

跗骨与跖骨连接而成的凸向上的弓,称足弓(图 2-1-43),可保护足底血管、神经免受压迫。足弓主要凭借足底的韧带、肌和腱等结构维持,当这些组织发育不良,或因慢性劳损引起韧带松弛时,均可导致足弓低平或消失,成为扁平足。

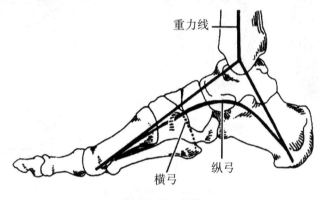

图 2-1-43　足弓

第二节　肌

学习目标

1. 熟悉肌的起止及辅助装置,了解全身浅层肌的名称、位置及作用。

2. 掌握胸锁乳突肌、胸大肌、三角肌、肱二头肌、肱三头肌、臀大肌、股四头肌和小腿三头肌的位置、起止和作用。

3. 熟悉膈的位置、孔裂和作用。

4. 熟悉腹肌前外侧群肌的层次名称、纤维方向以及腹股沟管的位置、组成和通过的内容。

一、概述

（一）肌的分类

根据肌的形态分为长肌、短肌、扁肌和轮匝肌（图 2-2-1）。长肌多见于四肢,收缩时肌显著缩短而引起大幅度的运动。短肌多分布于躯干的深层,具有明显的节段性,收缩时运动幅度较小。扁肌扁而薄,多分布于胸、腹壁,收缩时除运动躯干外,还对内脏起保护和支持作用。轮匝肌多呈环形,位于孔、裂的周围,收缩时使孔裂关闭。

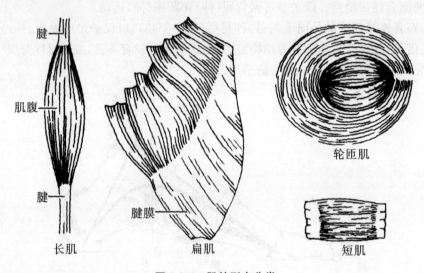

图 2-2-1　肌的形态分类

（二）肌的构造

每块骨骼肌都由肌腹和肌腱两部分构成。肌腹主要由大量的横纹肌纤维构成,色红,柔软而有收缩能力。肌腹的外面被薄层结缔组织构成肌外膜包裹。长肌的肌腹呈梭形,两端的腱较细小,呈条索状。阔肌的肌腹和腱均呈薄片状,阔肌的腱称为腱膜。肌腱主要由腱纤维构成,是胶原纤维束,色白,强韧而无收缩力,位于肌腹的两端,能抵抗很大的牵引力。肌腹以肌腱附着于骨面。

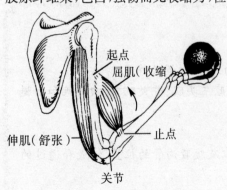

图 2-2-2　肌的起止点和作用

（三）肌的起止和作用

肌一般都以两端附着于骨,中间跨过一个或几个关节（图 2-2-2）。肌收缩时,通常一骨的位置相对固定,另一骨的位置相对移动。肌在固定骨的附着点,称定点或起点;在移动骨的附着点,称动点或止点。全身的肌,除运动功能外,还是人体进行新陈代谢、储存能源和产生体温的重要器官。

（四）肌的辅助装置

主要有筋膜、滑膜囊和腱鞘等，这些结构有保护和辅助肌活动的作用（图2-2-3）。

1. 筋膜 筋膜位于肌的表面，分为浅筋膜和深筋膜两种。

（1）浅筋膜：位于皮下，又称皮下筋膜，由疏松结缔组织构成，其内含脂肪、浅静脉、皮神经以及浅淋巴结和淋巴管等。

（2）深筋膜：位于浅筋膜深面，又称固有筋膜，由致密结缔组织构成，遍于全身且互相连续。

2. 滑膜囊 为一密闭的结缔组织扁囊，内有少量滑液。多位于肌腱与骨面之间，可减少两者之间的摩擦，促进肌腱运动的灵活性。

3. 腱鞘 为套在长肌腱周围的鞘管。多位于手足摩擦较大的部位，如腕部、踝部、手指掌侧和足趾跖侧等处。

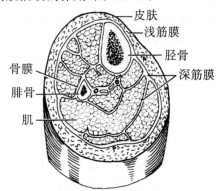

图2-2-3 肌的辅助装置

二、头颈肌

（一）头肌

头肌可分为面肌（表情肌）和咀嚼肌两部分（图2-2-4）。

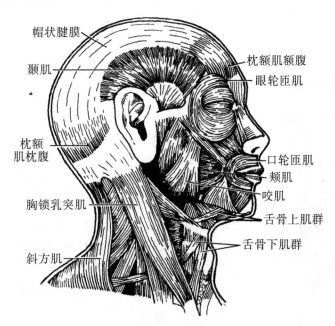

图2-2-4 头颈肌

1. 面肌 又称表情肌，为扁薄的皮肌，位置浅表，大多起自颅骨的不同部位，止于面部皮肤，并主要在口裂、眼裂和鼻孔的周围，可分为环形肌和辐射状肌两种，可闭合或开大上述孔裂，同时牵动面部皮肤显出喜、怒、哀、乐等各种表情。其中枕额肌覆盖于颅盖外面，阔而薄，由成对的枕腹和额腹以及中间的帽状腱膜组成。

2. 咀嚼肌 主要有咬肌和颞肌。咬肌呈长方形，起自颧弓，向后下止于下颌角的外面。颞肌呈扇形，起自颞窝骨面，肌束向下会聚，通过颧弓的内侧，止于下颌骨的冠突。咬肌和颞肌的作用主要是上提下颌骨，使上、下颌牙咬合。

（二）颈肌

颈肌按其位置可分为颈浅肌群、颈中肌群和颈深肌群。

1. 颈浅肌群 主要有胸锁乳突肌，斜列于颈部两侧，为一强有力的肌。起自胸骨柄前面和锁骨的胸骨端，肌束斜向后上方，止于颞骨乳突。两侧收缩，头向后仰；单侧收缩，使头歪向同侧，面转向对侧。

2. 颈中肌群 包括舌骨上肌群和舌骨下肌群。舌骨上肌群位于舌骨与下颌骨和颅底之间，可上提舌骨。舌骨下肌群位于颈前部，舌骨与胸骨之间，可牵拉舌骨和喉向下。

3. 颈深肌群 位于颈椎两侧，包括前、中、后斜角肌。它们均起自于颈椎横突，前、中斜角肌止于第 1 肋，并与第 1 肋围成一个三角形间隙，称斜角肌间隙，锁骨下动脉和臂丛神经由此进入腋窝。后斜角肌止于第 2 肋。

三、躯干肌

躯干肌包括背肌、胸肌、膈、腹肌和会阴肌。

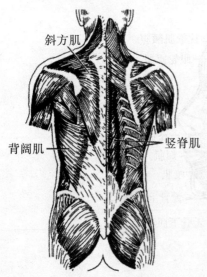

图 2-2-5 背肌

斜方肌

背阔肌

竖脊肌

（一）背肌

背肌为位于躯干后面的肌群，可分为浅、深两群。浅群主要有斜方肌、背阔肌、肩胛提肌和菱形肌；深群主要有竖脊肌（图 2-2-5）。

1. 斜方肌 位于项部和背上部的浅层，为三角形的阔肌，两侧相合成斜方形，全肌收缩牵引肩胛骨向脊柱靠拢。

2. 背阔肌 位于背下部和胸侧部的浅层，为全身最大的阔肌。该肌收缩可使肱骨内收、旋内和后伸，当上肢上举被固定时，则上提躯干（如引体向上）。

3. 竖脊肌 又称骶棘肌，为背肌中最长、最大的肌，纵列于躯干的背面，脊柱两侧的沟内，收缩时可使脊柱后伸和仰头，是强有力的伸肌，对保持人体直立姿势有重要作用。

（二）胸肌

参与构成胸壁，包括胸大肌、胸小肌、前锯肌和肋间肌等（图 2-2-6）。

1. **胸大肌** 位置表浅,覆盖胸廓前壁的大部,呈扇形,宽而厚。起自锁骨的内侧半、胸骨和第1～6肋软骨等处,各部肌束聚合向外以扁腱止于肱骨大结节下方的骨嵴。其作用为使肱骨内收和旋内,如上肢上举并固定,可牵引躯干向上,并上提肋骨,协助吸气。

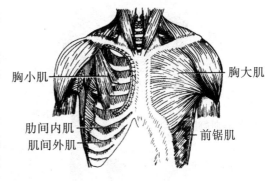

图 2-2-6　胸肌

2. **胸小肌** 位于胸大肌深面,呈三角形。起自第3～5肋,止于肩胛骨喙突。其作用为牵拉肩胛骨向前下方,如肩胛骨固定,可上提第3～5肋,协助吸气。

3. **前锯肌** 位于胸廓侧面,可拉肩胛骨向前,并使肩胛骨紧贴胸廓。如肩胛骨固定,则可提肋,助吸气。

4. **肋间肌** 参与构成胸壁,在肋间隙内,主要包括肋间内、外肌。

(1)肋间外肌:位于各肋间隙的浅层,起自肋骨下缘,肌束斜向前下,止于下一肋骨的上缘,可提肋助吸气。

(2)肋间内肌:位于各肋间外肌的深面,肌束方向与肋间外肌相反,可降肋助呼气。

（三）膈

膈分隔胸腔与腹腔,为一块向上膨隆的扁肌,其周围为由肌束构成,中央部为腱膜,称中心腱。膈有3个裂孔:在脊柱前方的为主动脉裂孔,有主动脉及胸导管通过;主动脉裂孔左前方为食管裂孔,有食管和迷走神经通过;食管裂孔右前方的中心腱内是腔静脉孔,有下腔静脉通过(图 2-2-7)。

膈是重要的呼吸肌。收缩时,膈穹隆下降,胸腔容积扩大,引起吸气;舒张时,膈穹隆上升恢复原位,胸腔容积减小,引起呼气。若膈与腹肌同时收缩,则使腹压增大,有协助排便、分娩等功能。

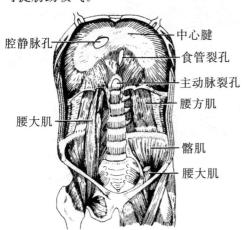

图 2-2-7　腹后肌和膈

（四）腹肌

腹肌可以分为前外侧群和后群。前外侧群包括位于腹前外侧壁的3块扁肌和腹直肌,后群是位于腹后壁的腰方肌(图 2-2-8)。

1. **腹外斜肌** 位于腹前外侧壁浅层,为一宽阔扁肌,起自下8肋外面,肌束由后外上方斜向前内下方,一部分止于髂嵴,而大部分在腹直肌外侧缘处移行为腹外斜肌腱膜。腱膜向内侧参与腹直肌鞘前层的构成,腱膜的下缘卷曲增厚连于髂前上棘与耻骨结节之间,形成腹股沟韧带。在耻骨结节外上方,腱膜形成一个小三角形裂隙,称为腹股沟管浅环(皮下环)。

2. **腹内斜肌** 位于腹外斜肌深面,大部分肌束向内上方,下部肌束向内下方,在腹直肌外侧缘移行为腹内斜肌腱膜,并参与形成腹直肌鞘。腱膜下内侧部与腹横肌腱膜形成联合腱,止

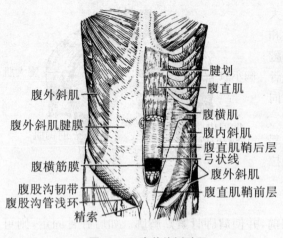

图 2-2-8　腹前外侧壁肌

腹外斜肌
腹外斜肌腱膜
腹横筋膜
腹股沟韧带
腹股沟管浅环
精索

腱划
腹直肌
腹横肌
腹内斜肌
腹直肌鞘后层
弓状线
腹外斜肌
腹直肌鞘前层

于耻骨,又称腹股沟镰。

3. 腹横肌　位于腹内斜肌深面。起自下 6 肋内面、胸腰筋膜、髂嵴和腹股沟韧带外侧部,肌束向前内横行,在腹直肌外侧缘移行为腹横肌腱膜,参与构成腹直肌鞘后层。腹横肌的最下部肌束及其腱膜下内侧部分,分别参与提睾肌和腹股沟镰的构成。

4. 腹直肌　位于腹前壁正中线的两旁,居腹直肌鞘中,为上宽下窄的带形肌。起自耻骨联合与耻骨结节之间,肌束向上止于胸骨剑突及第 5～7 肋软骨的前面。肌的全长被 3～4 条横行的腱划分成多个肌腹,腱划由

结缔组织构成,与腹直肌鞘的前层紧密结合。

5. 腰方肌　位于腹后壁,呈长方形,位于腰椎两侧,其后方有竖脊肌,起自髂嵴,向上止于第 12 肋和第 1～4 腰椎横突。有降第 12 肋,并使脊柱腰部侧屈的作用。

腹前外侧群肌共同保护和支持腹腔脏器,收缩时可以缩小腹腔,增加腹压,以协助呼气、排便、分娩、呕吐及咳嗽等活动。该肌群还可使脊柱前屈、侧屈及旋转等运动。

腹直肌鞘包裹腹直肌,分为前、后两层,前层完整,由腹外斜肌腱膜与腹内斜肌腱膜的前层愈合而成;后层不完整,由腹内斜肌腱膜后层与腹横肌腱膜愈合而成,其下缘在脐下 4～5 cm 以下缺失,呈弓形,称弓状线(图 2-2-9)。

白线位于腹前壁正中线上,介于左右腹直肌鞘之间,由两侧腹直肌鞘的纤维交织而成,其上方起自剑突,下方止于耻骨联合。

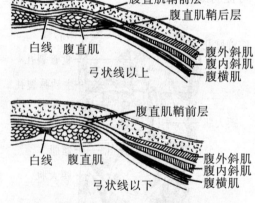

腹直肌鞘前层
腹直肌鞘后层
白线　腹直肌
腹外斜肌
腹内斜肌
腹横肌
弓状线以上

腹直肌鞘前层
白线　腹直肌
腹外斜肌
腹内斜肌
腹横肌
弓状线以下

图 2-2-9　腹前外侧壁肌横切

腹股沟管位于腹前外侧壁的下部,腹股沟韧带内侧半的上方,长约 4.5 cm (图 2-2-10)。腹股沟管内男性有精索通过,女性有子宫圆韧带通过。管的内口称腹股沟管深环(腹环),在腹股沟韧带中点上方约 1.5 cm 处,为腹横筋膜向外的突口;管的外口即腹股沟管浅环(皮下环),为腹外斜肌腱膜在耻骨结节外上方形成的三角形裂孔。

腹外斜肌
腹内斜肌
腹横肌
腹股沟管腹环
腹横筋膜
腹股沟管皮下环
腹内斜肌弓状下缘
腹横肌弓状下缘
联合腱
精索

图 2-2-10　腹股沟管

（五）会阴肌

会阴肌是封闭小骨盆下口的肌群,具有承托盆腔脏器和抵抗腹内压的作用。包括盆膈和尿生殖膈。

四、上肢肌

上肢肌按部位分为肩肌、臂肌、前臂肌和手肌。

（一）肩肌

肩肌分布于肩关节周围,均起自肩胛骨和锁骨,跨越肩关节,止于肱骨的上端,有稳定和运动肩关节的作用。包括三角肌、冈上肌、冈下肌、小圆肌、大圆肌、肩胛下肌(图 2-2-11)。

三角肌呈三角形,位于肩部,使肩关节呈圆隆形。主要是使肩关节外展,其前部肌收缩还可使肩关节前屈并略旋内;后部肌收缩还可使肩关节后伸并略旋外。如肩关节向下脱位或三角肌瘫痪萎缩,则可形成"方形肩"体征。三角肌外上 $\frac{2}{3}$ 部肥厚,无重要血管和神经通过,是肌肉注射的部位之一。

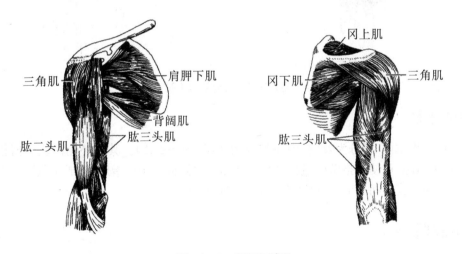

图 2-2-11　肩肌和臂肌

（二）臂肌

臂肌位于肱骨周围,可分前群、后群。前群为屈肌,后群为伸肌(图 2-2-11)。

1. 前群　位于肱骨前方,有浅层的肱二头肌,上方的喙突肌和下方深层的肱肌。

肱二头肌位于臂前部,呈梭形。起端有两个头。长头以长腱起自肩胛骨关节盂的上方,短头在内侧,起自肩胛骨喙突,两头会合成一肌腹,向下延续为肌腱,经肘关节前方,止于桡骨粗隆。主要功能为屈肘关节。

2. 后群　位于肱骨后方,为肱三头肌。

肱三头肌在臂后,有 3 个头,即长头、内侧头、外侧头。长头起自肩胛骨关节盂的下方;外侧头起自肱骨后面桡神经沟的外上方；内侧头起自桡神经沟的内下方，三头合为一个肌腹，以扁腱止于尺骨鹰嘴。主要功能为伸肘关节。

（三）前臂肌

前臂肌位于尺、桡骨周围，分为前、后两群（图 2-2-12）。每群又分为浅、深两层，各层肌的肌腹大部分在前臂的上半部，向下形成细长的肌腱，主要作用于肘关节、腕关节和手关节。

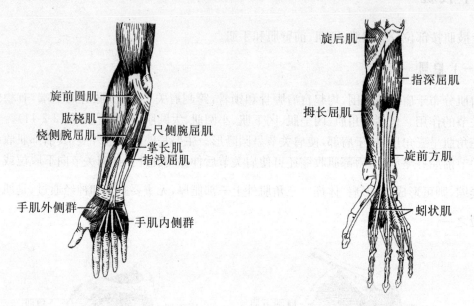

旋前圆肌
肱桡肌
桡侧腕屈肌
尺侧腕屈肌
掌长肌
指浅屈肌
手肌外侧群
手肌内侧群

旋后肌
指深屈肌
拇长屈肌
旋前方肌
蚓状肌

图 2-2-12　前臂肌和手肌

（四）手肌

手肌位于手掌面，可分为外侧、中间和内侧 3 群（图 2-2-12）。其中外侧群位于拇指侧构成一隆起，称为鱼际，可使拇指做屈、收、对掌等动作。内侧群位于小指侧，构成小鱼际。中间群可屈掌指关节和伸指骨间关节，还可使掌指关节内收和外展。

五、下肢肌

下肢肌按部位分为髋肌、大腿肌、小腿肌和足肌。

（一）髋肌

髋肌主要起自骨盆的内面或外面，跨越髋关节，止于股骨，能运动髋关节，可分为前、后两群（图 2-2-13）。

1. 前群　主要有髂腰肌。

髂腰肌由腰大肌和髂肌组成。腰大肌主要起自腰椎体侧面和横突；髂肌起自髂窝。两肌向下互相结合，经腹股沟韧带深面和髋关节的前内侧，止于股骨小转子。使髋关节前屈和旋外。下肢固定时，可使躯干和骨盆前屈。

2. 后群　主要位于臀部，有臀大肌、臀中肌、臀小肌和梨状肌等，主要作用为伸髋关节。

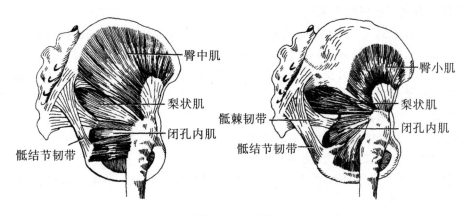

图 2-2-13 髋肌

(1)臀大肌:位于臀部皮下,人类由于直立姿势的影响,故大而肥厚,形成特有的臀部膨隆。臀大肌起于髂骨外面和骶、尾骨的后面,肌束斜向下外,止于股骨的臀肌粗隆和髂胫束。臀大肌是髋关节有力的伸肌,此外尚可使髋关节旋外。臀大肌肌束肥厚,其外上 $\frac{1}{4}$ 部又无重要的血管和神经,故为肌肉注射的常用部位。

(2)梨状肌:起于骶骨前面,向外经坐骨大孔,止于股骨大转子,可使髋关节外展和外旋。在坐骨大孔处,梨状肌的上、下缘均有空隙,分别称为梨状肌上孔和梨状肌下孔,均有血管和神经通过。

(二) 大腿肌

大腿肌位于股骨周围,可分为前群、后群和内侧群(图 2-2-14)。

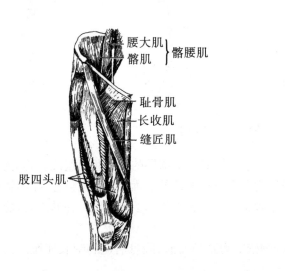
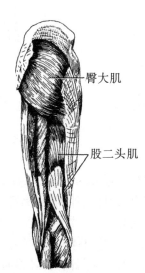

图 2-2-14 大腿肌

1. 前群 有缝匠肌和股四头肌。

(1)股四头肌：是全身中体积最大的肌,有 4 个头,分别称为股直肌、股内侧肌、股外侧肌和股中间肌。股直肌位于大腿前面,起自髂前下棘;股内侧肌和股外侧肌起自股骨粗线;股中间肌位于股直肌的深面,在股内、外侧肌之间,起自股骨体的前面。4 个头向下形成一个腱,包绕髌骨的前面和两侧缘,向下延续为髌韧带,止于胫骨粗隆。股四头肌是膝关节强有力的伸肌,股直肌还有屈髋关节的作用。

(2)缝匠肌：是全身中最长的肌,呈扁带状,起自髂前上棘,经大腿前面,斜向内下侧,止于胫骨上端的内侧面。可屈髋屈膝,并使小腿旋内。

2. 内侧群 有 5 块肌,位于大腿内侧,分别为耻骨肌、长收肌、股薄肌、短收肌和大收肌。主要作用是内收大腿。

3. 后群 位于大腿的后面,有股二头肌、半腱肌和半膜肌,可以屈膝伸髋。

(三) 小腿肌

1. 前群 位于小腿骨前方,主要有 3 块肌,自胫侧向腓侧依次为:胫骨前肌、蹞长伸肌和趾长伸肌。可伸踝关节(足背屈)。此外,胫骨前肌可使足内翻,蹞长伸肌和趾长伸肌能伸趾。

2. 外侧群 位于腓骨的外侧,包括腓骨长肌和腓骨短肌。可使足外翻。

3. 后群 位于小腿后方,可分浅、深 2 层(图 2-2-15)。

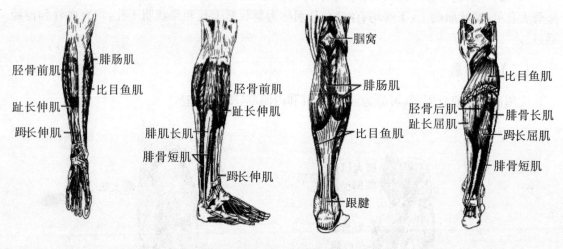

图 2-2-15 小腿肌

(1)浅层：有强大的小腿三头肌。由浅层的腓肠肌和深层的比目鱼肌组成。腓肠肌的内、外侧头分别起自股骨内、外侧髁;比目鱼肌起自胫腓骨上端的后面。3 个头会合,在小腿的上部形成膨隆的小腿肚,向下续为跟腱,止于跟骨结节。可屈小腿和上提足跟。在站立时,能固定踝关节和膝关节,以防止身体向前倾倒。

(2)深层：有 3 块肌肉,自胫侧向腓侧依次为趾长屈肌、胫骨后肌和蹞长屈肌。三肌均可使足跖屈。

（四）足肌

足肌分为足背肌和足掌肌。足背肌弱小,可协助伸趾;足底肌与手掌肌相似,但无对掌功能。

练习题及参考答案

练习题

一、选择题

1. 能使臂后伸、内收并旋内的肌肉是(　　)。
   A. 胸大肌　　　B. 斜方肌　　　C. 背阔肌　　　D. 肱二头肌　　　E. 三角肌

2. 关于腹股沟韧带的叙述,正确的是(　　)。
   A. 由腹内斜肌腱膜下缘增厚形成　　　　B. 连于耻骨结节和髂前上棘之间
   C. 形成腹股沟管的顶　　　　　　　　　D. 位于腹股沟浅环上方
   E. 没有上述特点

3. 不开口于中鼻道的鼻旁窦有(　　)。
   A. 额窦　　　B. 筛窦前群　　　C. 上颌窦　　　D. 筛窦后群　　　E. 筛窦中群

4. 能屈髋关节,同时又伸膝关节的肌是(　　)。
   A. 缝匠肌　　　B. 长收肌　　　C. 股二头肌　　　D. 股四头肌　　　E. 髂腰肌

5. 肩胛下角平对(　　)。
   A. 第5肋　　　B. 第6肋　　　C. 第7肋　　　D. 第8肋　　　E. 第9肋

6. 骨膜是(　　)。
   A. 由骨组织组成　B. 呈海绵状　　C. 含骨细胞　　D. 参与骨的修复　E. 具有造血潜能

7. 椎间盘脱出的部位常见于纤维环的(　　)。
   A. 前内侧　　　B. 前外侧　　　C. 后内侧　　　D. 后外侧　　　E. 前方

8. 在活体上,下颌骨的哪个结构不易触摸到(　　)。
   A. 下颌头　　　B. 下颌角　　　C. 下颌体　　　D. 冠突　　　E. 下颌支

9. 构成肱桡关节的是(　　)。
   A. 肱骨滑车与桡骨头　　　　B. 肱骨小头与桡骨头
   C. 滑车切迹与桡骨头　　　　D. 桡骨头与桡切迹　　　　E. 以上都不是

10. 下列哪项不是女性骨盆的特点(　　)。
    A. 盆腔短而宽　　　　　B. 上口近似心形　　　　　C. 耻骨下角大
    D. 呈圆桶状　　　　　　E. 骨盆下口宽大

11. 下列对膝关节的描述,错误的是(　　)。
    A. 关节囊前壁有股四头肌腱加强　　　　　B. 内侧半月板较大呈O型
    C. 后交叉韧带限制胫骨后移　　D. 关节囊松弛　E. 主要作屈伸运动

12. 下列哪个结构不位于颅中窝(　　)。
    A. 圆孔　　　B. 卵圆孔　　　C. 舌下神经管　D. 眶上裂　　　E. 棘孔

13. 膈肌收缩时(　　)。

　　　A. 膈顶下降助吸气　　　　　B. 膈顶下降助呼气

　　　C. 膈顶上升助吸气　　　　　D. 膈顶上升助呼气

　　　E. 以上都不正确

14. 股四头肌的作用是（　　）。

　　　A. 伸大腿、屈小腿　　　　　B. 屈大腿、屈小腿　　　　　C. 伸小腿

　　　D. 屈小腿　　　　　　　　　E. 屈大腿、伸小腿

15. 能同时屈踝关节又使足内翻的肌是（　　）。

　　　A. 比目鱼肌　　B. 胫骨后肌　　C. 腓肠肌　　D. 腓骨长肌　　E. 腓骨短肌

16. 下列哪个骨不属于面颅（　　）。

　　　A. 犁骨　　　　B. 下颌骨　　　C. 舌骨　　　D. 下骨甲　　　E. 蝶骨

17. 尺神经沟位于（　　）。

　　　A. 肱骨下端内侧后方　　　　B. 肱骨下端外侧后方

　　　C. 尺骨头后外侧　　　　　　D. 尺骨茎突内侧　　　　　E. 鹰嘴外侧

18. 桡骨上可触及的体表标志是（　　）。

　　　A. 桡骨头　　B. 桡骨茎突　　C. 尺切迹　　D. 滑车切迹　　E. 鹰嘴

19. 髋关节由股骨头和（　　）构成。

　　　A. 髋臼　　　B. 耳状面　　　C. 闭孔　　　D. 坐骨结节　　E. 以上都不是

20. 在浅筋膜的结构中不应该有（　　）。

　　　A. 脂肪组织　　B. 静脉　　　C. 肌间隔　　D. 淋巴管　　　E. 疏松结缔组织

21. 能上提下颌骨,使牙咬合的肌是（　　）。

　　　A. 颞肌　　　　B. 口轮匝肌　　C. 胸锁乳突肌　D. 舌骨上肌群　E. 以上都不是

22. 胸大肌的起点和止点中不包括（　　）。

　　　A. 肱骨大结节下方　　　　　B. 上 6 个肋软骨　　　　　C. 胸骨

　　　D. 肩峰　　　E. 锁骨

23. 下列不参与呼吸运动的肌是（　　）。

　　　A. 胸大肌　　B. 腹外斜肌　　C. 腹直肌　　D. 斜方肌　　　E. 肋间内肌

24. 腹直肌鞘的前层是（　　）。

　　　A. 腹外斜肌腱膜　　　　　　　　　　　B. 腹外斜肌腱膜与内斜肌腱膜的前层

　　　C. 腹内斜肌腱膜的前层与腹横肌腱膜　　D. 腹横肌腱膜的前层与腹横筋膜

　　　E. 以上都不对

25. 肱二头肌的止点为（　　）。

　　　A. 桡骨粗隆　　B. 尺骨粗隆　　C. 鹰嘴　　　D. 冠突　　　　E. 桡骨头

26. 以下为参与屈膝关节的肌,但应该除去（　　）。

　　　A. 股二头肌　　B. 半腱肌　　　C. 半膜肌　　D. 小腿三头肌　E. 股四头肌

二、名词解释

1. 股三角

2. 翼点

3. 椎间盘

4. 胸骨角

5. 耻骨联合

6. 腹股沟管

三、问答题

1. 比较颈、胸、腰椎的特点。

2. 简述肩关节的组成及结构特点。

3. 简述骨盆的组成、分部和小骨盆上下口的组成。

4. 参与髋关节屈伸的肌有哪些？

参考答案

一、选择题

1. C 2. B 3. D 4. D 5. C 6. D 7. D 8. D 9. B 10. B 11. D 12. C
13. A 14. E 15. B 16. E 17. A 18. B 19. A 20. C 21. A 22. D 23. D
24. B 25. A 26. E

二、名词解释

1. 股三角：位于股的上部，由缝匠肌、长收肌和腹股沟韧带围成。

2. 翼点：颞窝内侧壁有额、顶、颞、蝶四骨会合处形成的"H"形骨缝，称翼点。

3. 椎间盘：是位于相邻两个椎体之间的纤维软骨盘。由纤维环和髓核构成。

4. 胸骨角：胸骨柄与胸骨体交界处有微向前凸的横嵴，称胸骨角，在体表可摸到，其外侧平对第2肋，是计数肋骨的重要标志。

5. 耻骨联合：由两侧耻骨联合面借纤维软骨形成的耻骨间盘连结而成，上、下缘有韧带加强。耻骨间盘内有一矢状裂隙，女性较大，分娩时可稍分离。

6. 腹股沟管：是腹内、外斜肌和腹横肌在腹股沟韧带内侧半上方形成的一条斜行肌间裂隙，长约4～5 cm，有内、外两口，内口称腹股沟管深环（腹）环，位于腹股沟韧带中点上方约一横指处，由腹横筋膜形成；外口即腹股沟管浅（皮下）环。男性管内有精索通过，女性管内有子宫圆韧带通过。腹股沟管是腹壁的薄弱区，为疝的易发部位。

三、问答题

1. 答：颈椎：椎体较小，横突上有孔，棘突末端分叉；胸椎：椎体后部两侧上、下及横突末端有肋凹，与肋骨相关节；腰椎：椎体最大，呈圆柱状，棘突呈板状，矢状位水平伸向后方。

2. 答：肩关节由肱骨头与肩胛骨的关节盂构成。关节盂小而浅，肱骨头较大。关节囊薄而松弛，囊内有肱二头肌长头腱通过。上壁、前壁、后壁有韧带、肌腱加强，下部缺乏韧带、肌腱，故肩关节脱位前下方多见。肩关节是全身最灵活、运动幅度最大的全能关节，可做屈、伸、内收、外展、旋内、旋外和环转运动。

3. 答：骨盆由骶骨、尾骨和左、右髋骨连结而成。骨盆借界线分为上方的大骨盆和下方的小骨盆。界线由骶骨岬、弓状线、耻骨梳、耻骨嵴、耻骨联合上缘组成。小骨盆有上、下两口，上口由界线围成，下口由尾骨、骶结节韧带、坐骨结节、坐骨支、耻骨下支和耻骨联合下缘围成。

4. 答：伸肌有臀大肌、股二头肌，屈肌有股四头肌、髂腰肌、缝匠肌等。

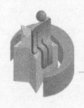

第三章
消化系统

消化系统包括消化管和消化腺两部分(图 3-0-1)。主要功能是摄取食物,进行物理性和化学性消化,吸收营养物质,排出食物残渣。

消化管包括口腔、咽、食管、胃、小肠(十二指肠、空肠、回肠)和大肠(盲肠、阑尾、结肠、直肠、肛管)。临床上常把从口腔到十二指肠的这段消化管称上消化道,空肠以下的部分称下消化道。

消化腺是分泌消化液的器官,有大、小消化腺两种,前者位于消化管壁之外,包括唾液腺(腮腺、下颌下腺、舌下腺)、肝和胰,后者散在于消化管各部的管壁内。其分泌的消化液排入消化管腔内,对食物进行化学性消化。

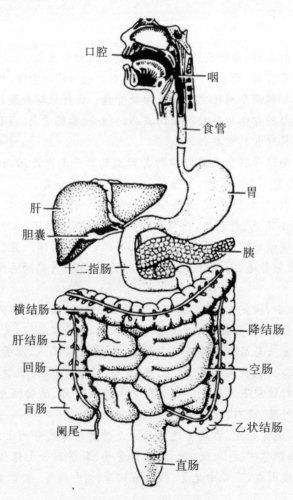

图 3-0-1 消化系统概观

人体消化系统的大部分器官都位于胸、腹腔内,为了便于描述各器官的正常位置和体表投影,通常在胸、腹部体表确定若干标志线和分区(图 3-0-2)。

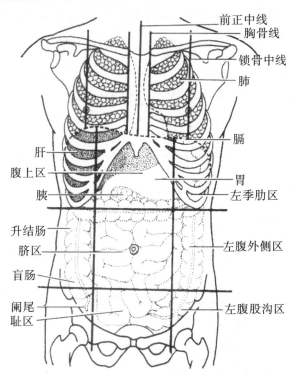

图 3-0-2　胸部标志线和腹部分区

一、胸部的标志线

1. **前正中线**　沿身体前面正中所作的垂直线。
2. **胸骨线**　沿胸骨外侧缘所作的垂直线。
3. **锁骨中线**　通过锁骨中点的垂直线。
4. **胸骨旁线**　在胸骨线和锁骨中线连线的中点所作的垂直线。
5. **腋前线**　通过腋前襞所作的垂直线。
6. **腋后线**　通过腋后襞所作的垂直线。
7. **腋中线**　位于腋前线和腋后线连线中间的垂直线。
8. **肩胛线**　通过肩胛下角所作的垂直线。
9. **后正中线**　沿身体后面正中线所作的垂直线。

二、腹部分区

通常用两条横线和两条纵线,将腹部分为 9 个区。两条横线分别是两侧肋弓最低点的连线和两侧髂结节的连线,将腹部分为上腹部、中腹部、下腹部;两条纵线是通过左、右腹股沟韧带中点的垂线。将腹部分为 9 个区,即:上腹部的左季肋区、腹上区、右季肋区,中腹部的左腹外侧区、脐区、右腹外侧区，下腹部的左腹股沟区（或左髂区）、耻区（腹下区）和右腹股沟区（或右髂区）。

在临床工作中，又常以前正中线和通过脐的水平线，将腹部分为左上腹部、右上腹部、左下腹部和右下腹部4个区。

第一节　消化管

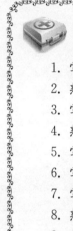

学习目标

1. 掌握消化系统的组成及上、下消化道及咽峡的概念。
2. 熟悉消化管的微细结构。
3. 掌握牙的形态、构造及牙的名称、排列。
4. 熟悉口腔各壁、舌的形态与结构和唾液腺的位置。
5. 掌握咽的位置、分部和交通关系。
6. 掌握食管的分部、狭窄。
7. 掌握胃的位置、形态及分部。
8. 熟悉小肠的分部及微细结构特点。
9. 熟悉大肠的分部和形态特点。

一、消化管的微细结构

消化管除口腔与咽外，其管壁结构一般均可分为4层，由内到外为黏膜、黏膜下层、肌层和外膜（图3-1-1）。

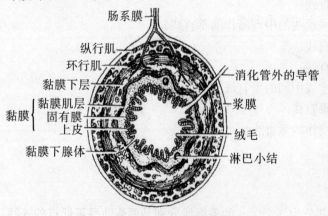

图3-1-1　消化管的微细结构

肠系膜
纵行肌
环行肌
黏膜下层
黏膜肌层
固有膜　黏膜
上皮
黏膜下腺体
消化管外的导管
浆膜
绒毛
淋巴小结

（一）黏膜

黏膜位于管壁的最内层，是进行消化吸收活动的重要部位。黏膜可分为上皮、固有层和黏膜肌层。

1. 上皮　上皮衬在消化管腔的内表面。口腔、咽、食管及大肠末端等处的上皮为复层扁平上皮，能耐受食物和残渣的摩擦；胃肠道的上皮均为单层柱状上皮，以消化吸收功能为主。

2. 固有层　固有层由疏松结缔组织构成，内有小腺体、血管、神经、淋巴管和淋巴组织。

3. 黏膜肌层 黏膜肌层由薄层平滑肌构成,黏膜肌层收缩时,使黏膜微弱地运动,有助于血液运行、腺分泌物排出和营养物质的吸收。

(二) 黏膜下层

黏膜下层由疏松结缔组织构成,含有较大的血管、淋巴管和黏膜下神经丛。由于黏膜下层结构疏松,有利于黏膜和肌层的活动。

黏膜和黏膜下层共同突入管腔内,形成环行或纵行的皱襞,扩大了黏膜的表面积。

(三) 肌层

除口腔、咽、食管上段和大肠末端(肛门)的肌层为骨骼肌外,其余部分均为平滑肌。肌层一般分内、外两层,内层的肌纤维呈环行排列,外层呈纵行排列。某些部位的环行肌增厚,构成括约肌。两层间有肌间神经丛。肌层的收缩与舒张,使消化管产生多种形式的运动,将消化管中的内容物向下推进,并与消化液充分混合,促进消化和吸收。

(四) 外膜

咽、食管、直肠下段的外膜由疏松结缔组织构成,称纤维膜。胃、小肠和部分大肠的外膜由结缔组织和间皮共同构成,称浆膜。浆膜表面光滑,可减小器官运动时相互之间的摩擦。

二、口腔

口腔是消化管的起始部位,其前方借口裂与外界相通,由上、下唇围成;后方以咽峡和咽交通。整个口腔借上、下牙弓分为前外侧部的口腔前庭和后部的固有口腔。当上、下牙列咬合时,两部仅可经第三磨牙后方的间隙相通,临床病人牙关紧闭时可以经此插管或注入营养物质。

(一) 口腔各壁

前壁为口唇,分为上唇和下唇,两唇围成口裂。在上唇外面正中线有一浅沟,称人中。上唇外面的两侧与颊部交界处有一弧形浅沟,称鼻唇沟。口唇外表面为皮肤,中间为口轮匝肌,内面为黏膜,侧壁为颊,其构造与唇相似,上壁(口腔顶)为腭,其前 $\frac{2}{3}$ 部为硬腭,后 $\frac{1}{3}$ 部为软腭。软腭后部斜向后下方称腭帆。腭帆后缘中央有一乳头样突起称腭垂(或悬雍垂)。腭垂两侧各有一对弓状皱襞,前方的称腭舌弓,后方的称腭咽弓(图 3-1-2)。两弓之间的凹陷区域容纳腭扁桃体。腭帆游离缘、腭垂、两侧腭舌弓和舌根共同围成咽峡,它是口腔和咽的分界。下壁即口腔底。

(二) 牙

牙是人体最坚硬的器官,呈弓状排列成上牙弓和下牙弓,有咬切、撕裂、研磨食物及协助发音功能。

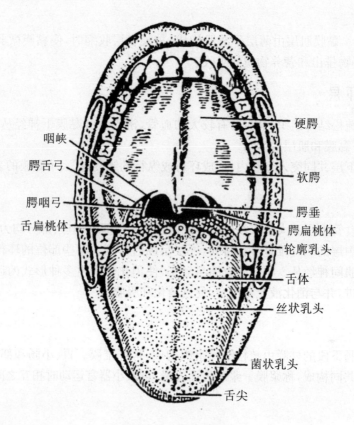

图 3-1-2 口腔与咽峡

硬腭
咽峡
腭舌弓
腭咽弓
舌扁桃体
软腭
腭垂
腭扁桃体
轮廓乳头
舌体
丝状乳头
菌状乳头
舌尖

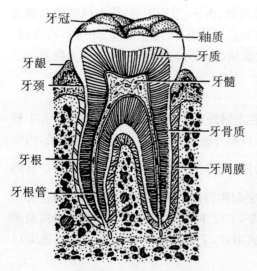

牙冠
釉质
牙质
牙龈
牙髓
牙颈
牙骨质
牙根
牙周膜
牙根管

图 3-1-3 牙的纵切面

1. 牙的形态分部和构成 每个牙分牙冠、牙根、牙颈 3 部分,其内的腔为牙腔(图 3-1-3)。露于牙龈以外的部分为牙冠,镶嵌入牙槽内的部分为牙根,牙冠和牙根之间的部分为牙颈。牙主要由牙本质、牙釉质、牙骨质和牙髓构成。牙本质构成牙的大部分,牙冠的牙本质外面有光亮坚硬的釉质,在牙颈和牙根表面有牙骨质。牙腔内的牙髓由神经、血管与结缔组织共同组成。

2. 牙周组织 包括牙槽骨、牙周膜和牙龈 3 部分,对牙起保护、固定和支持作用。牙周膜是介于牙和牙槽骨之间的致密结缔组织,牙龈包被牙颈,是口腔黏膜的一部分,富含血管。

3. 牙的分类和排列 根据牙的形态和功能,可分为切牙、尖牙、前磨牙和磨牙。按萌出时间可分为乳牙和恒牙两套牙(图 3-1-4)、(图 3-1-5)。乳牙从出生 6～7 个月开始萌出,3 岁左右出齐,上、下颌左、右各 5 个,共 20 个;从 6～7 岁乳牙脱落,恒牙相继萌出,13～14 岁出齐,共 28～32 个。第 3 磨牙萌出较晚,到成年后才长出,有的甚至终身都不萌出。临床上记录牙的位置,常以被检查者的方位范围为准,以"＋"记号划分上下颌及左右半区,乳牙用罗马数字Ⅰ～Ⅴ标示,恒牙用阿拉伯数字 1～8 标示。

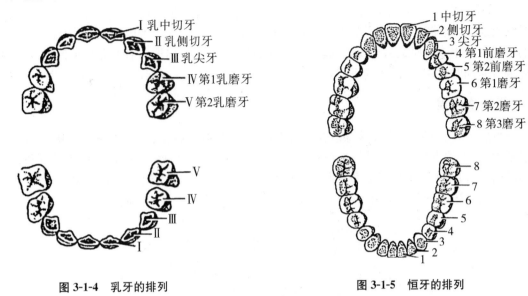

图 3-1-4　乳牙的排列

图 3-1-5　恒牙的排列

（三）舌

舌位于口腔底,是肌性器官,表面覆有黏膜,具有感受味觉、协助咀嚼和辅助发音的功能。

1. 舌的形态　舌分为前 $\frac{2}{3}$ 的舌体和后 $\frac{1}{3}$ 的舌根两部分,舌体的前端称舌尖,舌上面为舌背,舌下面正中线上的黏膜皱襞即舌系带,在其根部两侧有一对圆形隆起,称舌下阜,由舌下阜向口底后外侧延续而成的斜形皱襞称舌下襞(图 3-1-6)。

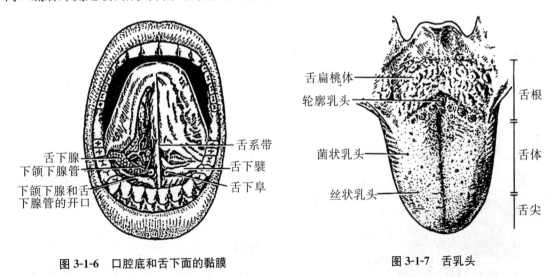

图 3-1-6　口腔底和舌下面的黏膜

图 3-1-7　舌乳头

2. 舌黏膜　呈淡红色,在舌背黏膜上有许多小突起称舌乳头(图 3-1-7),根据其形态可分为丝状乳头、菌状乳头、轮廓乳头和叶状乳头(成人已退化)。舌的轮廓乳头、菌状乳头以及软腭和会厌等处的黏膜上皮中有味觉感受器,称味蕾。舌根部的黏膜内含有许多淋巴组织形成的隆起叫舌扁桃体。

3. 舌肌　为骨骼肌,可分为舌内肌和舌外肌两部分。舌内肌起止都在舌内,由不同方向的肌纤维束组成,收缩时可改变舌的形状。舌外肌是指起于舌外、止于舌内的肌肉,收缩时可改变舌的位置。其中颏舌肌最为重要,它起于下颌骨颏棘,肌纤维呈扇形向后上方止于舌中线两侧。两侧颏舌肌同时收缩,舌伸向前下方,即伸舌,舌尖在正中位,若一侧收缩,舌尖偏向对侧。

（四）唾液腺

唾液腺分大、小两类,小唾液腺散在于各部口腔黏膜内(如唇腺、颊腺、腭腺、舌腺)。大唾液腺包括腮腺、下颌下腺和舌下腺三对(图 3-1-8)。其中腮腺最大,略呈三角形,位于外耳道前下方,其导管开口于平对上颌第 2 磨牙的颊黏膜处。下颌下腺位于下颌体深面,腺管开口于舌下阜。舌下腺位于舌下襞的深面,腺管开口于舌下襞和舌下阜。

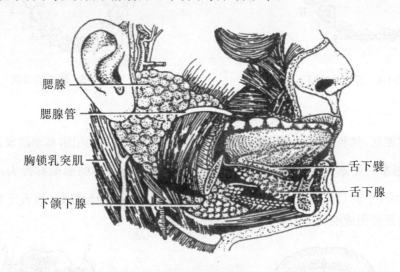

腮腺
腮腺管
胸锁乳突肌
下颌下腺
舌下襞
舌下腺

图 3-1-8　唾液腺

三、咽

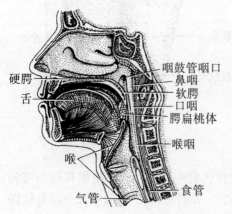

硬腭
舌
喉
气管

咽鼓管咽口
鼻咽
软腭
口咽
腭扁桃体
喉咽
食管

图 3-1-9　头颈部的正中矢状面

咽是前后略扁的漏斗形肌性管道,位于颈椎前方,上端起于颅底,下端平在第 6 颈椎下缘平面续于食管,全长约 12 cm(图 3-1-9)。其前壁与鼻腔、口腔和喉腔相通,因此分为鼻咽、口咽和喉咽 3 部分,是消化道与呼吸道的共同通道。

（一）鼻咽

介于颅底与软腭之间,位于鼻腔后方,经鼻后孔与鼻腔相通。在鼻咽顶壁后部的黏膜内有丰富的淋巴组织,称咽扁桃体,婴幼儿较发达。在其侧壁距下鼻甲后端约 1 cm 处,有咽鼓管咽口,鼻咽经此通中耳鼓室。咽鼓管咽口的前、上、后方的隆起称咽鼓管圆枕。咽鼓管圆枕的后上方有一凹陷,称咽隐窝,是鼻咽癌的易发部位。

(二)口咽

介于软腭与会厌上缘之间,位于口腔的后方,向前经咽峡与口腔相通。口咽的侧壁上有呈椭圆形的腭扁桃体。围绕鼻腔、口腔和咽腔连通处,存在有咽扁桃体、腭扁桃体和舌扁桃体,共同围成一个淋巴组织环,称咽淋巴环,具有防御功能。

(三)喉咽

介于会厌上缘与第 6 颈椎下缘平面之间,向下与食管相续,位于喉的后方.向前经喉口通喉腔,喉咽是咽腔最狭窄的部分。在喉口的两侧各有一深窝,称梨状隐窝(图 3-1-10),常为异物滞留的部位。

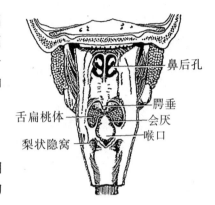

图 3-1-10　咽(后壁切开)

四、食管

(一)食管的位置和分部

食管是一个前后扁平的肌性管道,上端在第 6 颈椎下缘平面与咽相接,向下沿脊柱前方下行,经胸廓上口入胸腔,穿膈的食管裂孔进入腹腔,约在第 11 胸椎体高度与胃的贲门相接,全长约 25 cm。依其行程可分为颈、胸、腹 3 段(图 3-1-11)。

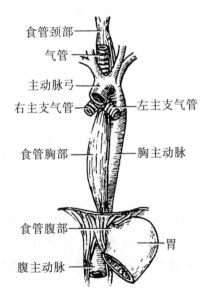
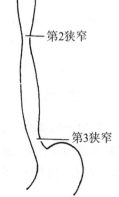

图 3-1-11　食管

（二）食管的狭窄

食管全程有 3 处较狭窄：第一处狭窄位于食管起始处，距中切牙约 15 cm；第二处狭窄位于食管与左主支气管交叉处，相当于胸骨角平面，距中切牙约 25 cm；第三处狭窄为食管穿经膈的食管裂孔处，距中切牙约 40 cm。这些狭窄常为异物滞留和肿瘤的好发部位，当进行食管内插管时，要注意这三处狭窄。

（三）食管的微细结构

食管空虚时，黏膜形成 7～10 条纵行的皱襞。食管黏膜的上皮为复层扁平上皮，耐摩擦，具有保护作用。黏膜下层含有食管腺，分泌的黏液经导管排入食管腔，起湿润和润滑作用。食管的肌层，上段为骨骼肌，中段由平滑肌和骨骼肌混合构成，下段为平滑肌。外膜为纤维膜。

五、胃

胃上接食管，下续十二指肠，是消化管中最膨大的部分。成人胃的容积约为 1 000～3 000 ml，新生儿的约为 30 ml，具有容纳食物、分泌胃液和初步消化食物的功能。

（一）胃的形态和分部

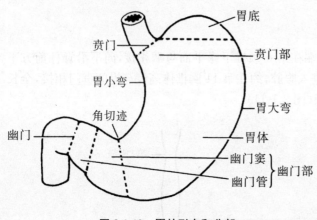

图 3-1-12　胃的形态和分部

胃的形态受人的体型、体位、年龄、性别和胃的充盈度等因素的影响。胃分出入 2 口，大小 2 弯和前后 2 壁（图 3-1-12）。胃的入口称贲门，接食管，出口称幽门，通十二指肠。上缘凹向右上方叫胃小弯，在胃小弯的最低处有一角切迹；下缘凸向左下方叫胃大弯。

胃分为 4 部：贲门部、胃底、胃体和幽门部。位于贲门附近的部分为贲门部，贲门平面以上向左上方凸出的部分称胃底，胃底和角切迹之间的部分为胃体，角切迹与幽门之间的部分称幽门部。幽门部的中间沟将其分为右侧的幽门管和左侧的幽门窦两部分。临床上将幽门部称为胃窦，胃窦和胃小弯附近是胃溃疡和胃癌的好发部位。

（二）胃的位置和毗邻

一般情况下，胃中等充盈时，大部分位于左季肋区，小部分位于腹上区。胃的前壁右侧与肝左叶相邻，左侧与膈相邻，被左肋弓所掩盖，其余部分与腹前壁直接相贴（图 3-1-13），是临床上进行胃触诊的部位。胃的后壁与胰、横结肠、左肾和左肾上腺相邻，胃底则与膈、脾相邻（图 3-1-14）。

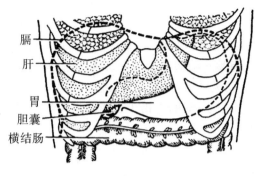

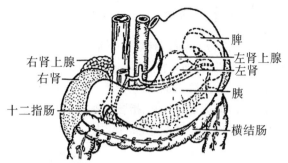

图 3-1-13　胃前面的毗邻　　　　　　　　　　图 3-1-14　胃后面的毗邻

（三）胃壁的微细结构

胃是一个空腔性器官,胃壁从内向外可分为 4 层(图 3-1-15):①黏膜层:又可分为上皮层和固有层,前者为单层柱状上皮,后者为结缔组织,内含紧密排列的大量腺体,腺体由主细胞(分泌胃蛋白酶原)、壁细胞(分泌盐酸和内因子)、颈黏液细胞(分泌黏液)构成,呈分支管状,其导管开口于黏膜表面的胃小凹。②黏膜下层:为疏松结缔组织,含较大的血管、淋巴管、神经。③肌层:较厚,由内斜、中环及外纵 3 层平滑肌构成(图 3-1-16)。④外膜:由薄层结缔组织和间皮构成,属浆膜。

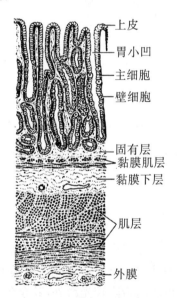

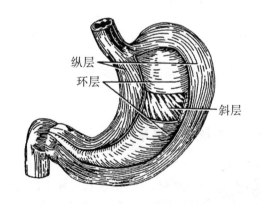

图 3-1-15　胃的微细结构　　　　　　　　　图 3-1-16　胃壁的肌

六、小肠

小肠是消化管中最长的一段,成人小肠长 5～7 m。上接幽门,下续盲肠,可分为十二指肠、空肠和回肠 3 部分,是进行消化和吸收的主要场所。

（一）十二指肠

十二指肠上端起自幽门，下端在第2腰椎体左侧续于空肠，长约25 cm，呈"C"字形包绕胰头，可分上部、降部、水平部和升部（图3-1-17）。十二指肠起始部称十二指肠球，是溃疡的好发部位；十二指肠降部的后内侧壁上有一突起，称十二指肠大乳头，是胆总管和胰管的共同开口，距中切牙约75 cm。十二指肠末端与空肠相接处形成十二空肠曲，它借十二指肠悬韧带固定于腹后壁，是确定空肠起始部的标志。

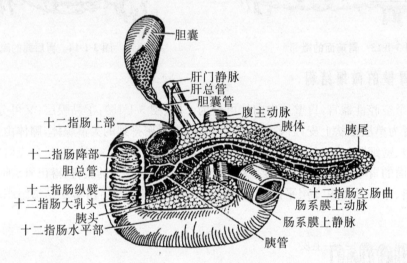

图3-1-17 十二指肠和胰

（二）空肠和回肠

空肠和回肠的形态结构不完全一致，但两者之间无明确界限。空肠占近侧的$\frac{2}{5}$，主要位于腹腔左上部，管径较粗，管壁厚，血管丰富呈淡红色；回肠占远侧$\frac{3}{5}$，一般位于腹腔右下部，管径细，管壁薄，颜色较淡。

（三）小肠的微细结构

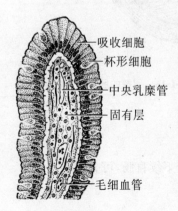

图3-1-18 小肠绒毛

小肠是进行消化和吸收的主要部位，管壁由黏膜、黏膜下膜、肌层和浆膜4层构成。小肠的结构特点主要表现在黏膜上：①皱襞：小肠各段的内面，除十二指肠起始段较光滑外，其余各段多布满环形皱襞，小肠近侧端的环形皱襞高而密，向远侧则逐渐减少、变低。②绒毛：小肠黏膜的上皮、固有层向肠腔内突出形成的指状突起，称绒毛（图3-1-18）。绒毛的表面为单层柱状上皮，上皮由柱状细胞和杯状细胞构成。③微绒毛：小肠黏膜上皮的柱状细胞也称吸收细胞，其游离面在光镜下可见纹状缘，是由密集排列的微绒毛构成。环形皱襞、绒毛和微绒毛使小肠的表面积扩大约600倍，有利于物质的消化和吸收。

七、大肠

大肠是消化管最后的一段,长约1.5 m,起自右髂窝,终于肛门,可分为盲肠、阑尾、结肠、直肠和肛管。结肠和盲肠具有3个特征性结构:即结肠带、结肠袋、肠脂垂(图3-1-19),可作为区别大肠和小肠的标志。

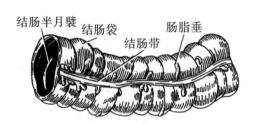

图3-1-19 结肠的特点

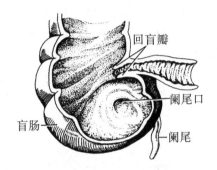

图3-1-20 回盲部的内面观

(一) 盲肠

盲肠是大肠的开始部,位于右髂窝内,左接回肠末端,上续升结肠。回肠末端突入盲肠称回盲瓣,既可控制回肠内容物进入盲肠的速度,使食物在小肠内充分消化吸收,又可防止盲肠内容物逆流到回肠(图3-1-20)。

(二) 阑尾

阑尾为蚓状突起,根部连于盲肠的后内侧壁,末端游离,一般长约6～8 cm。由于阑尾位置变化较大,手术时寻找阑尾困难,而3条结肠带均在阑尾根部集中,故沿结肠带向下追踪,是寻找阑尾的可靠方法。阑尾根部的体表投影点位于脐与右髂前上棘连线的中、外$\frac{1}{3}$交点处。急性阑尾炎时,此点附近常有明显压痛。

(三) 结肠

结肠围绕在小肠的周围,始于盲肠,终于直肠(图3-1-21)。可分为升结肠、横结肠、降结肠和乙状结肠4部分。升结肠起自盲肠,沿右侧腹后壁上升,至肝右叶下方弯向左形成结肠右曲,移行为横结肠。横结肠起自结肠右曲,向左行至脾下折向下形成结肠左曲,移行为降结肠。降结肠起自结肠左曲,沿左侧腹后壁向下,至左髂嵴处移行为乙状结肠。乙状结肠呈乙字形弯曲,在左髂嵴处接降结肠,沿左髂窝转入盆腔,至第三骶椎平面续于

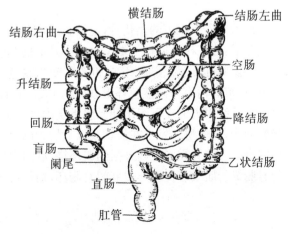

图3-1-21 小肠和大肠

直肠。

（四）直肠

直肠位于小骨盆腔的后部，全长约 10～14 cm，直肠并非直的，在矢状面上有两个弯曲，即骶曲和会阴曲（图 3-1-22），骶曲凸向后方，与骶骨的弯曲一致；会阴曲在尾骨末端的前方，凸向前方。直肠上部较细，下部膨大称直肠壶腹，内有 3 个直肠横襞（图 3-1-23），其中最大且恒定的直肠横襞位于直肠右前壁，距离肛门约 7 cm，可作为直肠镜检的标志。男女直肠的毗邻不同，男性直肠的前方有膀胱、前列腺和精囊腺；女性直肠的前方有子宫和阴道。直肠指诊可触到这些器官。

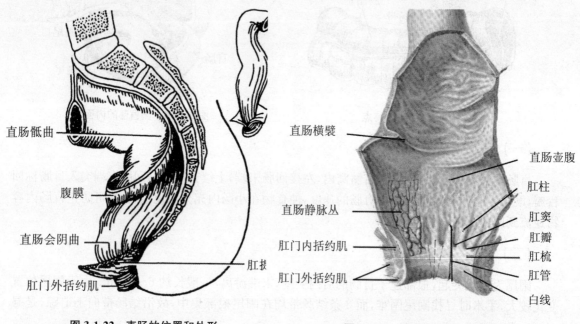

图 3-1-22　直肠的位置和外形　　　　　　图 3-1-23　直肠和肛管的内面观

（五）肛管

肛管是盆膈以下的消化管，上续直肠，下接肛门，长约 3～4 cm。肛管内有 6～10 条纵行的黏膜皱襞，称肛柱。肛柱下端之间有半月形的黏膜皱襞，称肛瓣。肛瓣与相邻肛柱下端共同围成的小隐窝称肛窦。肛柱下端和各肛瓣边缘连成的锯齿状连线称齿状线。在齿状线下方约 1 cm 处，肛管内有一浅蓝色环形线，称白线。在齿状线与白线之间宽约 1 cm 的环形区域称肛梳。齿状线附近的皮下组织和黏膜下层内含有丰富的静脉丛，有时可因为某些病理原因而形成静脉曲张，称为痔。发生在齿状线以上的为内痔，在齿状线以下的为外痔，跨越齿状线上、下的称混合痔。肛管周围有内外括约肌环绕，肛门内括约肌属平滑肌，肛门外括约肌是横纹肌，二者与直肠纵行肌及肛提肌形成肛门直肠环，损伤可导致大便失禁。

第二节　消 化 腺

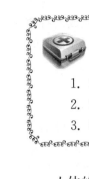

学习目标

1. 掌握肝的位置、形态结构。
2. 掌握胆囊的位置、形态和肝外胆道的组成。
3. 掌握胰的位置、形态,熟悉其微细结构。

人体的大消化腺除了前面所述的 3 对唾液腺外,还有肝和胰。

一、肝

肝是人体最大的消化腺,血管极为丰富,呈红褐色,质软而脆,受外力打击易破裂出血。我国成人的肝重量为男性平均 1.3 kg,女性平均 1.22 kg。肝的功能非常复杂、重要,不仅可以分泌胆汁,参与脂肪的消化与吸收,还具有代谢、解毒、防御等功能。

(一) 肝的形态结构

肝呈不规则的楔形,可分为上、下两面,前、后两缘(图 3-2-1)。肝的前缘锐薄,为上下面的分界线,后缘钝圆,朝向脊柱。肝的上面膨隆,贴于膈下,又称膈面,被镰状韧带分为大而厚的肝右叶和小而薄的肝左叶。膈面的后部没有腹膜覆盖的部分称裸区,其左侧有腔静脉沟,下腔静脉从此通过。肝的下面朝向下后方,邻接许多器官,又叫脏面,脏面有一近似"H"形的沟,中间的横沟称肝门,是肝固有动脉左右支、肝门静脉左右支、肝左右管、淋巴管和神经出入肝的部位。左侧纵沟前部有肝圆韧带,后部有静脉韧带;右侧纵沟前部有胆囊窝,后部为腔静脉沟,分别容纳胆囊和下腔静脉。肝的脏面借"H"形的沟分为右叶、左叶、方叶和尾状叶 4 部分。

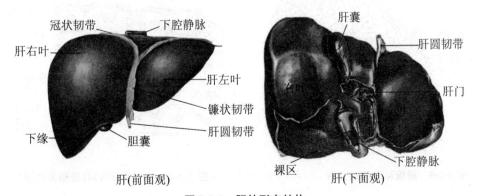

图 3-2-1　肝的形态结构

（二）肝的位置

肝的大部分位于右季肋区和腹上区,小部分位于左季肋区。其前面大部为胸廓所掩盖,仅在腹上区左、右肋弓之间的小部分直接与腹前壁接触。肝的上界与膈穹隆一致,其最高点在右侧相当于右锁骨中线与第5肋的交点,在左侧相当于左锁骨中线与第5肋间隙交点。肝的下界,右侧与右肋弓一致,中部在腹上区可达剑突下3～5 cm,左侧被肋弓所掩盖。故在成人右肋弓下一般不能触及肝,7岁以下的儿童,肝的下界可超过肋弓下缘1～2 cm。平静呼吸时,肝的位置可随膈上下移动2～3 cm。

（三）肝的微细结构

正常肝脏的基本结构单位是肝小叶(图3-2-2),有50万～100万个,呈多角棱柱状。肝细胞是构成肝小叶的主要成分,以中央静脉为中心呈单行排列(由网状纤维支撑),所形成的结构称肝索或肝板,相邻肝索吻合连接形成迷路样结构,肝索之间为肝血窦(即肝内的毛细血管),其内流动着血液(图3-2-3)。肝细胞相邻面的细胞膜局部内陷形成胆小管(图3-2-4),可接纳由肝细胞分泌出的胆汁。相邻几个肝小叶之间有较多的结缔组织,内有小叶间动、静脉和小叶间胆管通过,此区域称为门管区。

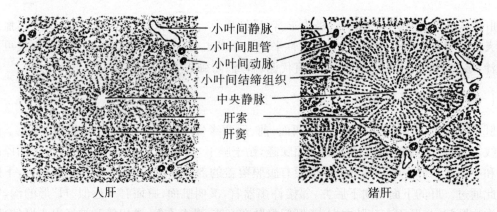

图3-2-2　肝的微细结构

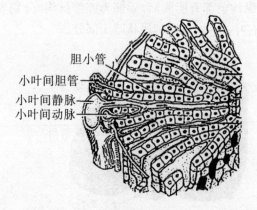

图3-2-3　肝板和肝窦的关系

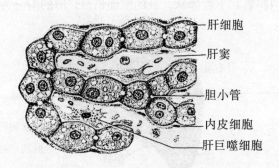

图3-2-4　肝的微细结构(高倍显微镜)

（五）肝外胆道

肝的主要功能是分泌胆汁,胆汁通过一系列输胆管道运输,其中肝外输胆管道包括肝左管、肝右管、肝总管、胆囊管、胆囊和胆总管(图3-2-5)。

1. 肝左、右管和肝总管 左、右肝叶的小叶间胆管分别汇合成肝左、右管,肝左、右管出肝门后,汇合成肝总管,长约3 cm,在肝十二指肠韧带内下行,与胆囊管汇合成胆总管。肝总管、胆囊管与其上方的肝之间共同围成1个三角形区域,称胆囊三角,其中有胆囊动脉通过。

2. 胆囊 位于胆囊窝内,具有储存和浓缩胆汁的功能,其容量为40～60 ml。胆囊形似梨形,活体呈绿色,分底、体、颈、管四部分,其中胆囊底钝圆,常露于肝下缘,其体表投影是在右锁骨中线与右肋弓相交处,胆囊病变时,此处常出现明显压痛。

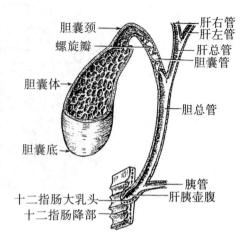

图 3-2-5　胆囊及胆汁排出管道

3. 胆总管 长4～8 cm,起自肝总管与胆囊管的汇合点,在肝十二指肠韧带内下行,末端与胰管汇合成膨大的肝胰壶腹(Vater壶腹),开口于十二指肠大乳头,胆汁和胰液由此流入十二指肠。肝胰壶腹周围有肝胰壶腹括约肌(Oddi括约肌)包绕。平时肝胰壶腹括约肌处于收缩状态,胆汁经输胆管道进入胆囊贮存;进食后,胆囊收缩,肝胰壶腹括约肌舒张,胆汁排入十二指肠。

输胆管道可因胆道结石,胆道蛔虫或肿瘤等造成阻塞,使胆汁排出受阻,并发胆囊炎或阻塞性黄疸。

二、胰

胰是人体的第二大消化腺,由外分泌部和内分泌部两部分组成。外分泌部分泌胰液,含有多种消化酶,有分解蛋白质、脂肪和糖类的作用。内分泌部是指散在胰实质内的胰岛,它分泌的激素参与调解糖代谢。

（一）胰的位置形态

胰在胃的后方,横卧于第1、2腰椎的腹后壁。胰质地柔软,呈灰红色,全长可分为头、体、尾3部。胰头位于第2腰椎体右前方,被十二指肠"C"字形包绕,胰体居胰中间的大部分,约位于第1腰椎体前方,胰尾细小,抵达脾门附近。

（二）胰的微细结构

胰外包有结缔组织膜,其实质由内、外分泌部构成(图3-2-6)。

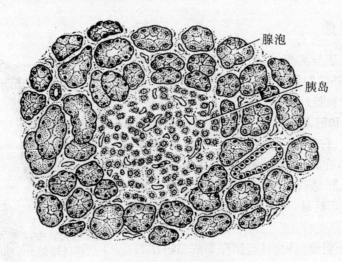

图 3-2-6　胰的微细结构

1. 外分泌部　为复管泡状腺,由腺泡和导管两部分组成。腺泡分泌的胰液经导管汇合入胰管,再进入十二指肠,对食物进行消化分解。

2. 内分泌部　是散在分布的大小不等的内分泌细胞团,即胰岛,主要由 A、B、D、PP 共 4 种细胞构成。A 细胞约占胰岛细胞总数的 20%,细胞体积大,分泌胰高血糖素;B 细胞数量最多,约占胰岛细胞总数的 70%,细胞较小,分泌胰岛素;D 细胞数量较少,约占胰岛细胞总数的 5%,分泌生长抑素;PP 细胞数量很少,主要分泌胰多肽。

练习题及参考答案

练习题

一、选择题

1. 肝下界在腹上区可达剑突下(　　)。

    A. 1 cm　　　　　　　　　B. 2 cm　　　　　　　　　C. 3 cm

    D. 5 cm　　　　　　　　　　　　　　　　　　　　E. 6 cm

2. 胆总管(　　)。

    A. 由左、右肝管汇合而成　　　　　B. 由肝总管和胆囊管合成

    C. 在肝十二指肠韧带后方下降　　　D. 直接开口于十二指肠上部

    E. 直接由胆囊管延续而成

3. 属于腹膜内位器官的是(　　)。

    A. 子宫　　　　　　　　　B. 胃　　　　　　　　　　C. 升结肠

    D. 输尿管　　　　　　　　　　　　　　　　　　　E. 肾

4. 咽与食管的分界于(　　)。

    A. 第 4 颈椎下缘　　　　　B. 第 6 颈椎下缘　　　　　C. 第 6 颈椎上缘

    D. 第 5 颈椎下缘　　　　　　　　　　　　　　　　E. 会厌上缘

5. 阑尾根部的体表投影在(　　)。

A. 腹股沟韧带中点   B. 脐与耻骨结节连线的中点

C. 脐与左髂前上棘连线的中点   D. 脐与右髂前上棘连线的中、外 $\frac{1}{3}$ 交界处

E. 以上均不是

6. 阑尾( )。
     A. 附于结肠起始部   B. 根部是3条结肠带集中之处
     C. 动脉来自肠系膜下动脉   D. 属腹膜间位器官
     E. 阑尾末端较固定

7. 关于咽的说法,错误的是( )。
     A. 上起颅底   B. 与鼓室相通   C. 下至第6颈椎下缘
     D. 喉咽部下方接喉   E. 分别与鼻腔、口腔和喉腔相通

8. 颏舌肌一侧收缩时( )。
     A. 使舌尖伸向同侧   B. 使舌尖伸向对侧   C. 使舌尖伸向正前方
     D. 舌尖上翘   E. 以上都不对

9. 不能感受味觉的是( )。
     A. 菌状乳头   B. 丝状乳头   C. 轮廓乳头
     D. 叶状乳头   E. 都不能

10. 胃溃疡的易发部位一般是在( )。
     A. 胃小弯   B. 胃体   C. 胃大弯
     D. 幽门部   E. 贲门部

11. 肛管内外痔的分界是( )。
     A. 肛柱   B. 肛窦   C. 齿状线
     D. 直肠横襞   E. 白线

12. 全部被腹膜包被的是( )。
     A. 胃   B. 肝   C. 膀胱
     D. 肾   E. 胰腺

13. 没有系膜的器官是( )。
     A. 小肠   B. 阑尾   C. 横结肠
     D. 胰腺   E. 乙状结肠

14. 肝小叶的结构不包括( )。
     A. 窦周隙   B. 胆小管   C. 门管区
     D. 中央静脉   E. 肝板

15. 肝血窦的血液来自( )。
     A. 小叶间动脉和小叶间静脉   B. 小叶间胆管和小叶间静脉
     C. 中央静脉和小叶间静脉   D. 中央静脉和小叶间动脉
     E. 中央静脉

16. 肝的基本结构单位和功能单位是( )。
     A. 肝索   B. 肝小叶   C. 肝血窦
     D. 胆小管   E. 门管区

17. 对肝微细结构的描述错误的是（　　）。
　　A. 在切片上肝板呈索状故又叫肝索　　　　B. 胆小管的内皮细胞上有孔
　　C. 肝血窦内有肝巨噬细胞　　　　　　　　D. 肝血窦外有窄隙称窦周隙
　　E. 相邻肝小叶间的结缔组织称门管区

18. 对食管的描述错误的是（　　）。
　　A. 管壁由粘膜层、粘膜下层、肌层和外膜构成　　B. 粘膜上皮为复层扁平上皮
　　C. 肌层上 $\frac{1}{3}$ 段为骨骼肌　　　　　　　　　D. 肌层下 $\frac{1}{3}$ 段为平滑肌
　　E. 外膜为浆膜

二、名词解释
1. 咽峡
2. 麦氏点
3. 齿状线
4. 肝小叶

三、问答题
1. 简述胃的形态、位置和分部。
2. 简述食管狭窄的位置及意义。
3. 简述肝的位置、形态和体表投影。
4. 简述消化管壁的一般结构。

参考答案

一、选择题
1. D　2. B　3. B　4. B　5. D　6. B　7. D　8. B　9. B　10. A　11. C　12. A
13. D　14. C　15. A　16. B　17. B　18. E

二、名词解释
1. 咽峡：腭垂为两侧的腭舌弓及舌根共同围成咽峡，是口腔通向咽的通道。

2. 麦氏点：阑尾根部的体表投影点在脐和右髂前上棘连线的中、外 $\frac{1}{3}$ 的交点处，称麦氏点
　（Mc Burney）。

3. 齿状线：各肛柱的下端和肛瓣连成一锯齿状的环形线，称齿状线或肛皮线。

4. 肝小叶：肝小叶是肝的基本结构和功能单位，呈不规则的多面棱柱体，长约 2 mm，宽约 1
　mm。成人的肝有 50 万～100 万个肝小叶。

三、问答题
1. 答：胃分为前、后二壁，上、下二缘和出、入二口。上缘较短，凹向右上方，称胃小弯，该弯
　最低点弯曲成角状，称角切迹。下缘较长，凸向左下方，称胃大弯。胃的入口称贲门，与
　食管相接。胃的出口称幽门，与十二指肠相连。幽门处的环形肌增厚，形成幽门括约
　肌，该肌与粘膜共同形成突向管腔内的环状皱襞，称幽门瓣，可控制食物进入十二指肠
　的速度，防止肠内容物逆流入胃。活体上，幽门前方还可看到清晰的幽门前静脉，是手

术时确认幽门位置的重要标志。胃一般分为贲门部、胃底、胃体、幽门部 4 部。

2. 答:食管有三个生理性狭窄:第一个狭窄在咽与食管相连处,距中切牙约 15 cm;第二个狭窄在左主支气管跨越食管左前方处,距中切牙约 25 cm;第三个狭窄在穿膈肌食管裂孔处,距中切牙约 40 cm。这三处狭窄是异物容易滞留及肿瘤好发的部位。

3. 答:肝大部分位于右季肋区和腹上区,小部分可达左季肋区(图 5-2)。肝大部被肋弓所遮掩,仅在腹上区左、右肋弓间露出,并直接接触腹前壁。肝的体表投影:肝的上界与膈穹隆一致,其最高点在右侧相当于右锁骨中线与第 5 肋的交点,左侧相当于左锁骨中线与第 5 肋间隙的交点。肝的下界,右侧大致与右肋弓一致,在腹上区可达剑突下。7 岁前的小儿,肝的右下界可超出右肋弓下缘,但一般不超过 2 cm。肝的位置随膈的运动而上、下移动,在平静呼吸时肝可上、下移动 2～3 cm。

4. 答:除口腔外,消化管管壁结构基本相似。从腔面向外分为粘膜、粘膜下层、肌层和外膜 4 层。

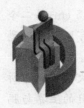

第四章
呼吸系统

呼吸系统由呼吸道和肺组成(图 4-0-1)。呼吸道包括鼻、咽、喉、气管和各级支气管,临床上通常把鼻、咽、喉称上呼吸道,把气管和各级支气管称下呼吸道。呼吸道是传送气体的管道,肺是进行气体交换的器官。呼吸系统的主要功能是不断地从外界吸入空气,同时呼出体内新陈代谢过程中所产生的二氧化碳。

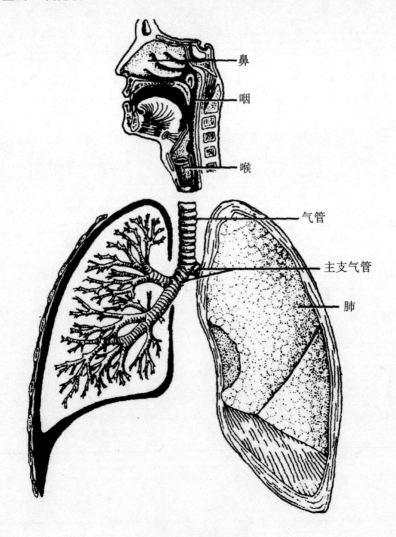

图 4-0-1　呼吸系统概况

第一节　呼 吸 道

学习目标

1. 掌握呼吸系统的组成及上、下呼吸道的概念。
2. 掌握呼吸道各器官的形态结构、位置。

一、鼻

鼻是呼吸道的起始部,也是嗅觉器官,可分为3部分:

(一)外鼻

外鼻由骨和软骨作支架,外覆皮肤。外鼻上端与额相连处的狭窄部分称鼻根,鼻根向下延伸为鼻背。外鼻下端向前方突出的部分称鼻尖,鼻尖两侧膨大的部分称鼻翼。呼吸困难的病人可见鼻翼煽动。外鼻的下方有一对鼻孔。从鼻翼向下至口角的浅沟称鼻唇沟,面瘫病人瘫痪侧鼻唇沟变浅或消失(图 4-1-1)。

(二)鼻腔

鼻腔由骨和软骨围成,内面衬以黏膜和皮肤。鼻腔被鼻中隔分为左、右两腔,向前经鼻孔通外界,向后经鼻后孔通鼻咽。每侧鼻腔又可分为鼻前庭和固有鼻腔两部分。

鼻前庭为鼻腔的前下部,内面衬以皮肤,长有鼻毛。固有鼻腔为鼻腔的主要部分,由骨性鼻腔内衬黏膜构成。在鼻腔外侧壁上有上、

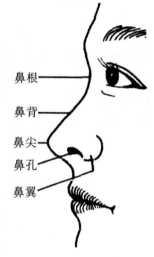

鼻根
鼻背
鼻尖
鼻孔
鼻翼

图 4-1-1　外鼻

中、下三个鼻甲,各鼻甲的下方分别为上、中、下三个鼻道(图 4-1-2)。在上鼻甲的后上方与鼻腔顶壁间有一凹陷称蝶筛隐窝。上鼻道和中鼻道内有鼻旁窦的开口,下鼻道前端有鼻泪管的开口。

固有鼻腔的黏膜按其生理功能的不同,分为嗅区和呼吸区两部分。嗅区指覆盖上鼻甲及鼻中隔上部的黏膜,内含嗅细胞,能感受气味的刺激。其余部分的鼻黏膜为呼吸区,内含丰富的毛细血管、腺体,能温暖、湿润吸入的空气。鼻中隔前下部的黏膜较薄,此区毛细血管特别丰富,称Little区,是鼻出血常见部位。

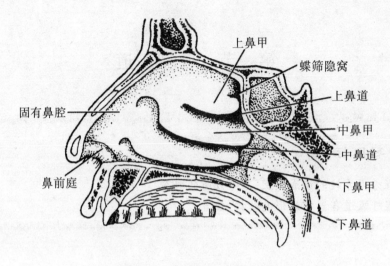

图 4-1-2　鼻腔的外侧壁(右侧)

(三) 鼻旁窦

　　鼻旁窦又称副鼻窦,由骨性鼻旁窦内衬黏膜构成,共四对均开口于鼻腔。其中,蝶窦开口于蝶筛隐窝,额窦、上颌窦和筛窦前群、中群开口于中鼻道,筛窦后群开口于上鼻道(图 4-1-3)。由于鼻旁窦的黏膜与固有鼻腔的黏膜相延续,因此鼻腔的炎症常可蔓延至鼻旁窦。上颌窦是鼻旁窦中最大的一对,窦的开口位置高于窦底,炎症时,脓液不易流出,故上颌窦的慢性炎症较多见。鼻旁窦可调节吸入空气的温度和湿度并对发音起共鸣作用。

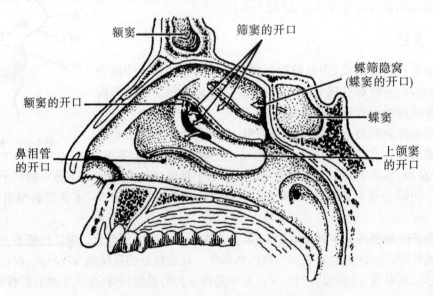

图 4-1-3　鼻旁窦的开口(右侧、鼻甲已部分切除)

二、咽

参见第三章。

三、喉

喉既是气体的通道,又是发音器官。

(一)喉的位置

喉位于颈前部正中,喉咽部的前方,相当于第4～6颈椎的高度。上借韧带和肌与舌骨相连,下续气管,可随吞咽或发音而上、下移动。喉的两侧与颈部大血管、神经和甲状腺相邻。女性喉的位置略高于男性,小儿的喉比成人高。

(二)喉的结构

喉由数块喉软骨借关节和韧带连成支架,周围附有喉肌,内面衬以喉黏膜构成。

1. 喉软骨及其连结 喉软骨主要有甲状软骨、环状软骨、会厌软骨和杓状软骨(图4-1-4)、(图4-1-5)。甲状软骨最大,位于舌骨的下方,构成喉的前外侧壁,其前上部向前突出称喉结,成年男性喉结特别明显。甲状软骨上缘借甲状舌骨膜与舌骨相连,甲状软骨下缘两侧与环状软骨构成环甲关节。环状软骨在甲状软骨下方,是呼吸道惟一完整的软骨环。环状软骨前窄后宽,后方平对第6颈椎,是颈部重要的体表标志。会厌软骨形似树叶,其上端宽而游离,下端缩细附于甲状软骨内面。会厌软骨连同表面覆盖的黏膜构成会厌,吞咽时,会厌可盖住喉口,以防止食物误入喉腔。杓状软骨左、右各一,呈三棱锥体形,其尖向上底朝下,位于环状软骨后部的上方,与环状软骨构成环杓关节。每侧杓状软骨与甲状软骨间都有一条声韧带相连。声韧带是发音的重要结构。

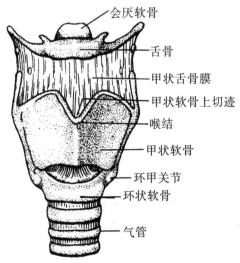

图 4-1-4　喉的软骨和连接(前面)

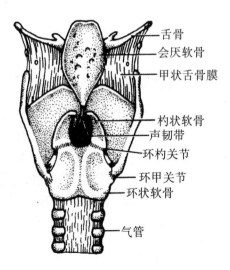

图 4-1-5　喉的软骨和连接(后面)

2. 喉腔及喉黏膜　喉的内腔称喉腔,其入口称喉口。喉腔壁的内面衬有黏膜,中部的两侧壁上,有上、下两对呈前后方向的黏膜皱襞(图 4-1-6)、(图 4-1-7):上方的一对称前庭襞,两侧前庭襞之间的裂隙称前庭裂;下方的一对称声襞,由喉黏膜覆盖声韧带构成,两侧声襞之间的裂隙称声门裂。声门裂是喉腔最狭窄的部位。喉腔借两对皱襞分为 3 部分:喉前庭、喉中间腔和声门下腔。喉中间腔向两侧突出的囊状间隙,称喉室。声门下腔的黏膜下组织比较疏松,炎症时易引起水肿。幼儿因喉腔较狭小,水肿时易引起阻塞,造成呼吸困难。

3. 喉肌　为数块细小的骨骼肌,附着于喉软骨。喉肌的舒缩使环甲关节和环杓关节产生运动,引起声襞的紧张或松弛、声门裂开大或缩小,从而调节音调的高低和声音的强弱。

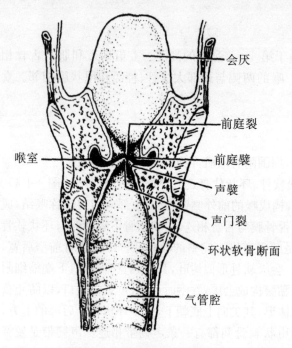

图 4-1-6　喉腔的冠状切面

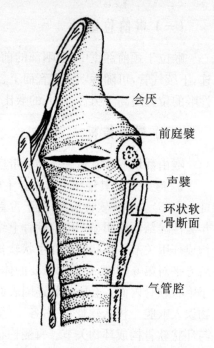

图 4-1-7　喉的正中矢状切面

四、气管和主支气管

(一)解剖结构特点

　　气管和主支气管是连接于喉与肺之间的通气管道(图 4-1-8)。气管上接环状软骨,沿食管前面进入胸腔,在胸骨角平面分为左、右主支气管,其分叉处称气管杈,在气管杈内面有一向上凸的半月状嵴,称气管隆嵴,是支气管镜检查的定位标志。气管可分为颈部和胸部两部。颈部位置表浅,在颈部正中可以摸到。临床上作气管切开术,常在第 3～5 气管软骨环处进行。左主支气管较细长,走行方向接近水平位;右主支气管略粗短,走行方向较垂直。因此,误入气管的异物,常易坠入右主支气管内。左、右主支气管在肺门附近分支进入肺内,入肺后再反复分支呈树枝状称支气管树。

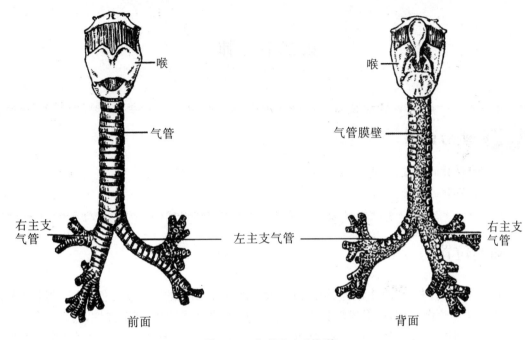

图 4-1-8　气管和主支气管

（二）微细结构

正常的气管、支气管壁的基本结构从内向外可分为 3 层，依次为：①黏膜层：又可分为上皮层和固有层，前者为假复层纤毛柱状上皮，后者为结缔组织，内含较多的腺体和弹性纤维。②黏膜下层：为疏松结缔组织，含较大的血管、淋巴管、神经和混合腺。③外膜：主要由透明软骨（在气管和较大的支气管内，有若干"C"形的软骨环）和平滑肌构成（图 4-1-9）。

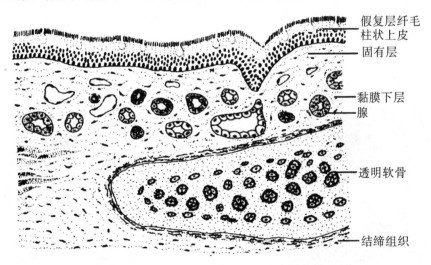

图 4-1-9　气管的微细结构

第二节　肺

学习目标

1. 掌握肺的位置、形态。
2. 了解肺的血管。

一、肺的位置

肺位于胸腔内,左、右两肺分居膈的上方和纵隔两侧。幼儿的肺呈淡红色,成人的肺由于吸入空气中的灰尘逐渐沉积,而形成深灰色。肺的质地柔软,呈海绵状富有弹性,内含空气,比重小于1,故浮水不沉。而未经呼吸的肺,肺内不含空气,质实而重,比重大于1,入水则沉,法医常用此特点来判断新生儿是否宫内死亡。

二、肺的形态

肺呈半圆锥形,左肺稍狭长,右肺略宽短。有1尖、1底、2面和3缘。肺的上端钝圆,突入颈根部,称肺尖,高出锁骨内侧$\frac{1}{3}$上方2～3 cm。肺的下面凹陷称肺底,与膈相贴,故又称膈面。肺的外侧面与肋和肋间肌相邻,故称肋面。肺的内侧面朝向纵隔又称纵隔面,其近中央处有一凹陷为肺门(图 4-2-1)、(图 4-2-2)。肺门是主支气管、肺动脉、肺静脉、淋巴管和神经等出

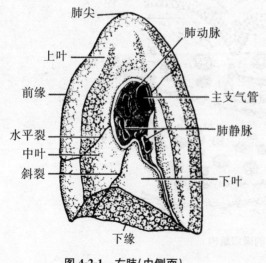

图 4-2-1　右肺(内侧面)

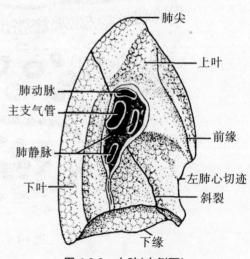

图 4-2-2　左肺(内侧面)

入肺的部位,出入肺门的结构被结缔组织包绕,构成肺根。肺的前缘和下缘薄而锐利,左肺前缘下份有一明显的凹陷,称心切迹。左肺被斜裂分为上、下 2 个大叶,右肺被斜裂和水平裂分为上、中、下 3 个大叶。

三、肺的微细结构

肺的表面有一层浆膜,即胸膜脏层。肺组织分实质和间质两部分。肺实质由支气管树和肺泡构成。肺间质为肺内的结缔组织、血管、淋巴管和神经等。

根据功能不同,肺实质又可分为导气部和呼吸部(4-2-3)。

(一) 导气部

主支气管由肺门入肺后,分支为叶支气管、段支气管、小支气管、细支气管(直径约 1 mm)以及终末细支气管(直径约0.5 mm),只有输送气体的功能,不进行气体交换,为肺的导气部。每一细支气管连同它的各级分支和所属的肺泡构成一个肺小叶。

导气部各级分支随着管腔逐渐变细,管壁逐渐变薄,上皮由假复层纤毛柱状上皮移行为单层纤毛柱状上皮,杯状细胞、腺体和软骨逐渐减少,而平滑肌相对增多。到终末细支气管,管壁的上皮已是单层纤毛柱状上皮,杯状细胞、腺体和软骨均消失,有一层完整的环行平滑肌。平滑肌的舒缩可改变气

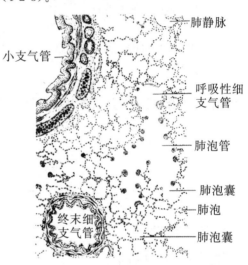

图 4-2-3　肺的微细结构

道的管径,以调节肺泡内的通气量。某些病理情况下,其平滑肌发生痉挛,管腔变窄,导致呼吸困难,称支气管哮喘。

(二) 呼吸部

是肺进行气体交换的部分,包括呼吸性细支气管、肺泡管,肺泡囊和肺泡等。

1. 呼吸性细支气管　是终末细支气管的分支,上皮为单层立方上皮,周围有少量结缔组织和平滑肌。管壁上有少量肺泡的开口,故管壁不完整。

2. 肺泡管　是呼吸性细支气管的分支,与大量肺泡相连,故管壁自身结构很少,仅在相邻肺泡开口处保留少许。

3. 肺泡囊　是许多肺泡共同开口的囊腔,为肺泡管的分支。相邻肺泡开口间无平滑肌束,仅有少量结缔组织。

4. 肺泡　为多面形有开口的囊泡,开口于肺泡囊、肺泡管和呼吸性细支气管的管腔。每侧肺有 3 亿～4 亿个,是进行气体交换的场所。肺泡壁极薄,由单层肺泡上皮和基膜构成。

(1)肺泡上皮:为单层上皮,细胞有两种类型。Ⅰ型肺泡细胞呈扁平形,是肺泡上皮的主要细胞,构成气体交换的广大面积;Ⅱ型肺泡细胞呈圆形或立方形,嵌在Ⅰ型肺泡细胞之间,能分泌表面活性物质(磷脂类),具有降低肺泡表面张力、稳定肺泡直径的作用(图 4-2-4)。

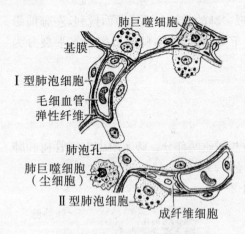

图 4-2-4　肺泡上皮和肺泡膈

（2）肺泡隔：相邻肺泡之间的薄层结缔组织。内含丰富的毛细血管网、较多的弹性纤维和肺泡巨噬细胞，属肺的间质。其弹性纤维使肺泡具有良好的弹性。肺泡巨噬细胞有吞噬病原体和异物的能力，若吞噬了灰尘则称尘细胞（图 4-2-4）。

（3）气——血屏障：肺泡内气体与肺泡隔毛细血管内的血液进行气体交换所通过的结构称气——血屏障。由肺泡表面液体层、Ⅰ型肺泡细胞与基膜、薄层结缔组织、毛细血管基膜与连续内皮构成。

四、肺的血管

肺有两套血管。一套是完成气体交换功能的肺动脉和肺静脉；另一套是营养肺和各级支气管的支气管支（支气管动脉）和支气管静脉。

第三节　胸膜与纵膈

 学习目标

1. 掌握胸膜及胸膜腔的概念。
2. 熟悉胸膜的分部、肋膈隐窝的位置、肺与胸膜下界的体表投影。
3. 了解纵膈的概念及其内容。

一、胸腔、胸膜与胸膜腔的概念

胸腔由胸廓与膈围成，上界为胸廓上口与颈部通连，下界借膈与腹腔分离。胸腔内可分 3 部，即左、右两侧的胸膜腔、肺和中间的纵膈。胸膜是一层薄而光滑的浆膜，可分为互相移行的脏胸膜与壁胸膜两部分。脏胸膜紧贴肺表面；壁胸膜贴附于胸壁内面、膈上面和纵膈两侧面。胸膜腔是由脏、壁两层胸膜在肺根处相互移行而在两者间形成的封闭腔隙（图 4-3-1）。左右各一，互不相通，腔内呈负压，仅有少量浆液，可减少呼吸时两层胸膜间的摩擦。

二、胸膜的分部及胸膜隐窝

脏胸膜紧贴肺表面，与肺紧密结合而不能分离，并伸入肺叶间裂内。壁胸膜因贴附部位不同可分为 4 部分（图 4-3-1）：①膈胸膜，贴附于膈的上面，与膈紧密相连，不易剥离。②肋胸膜，贴附于肋骨与肋间肌内面,由于肋胸膜与肋骨和肋间肌之间有胸内筋膜存在,故较易剥离。③纵隔胸膜,贴附于纵隔的两侧面,其中部包裹肺根并移行为脏胸膜,上缘移行为胸膜顶,下缘连膈胸膜,前后缘连接肋胸膜。④胸膜顶,突出胸廓上口,伸向颈根部,覆盖于肺尖上方,高出锁骨内侧 $\frac{1}{3}$ 上方 2~3 cm。在经锁骨上臂丛麻醉或针刺时,应注意胸膜顶的位置,勿穿破胸膜顶造成气胸。各部壁胸膜相互移行处的胸膜腔,即使在深吸气时肺缘也达不到此内,胸膜腔的这些部分称胸膜隐窝。其中最大最重要的在肋胸膜和膈胸膜相互转折处,称肋膈隐窝。它是胸膜腔的最低部位,胸膜腔积液首先积聚于此处,同时也是易发生粘连的部位,深吸气时肺下缘也不能伸入此隐窝。

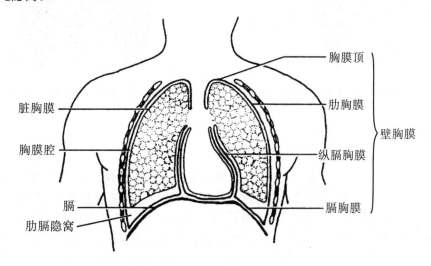

图 4-3-1　胸膜与胸膜腔示意图

三、肺与胸膜下界的体表投影

肺下界的体表投影在锁骨中线处与第 6 肋相交,腋中线处与第 8 肋相交,肩胛线处与第 10 肋相交,近后正中线处位于第 10 胸椎棘突平面。胸膜下界即肋胸膜与膈胸膜的返折处,其体表

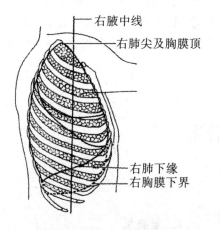

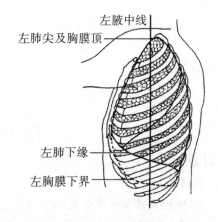

图 4-3-2　肺与胸膜的体表投影(右侧面)　　　**图 4-3-3　肺与胸膜的体表投影(左侧面)**

投影较肺下缘约低两个肋:在锁骨中线处与第 8 肋相交,腋中线处与第 10 肋相交,肩胛线处与第 11 肋相交,近后正中线处位于第 12 胸椎棘突平面(图 4-3-2 至图 4-3-5)。

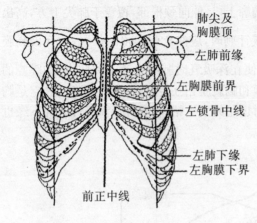

图 4-3-4　肺与胸膜的体表投影(前面)

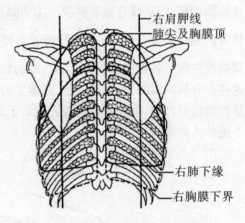

图 4-3-5　肺与胸膜的体表投影(后面)

四、纵膈

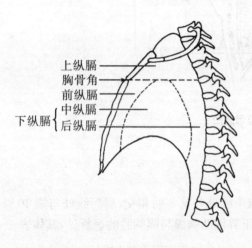

图 4-3-6　纵膈的分部

纵膈是左、右纵膈胸膜之间所有器官和组织的总称。前界为胸骨,后界为脊柱胸段,两侧界为纵膈胸膜,上界是胸廓上口,下界为膈。通常以胸骨角平面分为上纵膈和下纵膈(图 4-3-6)。上纵膈内主要内容自前向后为胸腺,头臂静脉、上腔静脉、膈神经、迷走神经、喉返神经、主动脉弓及其 3 条大分支,食管、气管、胸导管等。下纵膈再以心包为界,分为前纵膈、中纵膈和后纵膈。前纵膈位于胸骨与心包之间,内有胸腺下部、部分纵膈前淋巴结及疏松结缔组织。中纵膈位于前、后纵膈之间,内有心包、心和出入心脏的大血管、膈神经、奇静脉弓、心包膈血管及淋巴结。后纵膈位于心包与脊柱之间,内有主支气管、食管、胸主动脉、胸导管、奇静脉、半奇静脉、迷走神经、胸交感干和淋巴结等。

练习题及参考答案

练习题
一、选择题

1. 喉腔最狭窄的部位是(　　　)。

A. 喉前庭　　　　　　　B. 喉室　　　　　　　　C. 前庭裂

D. 声门裂　　　　　　　E. 声门下腔

2. 关于鼻腔的叙述,错误的是(　　)。

　　A. 以骨和软骨为基础,内面覆有黏膜及皮肤

　　B. 固有鼻腔外侧壁上有上、中、下 3 个鼻甲

　　C. 鼻中隔后下部是出血的常见部位

　　D. 覆盖上鼻甲及鼻中隔上部的黏膜称为嗅区

　　E. 前下份扩大的部分为鼻前庭

3. 关于气管的叙述,错误的是(　　)。

　　A. 上端在第 6 颈椎下缘连接环状软骨

　　B. 在胸骨角平面分为左右主支气管

　　C. 由若干个"C"字形的软骨构成

　　D. 前方与食管相毗邻

　　E. 分颈、胸两部分

4. 关于右肺的叙述,正确的是(　　)。

　　A. 较狭长

　　B. 前缘下部明显的弧行凹陷叫心切迹

　　C. 分为上、下两叶

　　D. 肺尖经胸廓上口突到颈根部

　　E. 无上述情况

5. 肺尖经胸廓上口突入颈根部的位置是(　　)。

　　A. 高出锁骨外侧 $\frac{1}{3}$ 部 2～3 cm

　　B. 高出锁骨中部 2～3 cm

　　C. 高出锁骨内侧 $\frac{1}{3}$ 部 2～3 cm

　　D. 高出胸锁关节以上 2～3 cm

　　E. 高出第 1 肋以上 2～3 cm

6. 气管切开的常选部位在(　　)。

　　A. 第 1～3 气管软骨环处

　　B. 第 2～4 气管软骨环处

　　C. 第 3～5 气管软骨环处

　　D. 第 4～6 气管软骨环处

　　E. 第 6～7 气管软骨环处

7. 喉炎时易引起水肿的部位是(　　)。

　　A. 喉室　　　　　　　　B. 喉中间腔　　　　　　C. 声门下腔

　　D. 喉前庭　　　　　　　　　　　　　　　　　　E. 声门裂

8. 肺根不包括(　　)。

　　A. 主支气管　　　　　　B. 气管杈　　　　　　　C. 肺动脉

　　D. 肺静脉　　　　　　　　　　　　　　　　　　E. 神经

9. 气体交换的场所在(　　)。

    A. 肺泡管   B. 呼吸性细支气管   C. 细支气管

    D. 肺泡   E. 肺泡囊

10. 胸膜不覆盖在(　　　)。

    A. 肺表面   B. 胸壁内面   C. 纵隔侧面

    D. 膈上面   E. 膈下面

11. 关于肺外形的描述,错误的观点是(　　　)。

    A. 右肺较短粗   B. 左肺较狭长   C. 左肺分为2叶

    D. 右肺分为3叶   E. 右肺前缘有心切迹

12. 构成鼻中隔的是(　　　)。

    A. 鼻中隔软骨、筛骨垂直板和犁骨等

    B. 鼻骨和筛骨

    C. 鼻骨和犁骨

    D. 筛骨垂直板

    E. 上、中、下鼻甲

13. 气管壁的3层结构是(　　　)。

    A. 粘膜层、粘膜下层、浆膜层

    B. 上皮层、粘膜下层、外膜层

    C. 粘膜层、粘膜下层、外膜层

    D. 粘膜层、肌层、外膜层

    E. 粘膜层、肌层、浆膜层

14. 肺的导气部止于(　　　)。

    A. 细支气管   B. 终末细支气管   C. 小支气管

    D. 呼吸性细支气管   E. 肺泡管

15. 具有降低肺泡表面张力,稳定肺泡形态作用的细胞是(　　　)。

    A. 毛细血管内皮细胞   B. 尘细胞   C. Ⅰ型细胞

    D. Ⅱ型细胞   E. 吞噬细胞

二、名词解释

1. 上呼吸道

2. 喉室

3. 肺根

4. 肋膈隐窝

三、问答题

1. 叙述鼻旁窦开口于鼻腔的位置。

2. 左右主支气管的特点及临床意义。

3. 叙述两肺下缘与胸膜下界的体表投影。

4. 肺呼吸部和导气部的组成。

参考答案

一、选择题

1. D　2. C　3. D　4. D　5. C　6. C　7. C　8. B　9. D　10. E　11. E　12. A
13. C　14. B　15. D

二、名词解释

1. 上呼吸道:鼻、咽和喉称为上呼吸道。

2. 喉室:喉中间腔向两侧突出的囊状间隙,称喉室。

3. 肺根:肺门是主支气管、肺动脉、肺静脉、淋巴管和神经等进出肺的部位,这些出入肺门的结构被结缔组织包绕,称为肺根。

4. 肋膈隐窝:肋胸膜与膈胸膜转折处形成较深的间隙,称肋膈隐窝。该隐窝是胸膜腔位置最低的部分,胸膜炎产生渗出液时,可在此处聚积。

三、问答题

1. 答:上颌窦、额窦、筛窦的前群和中群都开口于中鼻道;筛窦的后群开口于上鼻道;蝶窦开口于上鼻甲后上方的蝶筛隐窝。

2. 答:左主支气管较细长,约4～5 cm,它与气管间夹角较小,近似水平走向。右主支气管略粗短,长约3 cm,它与气管间夹角较大故走行较为垂直,因此进入气管的异物易堕入右主支气管。

3. 答:

	锁骨中线	腋中线	肩胛线	后正中线
肺下界	第6肋	第8肋	第10肋	第10胸椎棘突
胸膜下界	第8肋	第10肋	第11肋	第12胸椎棘突

4. 答:呼吸部包括呼吸性细支气管、肺泡管、肺泡囊和肺泡。导气部包括肺叶支气管、肺段支气管、小支气管、细支气管、终末细支气管。

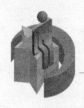

第五章

泌尿系统

泌尿系统由肾、输尿管、膀胱和尿道组成(图 5-0-1)。肾是形成尿液的器官,输尿管输送尿液到膀胱暂时贮存,当膀胱内尿液积存到一定量时,在神经系统的调节下,由尿道排出体外。泌尿系统的主要功能是排出机体在新陈代谢过程中产生的废物以及多余的水和无机盐,以维持机体水盐平衡和内环境的相对稳定。

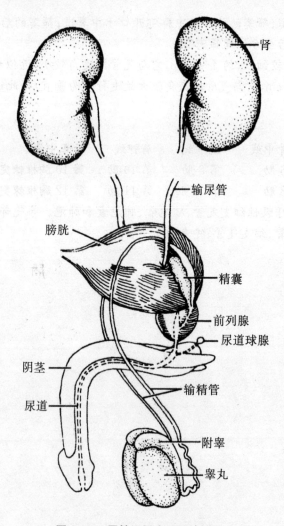

图 5-0-1 男性泌尿生殖系统概观

<h1 style="text-align:center">第一节　肾</h1>

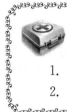

学习目标

1. 掌握泌尿系统的组成及功能。
2. 掌握肾的位置、形态,熟悉其微细结构。

一、肾的形态

　　肾是暗红色的实质性器官,左、右各一,形似蚕豆,表面光滑,分上、下端,前、后两面,内侧、外侧两缘。上端宽而薄,下端窄而厚。肾的前面较凸,后面平坦,紧贴腹后壁。肾的外侧缘隆凸,内侧缘中部凹陷,称为肾门,是肾动脉、肾静脉、肾盂、淋巴管和神经出入的部位。出入肾门的结构被结缔组织包裹合称为肾蒂。肾蒂内的结构由前向后依次为肾静脉、肾动脉和肾盂,从上而下依次为肾动脉、肾静脉和肾盂。右侧肾蒂较左侧短,故临床上右肾手术较为困难。肾门向肾实质内凹陷形成的腔隙,称肾窦。窦内有肾动脉的分支、肾静脉的属支、肾小盏、肾大盏、神经、淋巴管和脂肪组织等。

二、肾的结构

　　在肾的冠状切面上,可见肾实质分为皮质和髓质2部分(图5-1-1)。

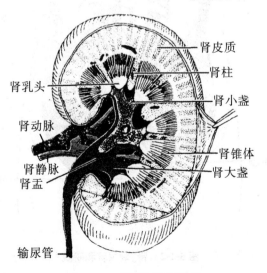

图 5-1-1　右肾的冠状切面

(一)肾皮质

主要位于肾实质的浅层,富含血管,新鲜时呈红褐色,肉眼可见密布的红色颗粒。肾皮质伸入肾髓质的部分称肾柱。

(二)肾髓质

位于肾实质的深层,血管少,色淡,主要由 15～20 个肾锥体组成。肾锥体呈圆锥形,底朝向皮质,尖端钝圆朝向肾窦,呈乳头状,称肾乳头。肾乳头上有许多乳头孔,为乳头管的开口。肾乳头的周围包绕有漏斗状的肾小盏,每 2～3 个肾小盏集合成 1 个肾大盏,每侧肾有 2～3 个肾大盏,最后汇合成 1 个前后略扁的漏斗形结构,称肾盂,肾盂出肾门后移行为输尿管。

三、肾的位置和毗邻

(一)肾的位置

位于腹后壁脊柱两侧,属于腹膜外位器官(图 5-1-2)。由于受肝脏的影响,右肾比左肾略低。肾门约平第 1 腰椎体平面,距正中线外侧约 5 cm(图 5-1-3)。肾门在腹后壁的体表投影,一般在竖脊肌外侧缘与第 12 肋的夹角内,称肾区(肋脊角)。当肾患有某些疾病时,该区出现压痛和叩击痛。

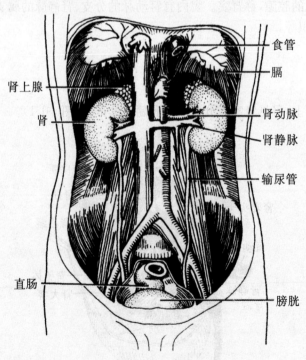

图 5-1-2 肾、输尿管和膀胱

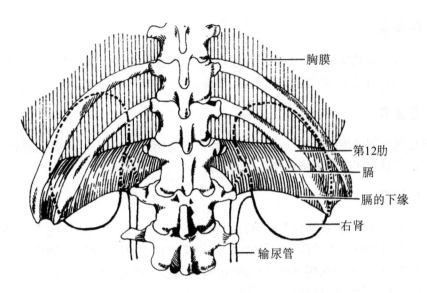

图 5-1-3　肾与椎骨、肋骨的位置关系后面观

（二）肾的毗邻

肾的上方有肾上腺，左肾前上部与胃底后面相邻，中部与胰尾和脾的血管相接触，下部与空肠和结肠左曲相邻；右肾前上部与肝相邻，下部与结肠右曲相接触，内侧邻接十二指肠降部；两肾后面与腰大肌、腰方肌相邻。

四、肾的被膜

肾的表面包有 3 层被膜，由内向外依次为纤维囊、脂肪囊和肾筋膜（图 5-1-4），（图 5-1-5）。

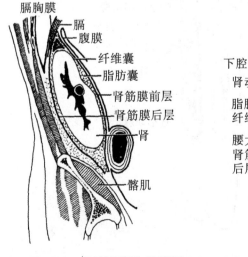

图 5-1-4　肾的被膜（矢状切面）

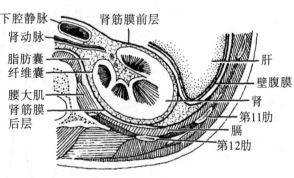

图 5-1-5　肾的被膜（横切面）

（一）纤维囊

此为紧贴肾表面的薄层致密结缔组织膜，内含少量弹性纤维。正常情况下，易与肾实质分离。但在某些病理情况下，则与肾实质粘连，不易剥离。

（二）脂肪囊

此为纤维囊外周的脂肪组织，通过肾门与肾窦内的脂肪组织相续，对肾起弹性垫样的保护作用。临床做肾囊封闭时就是将药物注入此层。

（三）肾筋膜

此位于脂肪囊的外面，包被肾上腺和肾的周围。分前、后两层，分别位于肾的前方和后方，两层在肾的上方及外侧互相融合。在肾的内侧，前层与对侧的肾筋膜前层相续，后层与腰大肌筋膜融合。肾的下方，两层互相分离，中间有输尿管通过。肾筋膜向深面发出许多结缔组织小束，穿过脂肪囊连于纤维囊，对肾起固定作用。

肾的正常位置除主要靠肾的被膜外，肾的血管、腹膜、腹内压等对肾也有固定作用。当肾的固定装置不健全时，肾可发生移位而造成肾下垂或游走肾。

五、肾的微细结构

肾实质由肾单位和集合管2部分组成（图5-1-6）、（图5-1-7），其间有少量的结缔组织、血管、淋巴管和神经等构成肾间质。

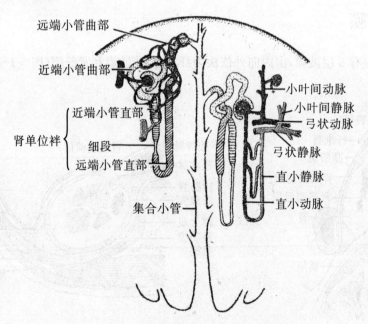

图 5-1-6 泌尿小管和肾血管模式图

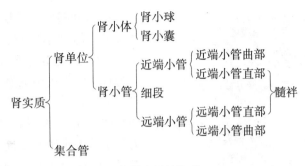

图 5-1-7　肾实质的构成

（一）肾单位

肾单位是肾结构和功能的基本单位,由肾小体和肾小管两部分组成,每侧肾约有 100 万个以上肾单位。

1. 肾小体　呈球形,直径约 200 μm,由血管球和肾小囊两部分组成(图 5-1-8)。前者是入球小动脉和出球小动脉之间盘曲成球状的毛细血管团,入球小动脉粗短,出球小动脉细长,使毛细血管内维持较高的血压,利于原尿的形成。血管球的毛细血管壁由内皮细胞和基膜构成,内皮细胞的无核部分有许多小孔,利于血液中小分子物质的滤出。肾小囊为肾小管的盲端扩大并向内凹陷形成的双层囊,两层之间的腔隙为肾小囊腔。肾小囊的

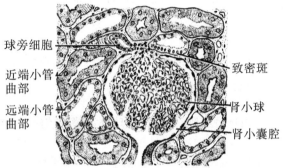

图 5-1-8　肾皮质的微细结构

外层称壁层,由单层扁平上皮构成;内层称脏层,由足细胞构成,贴附于血管球毛细血管外面,胞体较大,向外伸出较大的初级突起,每个初级突起又伸出许多指状的次级突起,相邻足细胞的次级突起互相穿插,形成栅栏状(图 5-1-9)。其间的裂隙称裂孔,被裂孔膜覆盖。当血液流经血管球时,血浆中除大分子物质外,均可经有孔的毛细血管内皮、基膜和裂孔膜滤入肾小囊腔,这 3 层结构称滤过屏障或滤过膜(图 5-1-10)。滤入肾小囊腔的液体称原尿。

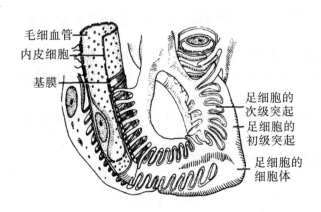

图 5-1-9　足细胞与毛细血管超微结构模式图

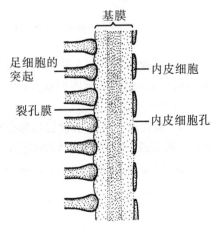

图 5-1-10　滤过屏障模式图

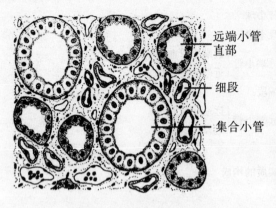

图 5-1-11　肾髓质的微细结构

2. 肾小管　由单层上皮围成的细长而弯曲的管道,可分为:①近端小管:是肾小管中最长最粗的一段,可分为曲部(近曲小管)和直部。近曲小管管壁的上皮细胞为立方形或锥体形,细胞分界不清,胞体较大,核圆形,位于基底部,胞质呈嗜酸性,其游离面有刷状缘,扩大了表面积,利于近端小管的重吸收功能。近端小管直部结构与曲部相似,但上皮细胞较矮,微绒毛不发达。②细段:管径细,管壁为单层扁平上皮,胞质呈弱嗜酸性,无刷状缘。③远端小管:包括远端小管直部和曲部。管腔大而规则,上皮细胞呈立方形,体积较小,胞质着色浅,核位于细胞中央。细胞分界清楚,游离面无刷状缘(图 5-1-11)。

(二) 集 合 管

集合管由远曲小管汇合而成,它自皮质行向髓质,最后形成乳头管,开口于肾乳头。

(三) 球 旁 复 合 体

由球旁细胞、致密斑和球外系膜细胞组成(图 5-1-12)、(图 5-1-13)。

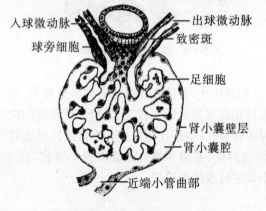

图 5-1-12　球旁复合体模式图

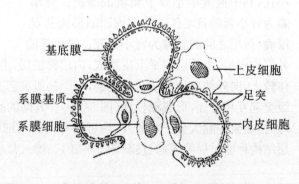

图 5-1-13　肾小球毛细血管和系膜的结构及其相互关系

1. 球旁细胞　在入球小动脉近肾小球处,入球小动脉管壁的平滑肌细胞转变成上皮样细胞,称球旁细胞。细胞体积较大,呈立方形,核圆形,位于细胞中央,胞质呈弱嗜碱性,其内含有可分泌肾素的颗粒。

2. 致密斑　远曲小管起始部在靠近肾小体侧,上皮细胞增高变窄,形成一个椭圆形斑状结构,称致密斑。它可影响球旁细胞分泌肾素。

3. 球外系膜细胞　位于入球小动脉、出球小动脉和致密斑的三角区内。

第二节　输尿管道

一、输尿管

输尿管为一对位于腹膜外的细长肌性管道,自肾盂起始后,首先沿腹后壁下行,至小骨盆上口,跨过髂血管进入盆腔,再沿盆腔侧壁弯曲向前,在膀胱底的外上角,向内下斜穿膀胱壁,开口于膀胱内面的输尿管口。根据输尿管的走行可将其分为腹段、盆段和壁内段 3 部分。

输尿管长 25～30 cm,管径粗细不一,全长有 3 处狭窄:①肾盂与输尿管移行处,即起始部。②与髂血管交叉处。③穿膀胱壁处。这些狭窄处是结石的滞留部位,可引起排尿困难和绞痛。

二、膀胱

膀胱是暂时储存尿液的囊状肌性器官,伸缩性大,其形态、位置和大小均随尿液充盈的程度而异。成人膀胱的容积为 350～500 mL,女性较男性小,新生儿膀胱容积约为成人的 $\frac{1}{10}$。

(一) 形态和构造

膀胱空虚时呈三棱锥体形,分膀胱尖、膀胱底、膀胱体、膀胱颈 4 部分(图 5-2-1)。膀胱尖细小,朝向前上方。膀胱底近似三角形,朝向后下方。膀胱尖和膀胱底之间为膀胱体,膀胱的最下部称膀胱颈。其各部之间无明显界限,充盈时呈卵圆形。

膀胱壁内面,空虚时黏膜由于肌层的收缩而形成许多皱襞,充盈时则皱襞消失。但在膀胱底内面有一个三角形区域,位于两输尿管口与尿道内口之间,称膀胱三角(图 5-2-2)。此区无论膀胱空虚还是充盈均光滑无皱襞,是肿瘤和结核好发的部位,也是膀胱镜检查的标志。在两输尿管口之间的横行黏膜皱襞为输尿管间襞,呈苍白色,是寻找输尿管口的标志。

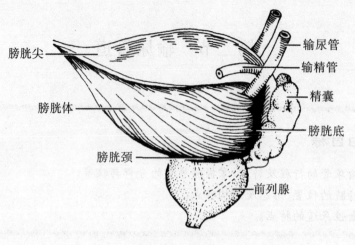

膀胱尖
膀胱体
膀胱颈

输尿管
输精管
精囊
膀胱底
前列腺

图 5-2-1　膀胱

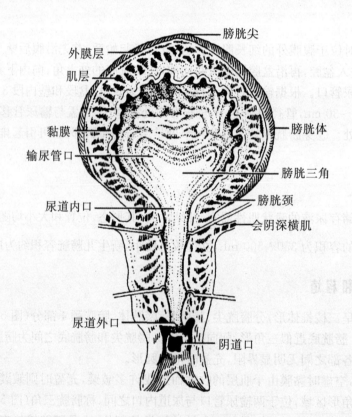

膀胱尖
外膜层
肌层
黏膜
输尿管口
尿道内口
尿道外口

膀胱体
膀胱三角
膀胱颈
会阴深横肌
阴道口

图 5-2-2　女性膀胱和尿道的冠状切面

（二）位置

　　成人膀胱位于小骨盆腔的前部，其前方为耻骨联合，后方在男性有精囊腺、输精管和直肠，在女性有子宫和阴道（图 5-2-3）、（图 5-2-4）。上连输尿管，下接尿道。膀胱的下方男性邻接前列腺，女性邻接尿生殖膈。

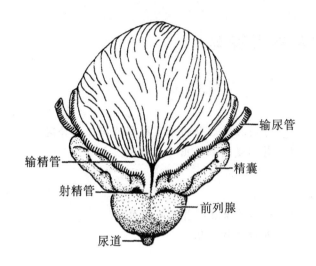

图 5-2-3 男性膀胱后面的毗邻

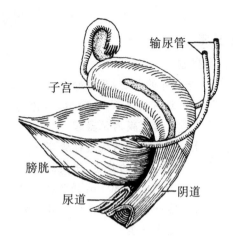

图 5-2-4 女性膀胱后面的毗邻

　　膀胱空虚时,膀胱尖与耻骨联合的上缘平齐。充盈时,膀胱尖上升至耻骨联合以上,腹膜也随之上移,使膀胱前下壁直接与腹前壁相贴,穿刺时可不经腹膜腔而直接进入膀胱(图 5-2-5)、(图 5-2-6)

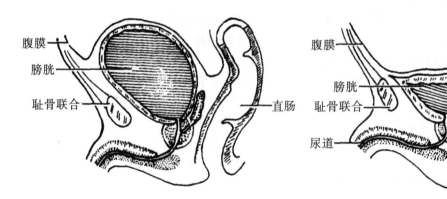

图 5-2-5 膀胱充盈时与腹膜的关系　　　　　　图 5-2-6 膀胱空虚时的位置

三、尿道

　　尿道是输尿管道的最后一段,男、女性尿道差异很大。男性尿道与生殖功能有关,故在男性生殖系统讲述。

　　女性尿道仅有排尿功能。起于膀胱的尿道内口,经阴道前方下行,穿尿生殖膈,以尿道外口开口于阴道前庭。长 3～5 cm,直径 0.6 cm,尿道外口位于阴道口前方,由于女性尿道短、宽、直(图 5-2-2),故易引起逆行性感染。

练习题及参考答案

练习题

一、选择题

1. 关于肾的叙述,正确的是(　　)。
   - A. 正常情况下,左肾低,右肾高
   - B. 肾门在腹后壁的体表投影临床又称肾区
   - C. 肾为腹膜内位器官
   - D. 肾门是输尿管出肾的部位
   - E. 出入肾的结构总称肾窦

2. 关于输尿管的叙述,错误的是(　　)。
   - A. 为长 20～30 cm 的肌性管道
   - B. 第二狭窄在小骨盆入口处
   - C. 第一狭窄在输尿管的起始处
   - D. 开口于膀胱体
   - E. 起自肾盂

3. 下列叙述,正确的是(　　)。
   - A. 女性尿道短、宽而直
   - B. 输尿管盆段先沿盆壁行向前上
   - C. 膀胱全部位于盆腔内
   - D. 肾窦内容纳肾乳头
   - E. 肾后面较前面略凸

4. 不通过肾门的结构是(　　)。
   - A. 肾动脉
   - B. 肾静脉
   - C. 输尿管
   - D. 肾盂
   - E. 神经

5. 属于肾皮质的结构是(　　)。
   - A. 肾锥体
   - B. 肾柱
   - C. 肾乳头
   - D. 肾小盏
   - E. 肾盂

6. 膀胱肿瘤和结核好发于(　　)。
   - A. 膀胱尖
   - B. 膀胱体
   - C. 膀胱三角
   - D. 膀胱颈
   - E. 膀胱底

7. 输尿管依行程可分为(　　)3 段。
   - A. 腹段、盆段、壁内段
   - B. 胸段、盆段、壁内段
   - C. 胸段、腹段、壁内段
   - D. 胸段、腹段、盆段
   - E. 盆段、腹段、壁内段

8. 膀胱的上皮是(　　)。
   - A. 单层扁平上皮
   - B. 复层扁平上皮
   - C. 变移上皮
   - D. 单层柱状上皮
   - E. 单层立方上皮

二、名词解释

1. 膀胱三角
2. 肾门
3. 球旁复合体
4. 肾单位

三、问答题

1. 试述肾的形态。
2. 输尿管的狭窄有哪几个?

3. 试述滤过膜的组成。

参考答案

一、选择题

1.B 2.D 3.A 4.C 5.B 6.C 7.A 8.C

二、名词解释

1. 膀胱三角:在膀胱底的内面,位于两输尿管口与尿道内口之间的三角形区域,粘膜光滑无皱襞,称膀胱三角。是肿瘤和结核的好发部位。

2. 肾门:肾内侧缘中部的凹陷称肾门,有血管、神经、淋巴管和肾盂等结构出入。

3. 球旁复合体:位于肾小体血管极,由球旁细胞和致密斑等结构组成。

4. 肾单位:肾单位是肾的基本结构和功能单位,由肾小体和肾小管构成。

三、问答题

1. 答:肾可分为上、下两端,前、后两面和内、外侧两缘。其内侧缘中部凹陷称肾门,有血管、神经,淋巴管和肾盂等结构出入。出入肾门的结构总称为肾蒂。肾门向肾内凹陷形成肾窦。内含肾盏、肾盂、肾血管及脂肪等。

2. 答:输尿管全长有3处生理性狭窄,分别位于肾盂与输尿管移行处、越过小骨盆入口与髂血管交叉处和穿膀胱壁处。这些狭窄是结石易滞留的部位。

3. 答:滤过膜又称滤过屏障,其组成有3层结构:有孔毛细血管内皮、基膜和足细胞裂孔膜。

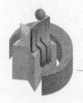

第六章
生殖系统

生殖系统分为男性生殖系统和女性生殖系统。男、女性生殖系统又包括内生殖器和外生殖器两部分。内生殖器由产生生殖细胞的生殖腺、输送生殖细胞的输送管道和附属腺组成;外生殖器则露于体表,主要为两性的交合器官。生殖器的主要功能是产生生殖细胞和分泌性激素。

第一节　男性生殖系统

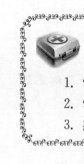

学习目标

1. 掌握男性生殖系统的组成及功能。
2. 掌握睾丸、输精管、阴茎和男性尿道的位置及形态结构。
3. 熟悉精索、精液的概念,了解附睾、射精管及男性附属腺的位置、形态结构。

男性生殖系统包括内生殖器和外生殖器两个部分,内生殖器由生殖腺(睾丸)、输精管道(附睾、输精管、射精管和男性尿道)和附属腺(精囊腺、前列腺、尿道球腺)组成。睾丸是产生精子和分泌男性激素的器官,睾丸产生的精子,先贮存于附睾内,当射精时经输精管、射精管和尿道排出体外。附属腺分泌的液体与精子相混合构成精液,供给精子营养并利于精子活动。外生殖器包括阴囊和阴茎(图 6-1-1)。

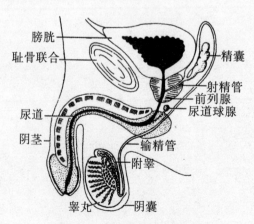

图 6-1-1　男性生殖系统概观

一、内生殖器

（一）睾丸

睾丸为男性生殖腺，是产生精子和分泌雄激素的器官。睾丸位于阴囊内，左右各一。呈扁椭圆形，表面光滑，分为上、下两端，前、后两缘，内、外侧两面。前缘游离，后缘有血管、神经和淋巴管出入并与附睾和输精管睾丸部相接触。上端被附睾头遮盖、下端游离（图6-1-2）。外侧面较隆凸，与阴囊壁相贴。内侧面较平坦与阴囊隔相贴。

睾丸的表面包被致密结缔组织构成的被膜叫白膜。在睾丸后缘，白膜增厚并突入睾丸实质内形成睾丸纵隔，把睾丸实质分隔成许多锥体形的睾丸小叶，每个小叶内含2～3条精曲小管，精曲小管的上皮是产生精子的场所。精曲小管之间的结缔组织内有间质细胞，可分泌男性激素。精曲小管在睾丸小叶的尖端处汇合成精直小管，后者再互相交织成网并在睾丸后缘发出十多条输出小管进入附睾，最后在附睾内合成一条附睾管。

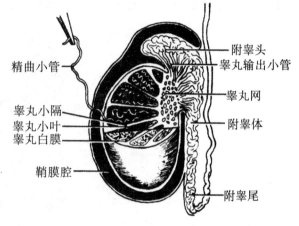

图 6-1-2　睾丸和附睾（左侧）

1. 精曲小管　是产生精子的场所。成人的精曲小管长 $30\sim70$ cm，直径 $150\sim250$ μm，中央为管腔，壁厚 $60\sim80$ μm，主要由生精上皮构成。生精上皮由支持细胞和 $5\sim8$ 层生精细胞组成。上皮下的基膜明显，基膜外侧有胶原纤维和一些梭形的肌样细胞，肌样细胞收缩时有助于精子的排出。

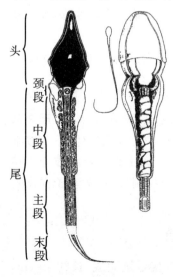

图 6-1-3　精子的形态

（1）生精细胞：包括精原细胞、初级精母细胞、次级精母细胞、精子细胞和精子。从精原细胞至形成精子的过程称精子发生。

精原细胞紧贴基膜，细胞较小，圆形或椭圆形，核染色较深。A型精原细胞是生精细胞中的干细胞。B型精原细胞经过数次分裂后，分化为初级精母细胞。

初级精母细胞位于精原细胞近腔侧，体积较大，核大而圆，染色体核型为 $46,XY$。细胞经 DNA 复制后（$4n$DNA），进行第一次减数分裂，形成 2 个次级精母细胞。因第一次减数分裂的分裂前期历时较长，故在精曲小管切面中可见处于不同增殖阶段的初级精母细胞。

次级精母细胞靠近管腔，核圆形，染色较深，染色体核型为 $(23,X)$ 或 $(23,Y)$（$2n$DNA）。次级精母细胞不进行 DNA 复制，即进入第二次减数分裂，染色单体分离，形成两个精子细胞。次级精母细胞存在时间短，在精曲小管切面中不易见到。

精子细胞位近管腔,细胞较小,核小而圆,染色体核型为$(23,X)$或$(23,Y)$($1n$DNA)。精子细胞不再分裂,经复杂的形态变化发育成精子,此过程称精子形成。

精子形似蝌蚪,长约$60\ \mu m$,分头、尾两部。头内主要有一个染色质高度浓缩的细胞核,核的前$\frac{2}{3}$有顶体覆盖。顶体内含多种水解酶。受精时,精子释放顶体酶,分解卵子外周的结构,在受精中起重要作用。尾部细长,是精子的运动装置(图6-1-3)。

从精原细胞发育为精子,在人约需64 ± 4.5天。增殖活跃的生精细胞易受理化因素的影响,如高温、放射线、微波、药物等都能使精子的质量和数量下降,导致不育。

(2)支持细胞:电镜下呈不规则锥体形,基部紧贴基膜,顶部伸达管腔。侧面和腔面镶嵌着各级生精细胞(图6-1-4)。光镜下不易辨认其轮廓,核常呈不规则形,染色浅,核仁明显。

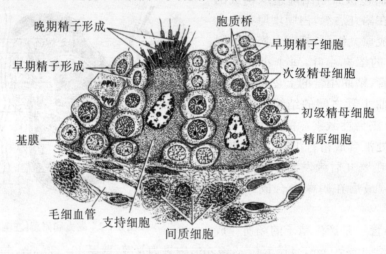

图6-1-4　精曲小管上皮细胞电镜模式图

支持细胞还有其他多种功能,如对生精细胞起支持、营养作用;吞噬精子形成过程中脱落的残余胞质;合成分泌雄激素结合蛋白,与雄激素结合,以保持精曲小管内雄激素的水平,促进精子发生。

2. 直精小管和睾丸网　管壁上皮为单层立方或矮柱状,无生精细胞,是运送精子的管道。

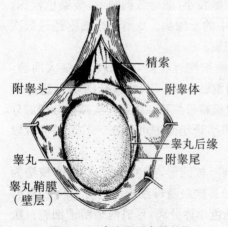

图6-1-5　睾丸和附睾的结构

(二)附睾

附睾紧贴睾丸的上端和后缘,可分为头、体、尾3部(图6-1-5)。上端膨大为头部,中部为附睾体,下端较细为附睾尾。附睾管的末端急转向上直接延续成为输精管。附睾可贮存精子,还能分泌附睾液,为精子提供营养物质,有助于精子的成熟。

(三)输精管和射精管

1. 输精管　由附睾管直接延续而成,长约40 cm,于活体触摸时,呈紧硬圆索状。输精管行程较长,可分为4部:①睾丸部:起自附睾尾,沿其后缘上行至睾丸上端。②精索部：由睾丸上端至腹股沟浅环。此部位置表浅，输精管结扎术常在此进行。③腹股沟管部：位于腹股沟管内。④盆部：此段最长，由腹股沟管深环起始，沿骨盆腔侧壁向后下行，越过输尿管末端的前上方，于膀胱底的后面、精囊腺的内侧，膨大形成输精管壶腹，其末端变细并与精囊腺的排泄管合成射精管（图 6-1-6）。射精管长约 2 cm，穿入前列腺实质，开口于尿道前列腺部。

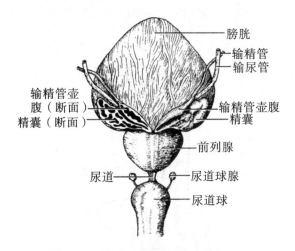

图 6-1-6　精囊、前列腺和尿道球腺

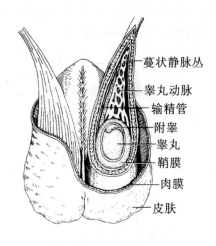

图 6-1-7　阴囊和精索

2. 精索　是从睾丸上端延伸至腹股沟管深环的一对圆索状结构。主要由输精管、睾丸动脉、蔓状静脉丛、神经丛、淋巴管以及外面包裹的数层被膜共同构成（图 6-1-7）。精索内的蔓状静脉丛因某种原因发生迂曲、扩张，临床上称为精索静脉曲张。

（四）附属腺

1. 精囊腺　是位于膀胱底后面及输精管末端外侧的一对扁椭圆形囊状器官，其排泄管与输精管末端合成射精管。精囊腺的分泌物参与构成精液。

2. 前列腺　呈栗子形，位于骨盆腔内，中央有尿道前列腺部穿过。前列腺上端宽大，称前列腺底，紧贴膀胱颈；下端尖细，称前列腺尖；尖、底之间称前列腺体。前列腺体后面正中线上有一浅沟，称前列腺沟。直肠指诊时，经直肠前壁可摸到前列腺和前列腺沟。前列腺的分泌物是精液的主要成分。老年人前列腺内结缔组织增生，造成前列腺肥大，可压迫尿道而引起排尿困难。

3. 尿道球腺　是埋藏在尿生殖膈内的一对豌豆形小腺体，排泄管开口于尿道球部，其分泌物可滑润尿道，也参与精液组成。

精液由睾丸产生的精子与输精管道、附属腺体的分泌物混合而成，呈乳白色。正常男性每次射精 2～5 mL，含精子 3 亿～5 亿个。

二、外生殖器

（一）阴囊

阴囊是位于阴茎后下方的皮肤囊袋，该部皮肤薄而柔软，阴囊壁由皮肤和肉膜构成（图

6-1-7)。肉膜的平滑肌舒缩可使阴囊松弛或紧张,调节阴囊内的温度,有利于精子的发育。

(二)阴茎

阴茎可分为阴茎头、阴茎体和阴茎根三部分(图 6-1-8)。阴茎根固定于耻骨弓和尿生殖膈下面。阴茎体呈圆柱状,悬垂于耻骨联合前下方,阴茎前端的膨大,称阴茎头,其尖端有尿道外口,头后稍细的部分叫阴茎颈。

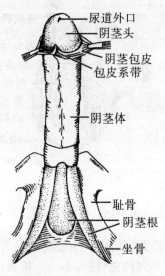

图 6-1-8 阴茎的外形

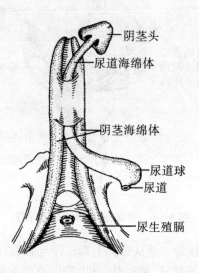

图 6-1-9 阴茎海绵体

阴茎主要由两条阴茎海绵体和一条尿道海绵体构成(图 6-1-9),外面包以筋膜和皮肤。两个阴茎海绵体并列于阴茎的背侧部,尿道海绵体位于腹侧中央,内有尿道通过。在阴茎前端,皮肤形成双层游离的环形皱襞称阴茎包皮。在阴茎头腹侧正中线上,包皮与尿道外口相连的皮肤皱襞叫包皮系带,做包皮环切时注意勿损伤此系带。

三、男性尿道

男性尿道兼有排尿和排精功能。起于尿道内口,止于阴茎头尖端的尿道外口(图 6-1-10),成人长 16～22 cm。全程可分为 3 部:前列腺部(穿过前列腺的部分)、膜部(穿过尿生殖膈的部分)和海绵体部(穿过尿道海绵体的部分),临床上将前列腺部和膜部称为后尿道,海绵体部称为前尿道。

男性尿道全程中有三处狭窄、三个扩大和二个弯曲(图 6-1-11)。三处狭窄分别是尿道内口、膜部和尿道外口。三个扩大分别是前列腺部、尿道球部和尿道舟状窝。二个弯曲一

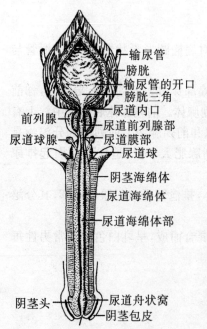

图 6-1-10 男性尿道

个为耻骨下弯,在耻骨联合下方,凹向前上方,此弯恒定无变化;另一个为耻骨前弯,在耻骨联合

前下方,凹向下方,将阴茎向上提起时此弯曲可以消失。临床上给男性病人导尿或行膀胱镜检查时,应注意男性尿道的形态学特点。

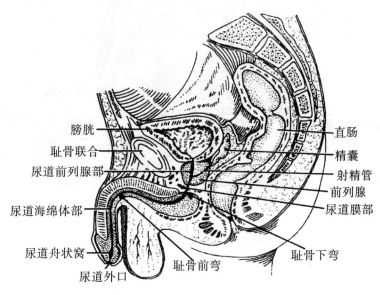

膀胱
耻骨联合
尿道前列腺部
尿道海绵体部
尿道舟状窝
尿道外口
耻骨前弯
直肠
精囊
射精管
前列腺
尿道膜部
耻骨下弯

图 6-1-11　男性盆腔正中矢状切面

第二节　女性生殖系统

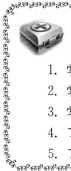 **学习目标**

1. 掌握女性生殖系统的组成及功能。
2. 掌握子宫的位置、形态和固定装置。
3. 掌握卵巢的位置形态、输卵管的分部和阴道的位置。
4. 了解黄体、产科会阴和阴道穹的概念。
5. 了解乳房的形态位置、结构。

女性生殖系统包括内生殖器和外生殖器两个部分。内生殖器由生殖腺(卵巢)、输卵管道(输卵管、子宫、阴道)和附属腺(前庭大腺)组成。外生殖器即女阴(图 6-2-1)。卵巢是产生卵细胞和分泌雌、孕激素的器官。成熟的卵细胞从卵巢表面排出,经腹膜腔进入输卵管,在管内受精后移至子宫内膜发育生长,成熟的胎儿于分娩时经阴道娩出。

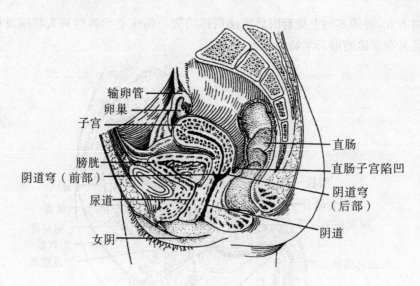

图 6-2-1　女性盆腔正中矢状切面

一、内生殖器

（一）卵巢

1. 位置和形态　卵巢为女性生殖腺,位于盆腔内,左右各一,呈扁椭圆形,被子宫阔韧带后层所包绕(图 6-2-2)。可分为内、外两侧面,前、后两缘和上、下两端。外侧面贴于盆腔侧壁,内侧面朝向盆腔。上端借卵巢悬韧带连于盆壁,下端借卵巢固有韧带连于子宫底的两侧。卵巢后缘游离,前缘借卵巢系膜连于子宫阔韧带,前缘中部有血管、神经等出入,称卵巢门。卵巢的大小和形态随年龄的增长而变化,幼女的卵巢较小,表面光滑。性成熟期卵巢较大。此后由于多次排卵,卵巢表面形成瘢痕,凹凸不平。30～40 岁开始缩小,50 岁左右逐渐萎缩,月经随之停止。

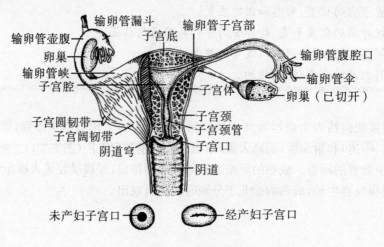

图 6-2-2　女性内生殖器

2. 微细结构　卵巢表面被覆有单层立方上皮或扁平上皮,上皮深面为薄层致密结缔组织构成的白膜。卵巢的实质分为周围的皮质和中央的髓质。皮质很厚,主要含有不同发育阶段的卵泡,髓质由结缔组织、血管和神经等构成(图 6-2-3)。

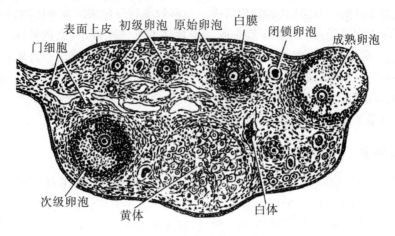

图 6-2-3　卵巢的微细结构

(1) 卵泡的发育:卵泡由一个卵母细胞和包绕它的许多卵泡细胞组成。卵泡的发育分原始卵泡、初级卵泡、次级卵泡和成熟卵泡 4 个阶段。初级卵泡和次级卵泡合称生长卵泡。

1) 原始卵泡:位于皮质浅层,是处于静止状态的卵泡。由一个初级卵母细胞和周围一层扁平的卵泡细胞组成。初级卵母细胞圆形,体积较大,核大而圆,染色浅,核仁明显。初级卵母细胞由胚胎时期的卵原细胞分化而来,并停留在第一次成熟分裂前期。卵泡细胞对卵母细胞有支持和营养作用。

2) 初级卵泡:从青春期开始,在垂体促性腺激素的作用下,每月都有一些原始卵泡生长发育。初级卵母细胞体积增大,但仍停留于第一次成熟分裂前期。卵泡细胞生长增高为立方或柱状,进而增殖为多层。在初级卵母细胞与卵泡细胞之间出现一层含糖蛋白的嗜酸性膜,称透明带。卵泡周围的结缔组织形成卵泡膜。

3) 次级卵泡:当初级卵泡的卵泡细胞增多至十余层时,细胞之间出现一些不规则小腔,以后相继融合成一个大的卵泡腔,内含卵泡液。初级卵母细胞和周围的卵泡细胞居于卵泡腔一侧,称为卵丘。紧靠透明带的一层柱状卵泡细胞呈放射状排列,称放射冠。其他的卵泡细胞构成卵泡的壁,称颗粒层,卵泡细胞亦改称颗粒细胞。此时卵泡膜分两层,内层富含毛细血管和膜细胞。外层纤维较多,细胞、血管较少。

4) 成熟卵泡:次级卵泡发育到最后阶段即为成熟卵泡。此时卵泡细胞停止增殖,但卵泡液急剧增多而使卵泡体积显著增大,直径可达到 2 cm,并向卵巢表面突出。在排卵前 36～48 h,初级卵母细胞完成第一次减数分裂,形成一个次级卵母细胞和一个第一极体。

(2) 排卵:成熟卵泡明显地突出于卵巢表面,卵泡液激增使突出部分的卵泡壁、白膜愈来愈薄,最后破裂。次级卵母细胞、透明带和放射冠随卵泡液一起从卵巢排出,此过程称为排卵。一般发生在月经周期的第 14 天。通常每个月经周期有多个原始卵泡发育,最终能发育成熟并排卵的只有一个,且双侧卵巢交替排卵。其余的卵泡在不同发育阶段退化,退化的卵泡称闭锁卵泡。

卵泡细胞和卵泡膜细胞共同协作产生雌激素。雌激素能促进女性生殖器官(特别是子宫)发育及第二性征的发育和维持。

(3) 黄体的形成与退化:排卵后,卵泡壁塌陷,残留的颗粒层、卵泡膜及血管内陷,形成一个体积较大、血管丰富的内分泌细胞团,称黄体。由颗粒细胞分化来的粒黄体细胞呈多边形,胞体大,能分泌孕激素和松弛素。来源于膜细胞的膜黄体细胞体积较小,染色较深。两种黄体细胞共同作用产生雌激素。孕激素能促进子宫内膜的增生及子宫腺的分泌和乳腺发育。松弛素可使子宫平滑肌松弛,以维持妊娠。黄体的发育因卵细胞是否受精而差别甚大。若卵未受精,黄体仅维持2周,称月经黄体。若排出的卵受精,黄体则继续发育,可维持6个月,称妊娠黄体。黄体退化后,逐渐被结缔组织取代,称白体。

(二) 输卵管

输卵管是一对输送卵细胞的弯曲管道,长10~12 cm,内侧端连接子宫,外侧端开口于腹膜腔(图6-2-2),输卵管由内侧向外侧依次分4部分:①输卵管子宫部:是输卵管连于子宫壁的一段。②输卵管峡:是子宫部向外延伸的较细的一段,管腔狭窄,是输卵管结扎术的手术部位。③输卵管壶腹:粗而弯曲,卵细胞常在此受精。④输卵管漏斗部:是输卵管末端的膨大,有输卵管腹腔口,开口于腹膜腔。漏斗的游离缘有许多指状突起称输卵管伞,是临床上识别输卵管的标志。

(三) 子宫

子宫是壁厚腔小的肌性器官,是孕育胎儿的场所。

1. 子宫的形态　成年未产妇子宫呈前后略扁倒置的梨形,长7~8 cm,最宽处约4 cm,厚2~3 cm,重40~50g,可分为底、体、颈3部(图6-2-2)。在两输卵管子宫口以上的隆凸部分叫子宫底;下部窄细的部分称子宫颈,底和颈之间的部分叫子宫体。子宫颈下端伸入阴道内的部分为子宫颈阴道部,以上的部分称阴道上部,其与子宫体相接处较狭细,称子宫峡。非妊娠期,该部不明显,仅1 cm,妊娠末期可达7~11 cm,称子宫下段,产科常在此进行剖腹取胎术。

子宫的内腔狭窄,分上、下两部。上部是由子宫底、体围成的三角形腔隙,称子宫腔,其尖端朝下;下部在子宫颈内,称子宫颈管,其上口通子宫腔,下口通阴道称子宫口。未产妇子宫口光滑呈圆形,经产妇子宫口呈横裂状。

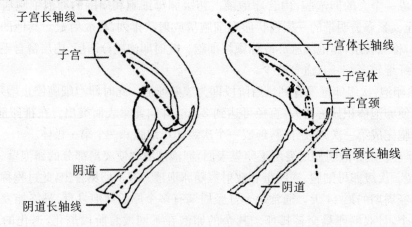

图6-2-4　子宫前倾、前屈位示意图

2. 子宫的位置　子宫位于小骨盆腔中央,在膀胱和直肠之间,下端接阴道,两侧连有输卵管和子宫阔韧带。成年女性子宫的正常位置呈前倾前屈位(图 6-2-4),前倾指整个子宫向前倾斜,与阴道之间形成一向前开放的夹角;前屈是指子宫体与子宫颈之间形成凹向前的弯曲。当人体直立,膀胱空虚时,子宫伏于膀胱上面。

3. 子宫的固定装置　子宫的正常位置依赖盆底肌的承托以及韧带的牵拉与固定(图6-2-5)。维持子宫正常位置的韧带有:

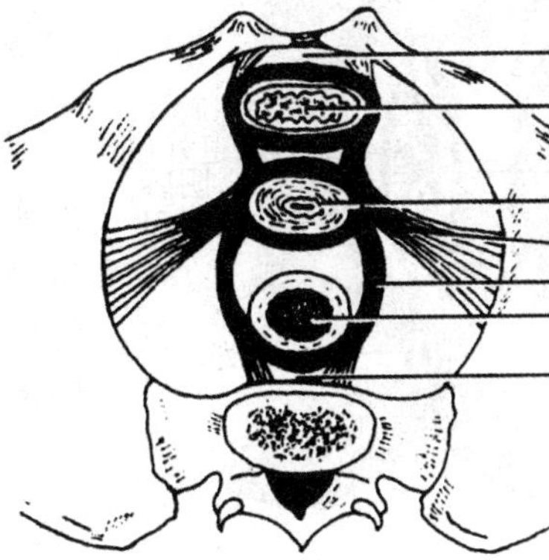

(1)子宫阔韧带:为子宫两侧缘延伸至骨盆侧壁的双层腹膜皱襞,呈冠状位。此韧带可限制子宫向两侧移位。

(2)子宫圆韧带:起于输卵管与子宫连接处前面的下方,在子宫阔韧带前层腹膜的覆盖下向前外侧弯行,经过腹股沟管止于阴阜和大阴唇的皮下。此韧带是维持子宫前倾的主要韧带。

图 6-2-5　子宫的固定装置模式图

(3)子宫主韧带:由子宫阔韧带下部两层腹膜之间的结缔组织和平滑肌纤维构成,由子宫颈连至骨盆侧壁,有固定子宫颈、防止子宫脱垂的作用。

(4)骶子宫韧带:起于子宫颈的后面,绕过直肠两侧,止于骶骨的前面。此韧带向后上牵引子宫颈,对维持子宫前屈起主要作用。

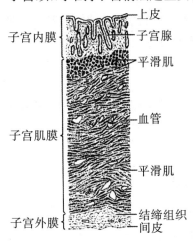

图 6-2-6　子宫的微细结构

4. 子宫壁的微细结构　子宫壁很厚,由内向外可分为内膜、肌层和外膜 3 层(图 6-2-6)。子宫内膜即子宫黏膜,由单层柱状上皮和固有层构成。内膜表面的上皮向固有层内深陷形成许多子宫腺,表面上皮由分泌细胞和少量纤毛细胞构成。固有层较厚,含有大量分化较低的基质细胞。子宫底和子宫体的内膜可分为功能层和基底层,功能层位于浅部,较厚,自青春期起在卵巢激素的作用下发生周期性剥脱和出血,而基底层较薄,位于内膜深部与肌层相邻,此层无周期性脱落变化,有修复内膜的功能。子宫动脉分出的细支进入基底层,称基底动脉(不受卵巢激素的影响);主干进入功能层,称螺旋动脉(对卵巢激素非常敏感)。子宫肌层很厚,由许多平滑肌束和结缔组织构成,妊娠时肌纤维的长度和数量都增加,具有很大的伸展性。子宫外膜即浆膜,为包绕子宫的腹膜脏层。

(四)阴道

阴道是连接子宫与外生殖器之间的肌性管道,是女性交接器官,也是排出月经和娩出胎儿的通道。阴道位于骨盆腔内,前邻膀胱底和尿道,后邻直肠,阴道上端较宽,呈穹隆状包绕子宫颈阴道部,二者间形成的环形间隙,称阴道穹。阴道穹分前、后和两侧部,以阴道后穹最深,并与直肠子宫陷凹相邻,可经此行腹膜腔穿刺或引流。阴道下端较窄,以阴道口开口于阴道前庭。在处女的阴道口周围有处女膜附着。阴道具有较大的伸展性,分娩时高度扩张,成为胎儿娩出的产道。

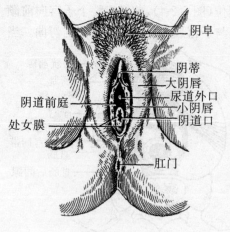

图 6-2-7　女阴

阴阜
阴蒂
大阴唇
尿道外口
小阴唇
阴道口
阴道前庭
处女膜
肛门

二、外生殖器

女性外生殖器即女阴,包括阴阜、大阴唇、小阴唇、阴蒂、阴道前庭、前庭球和前庭大腺等结构(图 6-2-7)。阴道前庭是位于两侧小阴唇之间的裂隙,其前部有尿道外口,后部有阴道口。前庭大腺位于阴道口的两侧,前庭球的后端,形如豌豆,导管开口于阴道前庭,分泌物有润滑阴道口的作用。

三、会阴

会阴有狭义和广义之分。广义的会阴指封闭骨盆下口的全部软组织,而狭义的会阴指肛门与外生殖器之间狭小区域的软组织。狭义的会阴在临床上称产科会阴,由于分娩时此区承受的压力较大,易发生撕裂,应注意保护此区。

四、乳房

乳房为人和哺乳动物特有的结构。男性的乳房不发达,但乳头的位置较为恒定,多位于第 4 肋间隙。女性乳房于青春期开始发育生长,在妊娠期和哺乳期有分泌活动。

(一)乳房的位置和形态

成年女性未产妇的乳房呈半球形,位于胸大肌和胸肌筋膜的表面,乳房中央有乳头,平对第 4 肋间隙或第 5 肋。其顶端有输乳管的开口,乳头周围颜色较深的区域为乳晕(图 6-2-8)。乳头和乳晕的皮肤较薄,易被损伤。

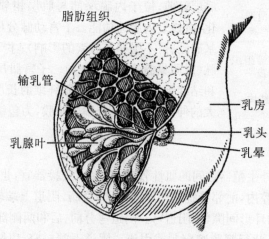

脂肪组织
输乳管
乳腺叶
乳房
乳头
乳晕

图 6-2-8　女性乳房的构造模式图

（二）乳房的构造

乳房由皮肤、乳腺、脂肪组织和致密结缔组织构成,乳腺被结缔组织分隔成 15～20 个乳腺叶,每一乳腺叶有一排泄管,称输乳管(图 6-2-9)。乳腺叶和输乳管均以乳头为中心呈放射状排列,故乳房手术应尽量做放射状切口,以减少对乳腺叶和输乳管的损伤。

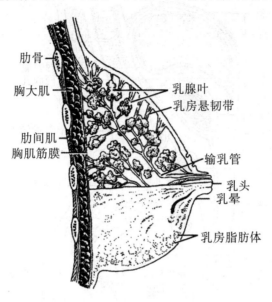

图 6-2-9　女性乳房的矢状切面

第三节　腹　　膜

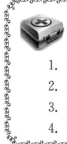 **学习目标**

1. 掌握腹膜和腹膜腔的概念及功能。
2. 熟悉腹膜形成的韧带、系膜及网膜的主要结构和位置。
3. 掌握肝肾隐窝、膀胱直肠陷凹和直肠子宫陷凹的位置。
4. 了解腹膜与器官的关系。

一、腹膜和腹膜腔

腹膜由浆膜构成,薄而光滑,广泛被覆于腹、盆壁的内面和腹、盆腔器官的外面,衬于腹、盆壁内面的部分称壁腹膜,覆于腹、盆腔器官的外面的部分称脏腹膜。脏腹膜和壁腹膜相互移行所围成的潜在性腔隙,称腹膜腔(图 3-3-1)。男性的腹膜腔是封闭的,女性腹膜腔则借输卵管腹腔口经输卵管、子宫、阴道与外界相通。腹膜具有支持固定脏器、分泌浆液、吸收和修复功能。正常情况下,腹膜分泌少量浆液,起润滑和减少脏器间摩擦的作用。腹膜上部的吸收作用强,下部较弱,所以腹膜炎或手术后的病人多取半卧位,以减缓腹膜对有害物质的吸收。

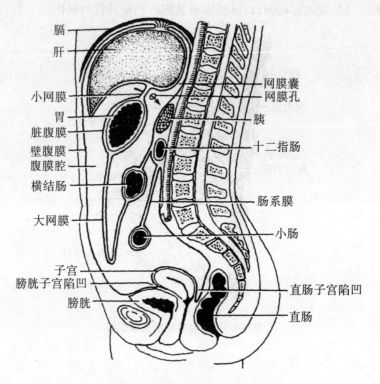

图 3-3-1　腹膜的配布(矢状切面)

二、腹膜与器官的关系

根据器官被腹膜包被的程度,可将腹、盆腔器官分为 3 种类型(图 3-3-2)。

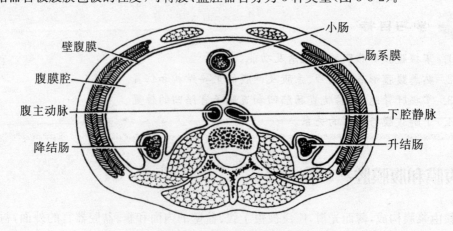

图 3-3-2　腹膜与器官的关系

（一）腹膜内位器官

此类器官表面几乎都被腹膜覆盖，称腹膜内位器官。这类器官活动性较大，如胃、空肠、回肠、盲肠、阑尾、横结肠、乙状结肠、脾、卵巢和输卵管等。

（二）腹膜间位器官

指大部分被腹膜覆盖，仅少部分未被腹膜覆盖的器官。这类器官活动性较小，如升结肠、降结肠、肝、胆囊、充盈的膀胱和子宫等。

（三）腹膜外位器官

指仅一面被腹膜覆盖，其余面均不覆盖腹膜的器官。这类器官位置固定，几乎不能活动，如十二指肠降部和水平部、胰、肾、肾上腺和输尿管等。

了解腹膜与器官的关系，有重要的临床意义。如腹膜内位器官，若行手术必须通过腹膜腔。而肾、输尿管等腹膜外位器官则可不必打开腹膜腔便可进行手术，从而避免腹膜腔的感染或术后粘连。

三、腹膜形成的结构

腹膜在器官与腹壁或盆壁之间，以及器官与器官之间互相移行，形成韧带、系膜、网膜等结构（图 3-3-3）。这些结构不仅对器官起着连接和固定的作用，也是血管、神经出入脏器的途径。

（一）韧带

腹膜形成的韧带多数为双层腹膜，少数为单层腹膜，对器官有固定作用。有的韧带内含血管和神经。主要的韧带有：

1. 肝的韧带 包括镰状韧带和冠状韧带。前者呈矢状位，是腹膜自腹前壁上部移行至膈与肝之间的双层腹膜皱襞，其游离缘内有肝圆韧带。后者呈冠状位，位于肝的后方，连于肝和膈之间，由前、后两层腹膜构成，前层与镰状韧带相移行。在韧带的左、右两端，前、后两层相贴，其余部分，两层分离，之间为肝裸区。

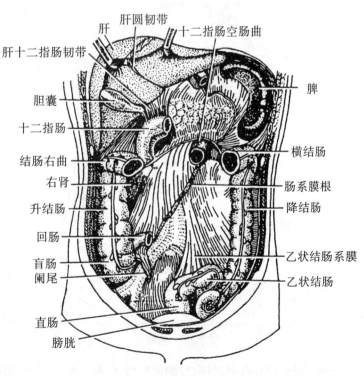

图 3-3-3　腹膜形成的结构

2. 脾的韧带　包括胃脾韧带(连于胃底和脾门之间的双层腹膜皱襞)、脾肾韧带(连于脾门和左肾前面的双层腹膜皱襞)和膈脾韧带(脾肾韧带向上连于膈下面的结构,由膈与脾之间的腹膜构成)。

3. 胃的韧带　包括肝胃韧带、胃脾韧带、胃结肠韧带和胃膈韧带等。

(二) 系膜

主要是指将肠管连于腹后壁的双层腹膜结构。两层腹膜之间,夹有血管、神经、淋巴管和淋巴结等。

1. 肠系膜　是指空、回肠的系膜。肠系膜将空肠、回肠连于腹后壁,面积较大,呈折扇状,其根部附于腹后壁称肠系膜根。肠系膜根自第2腰椎体的左侧斜向右下,止于右骶髂关节前方。肠系膜长而宽阔,故空、回肠的活动范围较大。

2. 阑尾系膜　是阑尾与回肠末端之间的三角形腹膜皱襞,其游离缘内有阑尾动、静脉。

3. 横结肠系膜　连于横结肠与腹后壁之间。横结肠系膜里有结肠的血管、淋巴管、淋巴结和神经丛等。

4. 乙状结肠系膜　位于腹腔左下部,将乙状结肠连于盆壁。由于系膜较长,乙状结肠活动度大,故易发生肠扭转。

(三) 网膜及网膜囊

网膜由双层腹膜构成,薄而透明,包括小网膜和大网膜(图3-3-4)。

1. 小网膜　是肝门至胃小弯和十二指肠上部的双层腹膜。它分为两部分:左侧是连于肝门和胃小弯之间的称肝胃韧带;右侧是连于肝门和十二指肠上部之间的肝十二指肠韧带,内有肝固有动脉、胆总管和肝门静脉通过。小网膜游离缘的后方为网膜孔,经此孔可进入胃后方的网膜囊(图3-3-5)。网膜囊为小网膜和胃后方的腹膜间隙,是腹膜腔的一部分,又称小腹膜腔。当网膜囊积液时,可经网膜孔蔓延到腹膜腔的其他部分。成人网膜孔可容1～2指,位置较深,是网膜囊与大腹膜腔的

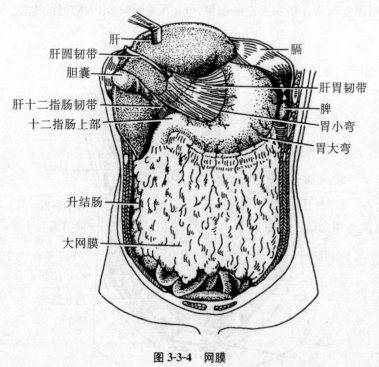

图3-3-4　网膜

惟一通道。胃后壁穿孔时,胃内容物常局限于网膜囊内,给早期诊断带来一定困难。

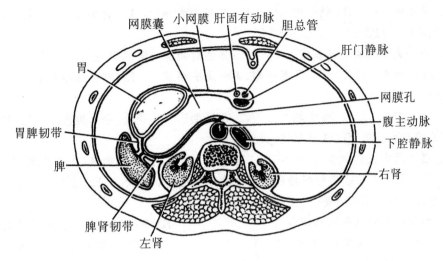

图 3-3-5　网膜囊

2. 大网膜　是连于胃大弯和横结肠之间的腹膜结构,呈围裙状悬垂于横结肠和小肠的前方,内有脂肪、血管和淋巴管等。它包含 4 层腹膜结构,前两层是由胃前、后壁的脏腹膜自胃大弯和十二指肠上部下垂而成,当下垂至腹下部后返折向上形成后两层,向后上包裹横结肠并与横结肠系膜相续。大网膜有重要的防御功能,当腹腔内有炎症时,大网膜可向病变处移动,包裹病灶,限制炎症扩散。小儿的大网膜较短,不易发挥上述作用,故易患弥漫性腹膜炎。

（四）隐窝与陷凹

在腹膜皱襞之间或皱襞与腹、盆壁之间的凹陷称隐窝,较大的隐窝称陷凹。肝肾隐窝位于肝右叶下方与右肾之间,仰卧时为腹膜腔最低处,是液体易于聚集的部位。陷凹主要位于盆腔内,男性在膀胱与直肠之间有直肠膀胱陷凹;女性在膀胱与子宫之间有膀胱子宫陷凹,直肠与子宫之间有直肠子宫陷凹,也称 Douglas 腔,较深,与阴道后穹仅隔一薄层阴道壁。站立或半卧位时,男性直肠膀胱陷凹和女性直肠子宫陷凹是腹膜腔最低部位,故积液多存积于这些陷凹内。

练习题及参考答案

练习题

一、选择题

1. 成人生精小管管壁的生精上皮由(　　　)细胞组成。

　　A. 支持细胞和间质细胞　　　B. 支持细胞和生精细胞　　　C. 间质细胞和生精细胞

　　D. 支持细胞和精原细胞　　　E. 间质细胞和精原细胞

2. 精子(　　　)。

　　A. 为最先成为单倍体细胞的生精细胞　　　B. 为含有多种酶的生精细胞

　　C. 为染色质常呈丝球状的生精细胞　　　D. 为不再进行分裂的圆形生精细胞

　　E. 为最幼稚的生精细胞

3. 输精管结扎的适宜部位是在输精管的(　　　)。

    A. 睾丸部   B. 精索部   C. 腹股沟管部   D. 盆部   E. 壶腹部

4. 前列腺(　　)。

    A. 为一成对的实质性器官   B. 体的前面有一前列腺沟

    C. 经直肠可触及   D. 呈栗子形、尖朝上底朝下   E. 可分泌雄激素

5. 排卵发生在(　　)。

    A. 月经期末   B. 增生期末   C. 分泌期   D. 分泌期末   E. 增生期

6. 有关卵泡生长发育过程的叙述,错误的是(　　)。

    A. 经过两次成熟分裂   B. 分原始卵泡、生长卵泡、成熟卵泡

    C. 成熟卵泡进入腹膜腔叫排卵   D. 生长卵泡体积最大   E. 生长卵泡可分泌孕酮

7. 有关黄体的叙述正确的是(　　)。

    A. 排卵后由卵泡壁塌陷形成   B. 可分泌雌激素和少量雄激素

    C. 月经黄体可维持28天左右   D. 月经黄体可转为妊娠黄体

    E. 以上均不正确

8. 有关子宫的微细结构,说法正确的是(　　)。

    A. 由内向外依次为内膜、浆膜、肌层   B. 内膜上皮为复层扁平上皮

    C. 在月经周期中,整个子宫内膜都发生脱落   D. 子宫内膜有功能层和基底层之分

    E. 月经周期脱落的为子宫内膜基底层

9. 男性生殖腺为(　　)。

    A. 前列腺   B. 尿道球腺   C. 精囊   D. 睾丸   E. 附睾

10. 输精管起自(　　)。

    A. 睾丸输出小管   B. 附睾尾   C. 精直小管   D. 睾丸网   E. 附睾头

11. 关于射精管的叙述,下列正确的是(　　)。

    A. 为输精管的末端形成   B. 长约5 cm   C. 穿前列腺实质

    D. 开口于尿道球部   E. 大部分位于尿生殖膈的下方

12. 输卵管结扎多在(　　)。

    A. 输卵管子宫部   B. 输卵管峡   C. 输卵管壶腹

    D. 输卵管漏斗   E. 输卵管腹腔口

13. 受精在(　　)。

    A. 子宫   B. 阴道   C. 输卵管子宫部

    D. 输卵管壶腹   E. 输卵管腹腔口

14. 维持子宫颈正常位置的重要结构是(　　)。

    A. 子宫圆韧带   B. 子宫主韧带   C. 骶子宫韧带

    D. 子宫阔韧带   E. 卵巢悬韧带

15. 子宫肿瘤好发于(　　)。

    A. 子宫腔   B. 子宫体的肌层   C. 子宫颈

    D. 子宫体的外膜   E. 子宫底

16. 分娩时为避免会阴撕裂,应注意保护(　　)。

    A. 耻骨联合与阴道前庭之间的软组织   B. 阴道前庭

    C. 肛门与尾骨尖之间的软组织   D. 肛门与外生殖器之间的软组织

  E. 尿生殖膈
 17. 穿过盆膈的结构为( )。
  A. 尿道   B. 女性阴道   C. 男性的射精管
  D. 直肠   E. 女性的前庭大腺排泄管

二、名词解释
 1. 黄体
 2. 精索

三、问答题
 1. 精子的形成过程。
 2. 卵泡的发育过程。
 3. 精子自精曲小管产生后,依次经过哪些器官和结构排出体外?
 4. 简述输卵管的分部及各部特点。
 5. 简述男性尿道的分部、狭窄部位和两个弯曲。

参考答案

一、选择题
1. B 2. B 3. B 4. C 5. B 6. E 7. A 8. D 9. D 10. B 11. C 12. B
13. D 14. B 15. C 16. D 17. D

二、名词解释
 1. 黄体:成熟卵泡排卵后,卵泡壁塌陷,并形成皱褶,卵泡膜和血管随之伸入,在垂体促性腺激素(黄体生成素)的作用下,逐渐发育成一个体积较大而富含血管的内分泌腺细胞团,新鲜时呈黄色,称为黄体。

 2. 精索:从腹股沟管深环到睾丸上端处之间的圆索状结构称精索,由输精管、睾丸动脉、蔓状静脉丛、神经、淋巴管和精索表面被膜等构成。

三、问答题
 1. 答:精原细胞,初级精母细胞,次级精母细胞,精子细胞,精子。

 2. 答:发育过程要经过原始卵泡、生长卵泡和成熟卵泡3个阶段。

 3. 答:精子产生后,可经精直小管,睾丸网,睾丸输出小管,附睾管,输精管,射精管,尿道前列腺部,尿道膜部,尿道海绵体部排出体外。

 4. 答:输卵管由内侧向外侧依次分4部分:①输卵管子宫部:是输卵管连于子宫壁的一段。②输卵管峡:是子宫部向外延伸的较细的一段,管腔狭窄,是输卵管结扎术的手术部位。③输卵管壶腹:粗而弯曲,卵细胞常在此受精。④输卵管漏斗部:是输卵管末端的膨大,有输卵管腹腔口,开口于腹膜腔。漏斗的游离缘有许多指状突起称输卵管伞,是临床上识别输卵管的标志。

 5. 答:男性尿道全程可分为3部分:前列腺部(穿过前列腺的部分)、膜部(穿过尿生殖膈的部分)和海绵体部(穿过尿道海绵体的部分)。有2处狭窄,分别是尿道内口、膜部和尿道外口。两个弯曲一个为耻骨下弯,在耻骨联合下方,凹向前上方,此弯恒定无变化;另一个为耻骨前弯,在耻骨联合前下方,凹向下方,将阴茎向上提起时此弯曲可以消失。

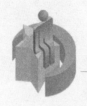

第七章
脉管系统

脉管系统是人体内一套封闭的管道系统,它包括心血管系统和淋巴系统两部分(图 7-0-1),管道内分别流动着血液和淋巴液。脉管系统的主要功能是将消化器官吸收的营养物质和经肺吸入的氧运送到全身各器官和组织,供新陈代谢的需要,同时又把代谢废物,如 CO_2、尿素等分别转运到肺、肾等器官排出体外,以维持机体内环境的稳定。

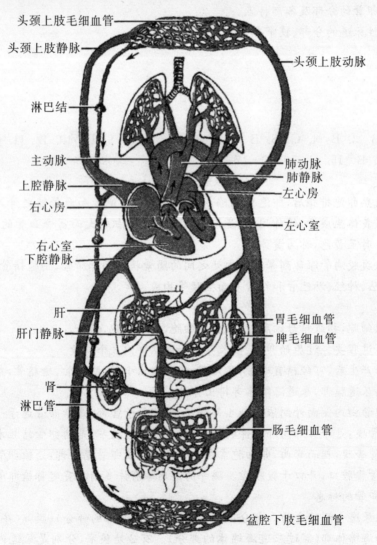

图 7-0-1 脉管系统示意图

第一节　心血管系统

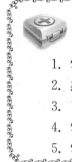

学习目标

1. 掌握心的位置、形态和心腔的结构，
2. 熟悉心的血管、体表投影和心包的组成，
3. 了解心壁的微细结构及心传导系统的组成。
4. 掌握血管的类型及结构特点，了解血管吻合方式。
5. 掌握人体主要动、静脉的名称、走行、分布，了解其主要分支或属支。

心血管系统包括心和血管(动脉、静脉、毛细血管)。

1. 心　是中空的肌性动力器官，具有节律性收缩和舒张作用，推动血液在心血管内不断地循环流动。心分左、右心房和左、右心室 4 个腔。左、右心房之间有房间隔，左、右心室之间有室间隔。同侧房室之间有房室口相通。

2. 动脉　是将血液从心运送到全身各部毛细血管中去的血管。动脉从心脏发出，可分为大动脉、中动脉、小动脉和微动脉，其管腔也逐渐变细，最后移行为毛细血管。

3. 毛细血管　是动脉和静脉之间极为微细的血管，管壁菲薄，分布范围广，互连成网，是血液和组织细胞之间进行物质交换的场所。

4. 静脉　起于毛细血管，是将毛细血管内的血液运回心的血管，管径由细变粗，逐渐汇合成小静脉、中静脉和大静脉，最后汇入心房。

5. 血液循环　血液由心室射出，经动脉、毛细血管、静脉再回流入心房，这种周而复始不断流动的现象称为血液循环(图 7-0-1)。根据循环途径的不同，可分为体循环和肺循环两种。体循环又称大循环，左心室收缩将富含氧气和营养物质的动脉血泵入主动脉，经各级动脉分支到达全身各部组织的毛细血管，与组织细胞进行物质交换，组织细胞的代谢产物和二氧化碳等进入血液，形成静脉血。再经各级静脉，最后汇合成上、下腔静脉注入右心房。肺循环又称小循环，右心室收缩时，将体循环回流的血液泵入肺动脉，经肺动脉的各级分支到达肺泡周围的毛细血管网，通过毛细血管壁和肺泡壁与肺泡内的空气进行气体交换，使血液变为富含氧气的动脉血，再经肺静脉回流入左心房。

一、心脏

(一) 心脏的位置

心脏位于胸腔的中纵隔内，外面裹以心包。其前方对胸骨体和第 2～6 肋软骨，后方对第

5～8胸椎，约$\frac{2}{3}$在正中线的左侧，$\frac{1}{3}$在正中线的右侧。心的两侧与纵隔胸膜、肺相邻，后方邻接食管、迷走神经和胸主动脉，下方邻膈，上方与出入心的大血管相连。

（二）心脏的形态

心脏的外形略呈倒置的圆锥形，大小约相当于本人的拳头。可分为1尖、1底、2面、3缘和4条沟（图7-1-1）。心尖朝向左前下方，在左侧第5肋间隙与左锁骨中线交点内侧1～2 cm处可扪及心尖搏动。心底朝向右后上方。心的前面为胸肋面，下面与膈相邻，又称膈面。右缘垂直向下，由右心房构成；左缘斜向左下，主要由左心室构成；下缘接近水平位，由右心室和心尖构成。心的表面有4条沟，可作为4个心腔分界的表面标志。靠近心底处有一条环形的冠状沟，是心房和心室在心表面的分界标志。心室的胸肋面和膈面各有一条自冠状沟延伸到心尖右侧的浅沟，分别称前室间沟和后室间沟，是左、右心室表面分界的标志。在心底，右上、下肺静脉与右心房交界处的浅沟称房间沟，是左、右心房的分界标志。

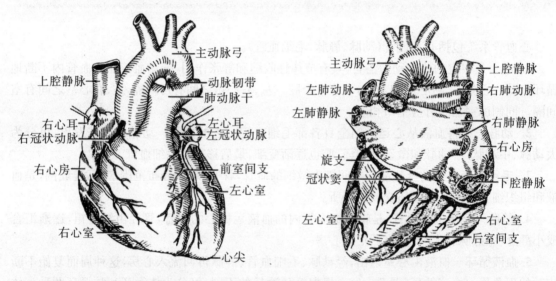

图 7-1-1　心的外形和血管

（三）心腔的结构

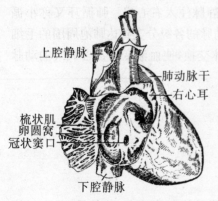

图 7-1-2　右心房

1. 右心房　壁薄腔大，构成心的右上部。向左前方的突出部分称右心耳，其内面有许多平行的肌性隆起，称梳状肌（图7-1-2）。右心房有3个入口：上壁有上腔静脉口，下壁有下腔静脉口，分别导入人体上半身和下半身回流的静脉血；在下腔静脉口与右房室口之间有一较小的冠状窦口，心壁的静脉血经此流回右心房。右心房的出口为右房室口，位于右心房的下部，通右心室。在房间隔的下部有一浅窝，称卵圆窝，是胎儿时期的卵圆孔闭锁的遗迹，房间隔缺损多发生于此。

2. 右心室　位于右心房的前下方，构成胸肋面的大部分,分为流入道和流出道两部分(图 7-1-3)。

　　流入道占右室腔的右下部,壁厚,入口为右房室口,其周缘有 3 片略呈三角形的瓣膜,称右房室瓣(三尖瓣)。瓣膜的基底附于右房室口纤维环,尖端向下突入右心室。流入道的内壁有许多肌性隆起,其中有 3～4 处呈锥状隆起突入室腔,称乳头肌。每个乳头肌的尖端均有数条腱索,分别连于相邻两片瓣膜游离缘及其心室面。当心室收缩时,血液推动右房室瓣,使其互相对合,封闭右房室口。由于乳头肌收缩,腱索牵拉,使瓣膜恰好对紧,且不致翻入右心房,从而阻止血液返流入右心房。三尖瓣、腱索和乳头肌在结构和功能上是一个整体,合称为三尖瓣复合体。

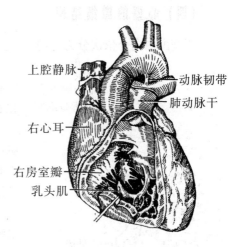

图 7-1-3　右心室

　　右心室的流出道为右室腔的左上部,其内壁光滑,形似倒置的漏斗,称动脉圆锥。其上端为右心室的出口,即肺动脉口,与肺动脉干相通。肺动脉口处有三片半月形瓣膜称肺动脉瓣。当心室舒张时,由于肺动脉干内的血液回流,使肺动脉瓣互相紧贴,关闭肺动脉口,阻止血液逆流入心室。

　　3. 左心房　构成心底的大部,它向前方的突出部分称左心耳,其内面有梳状肌。左心房的后部两侧各有两个肺静脉口,导入从肺流回的动脉血。左心房的出口为左房室口,位于左心房的前下部,通左心室(图 7-1-4)。

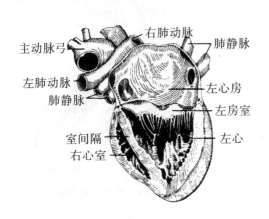

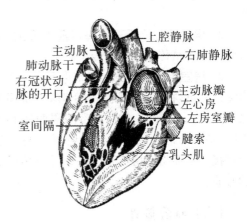

图 7-1-4　左心房和左心室

　　4. 左心室　大部分位于右心室的左后下方,其前下部构成心尖。左心室也分为流入道和流出道两部分(图 7-1-4)。

　　流入道位于室腔的后外侧部,室壁较右心室壁厚,其入口为左房室口,其周缘有两片三角形的瓣膜,称左房室瓣(二尖瓣)。瓣膜借腱索与乳头肌相连,其功能与右房室瓣相同。

　　流出道位于室腔的前内侧部,室壁光滑,其出口位于左房室口的右前方称主动脉口,与主动脉相通。主动脉口处有主动脉瓣,其形态和功能与肺动脉瓣相同。分隔左右心室的室间隔主要由心肌构成,但在接近心房处有一缺乏心肌的卵圆形区域,称膜部,是室间隔缺损的常见部位。

（四）心壁的微细结构

心壁由内向外依次分为心内膜、心肌和心外膜3层（图7-1-5）。

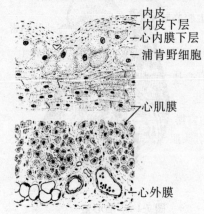

内皮
内皮下层
心内膜下层
浦肯野细胞

心肌膜

心外膜

图 7-1-5　心壁的微细结构

1. 心内膜　为被覆于心肌内面的光滑薄膜，心瓣膜即由心内膜折叠而成。心内膜由内向外分为内皮、内皮下层和心内膜下层3层。

2. 心肌　由心肌细胞构成，是心壁最厚的一层，且心室肌比心房肌厚。心肌细胞包括普通心肌细胞和特殊分化的心肌细胞两种，普通心肌细胞构成心房肌和心室肌，特殊心肌细胞构成心的传导系统。

3. 心外膜　是被覆在心肌表面的一层光滑的薄膜，为浆膜性心包的脏层。

（五）心的传导系统

心的传导系统由特殊分化的心肌细胞构成，能自动发生节律性兴奋，传导冲动，从而引起心的节律性收缩。它包括窦房结、房室结、房室束及其分支（图7-1-6）。

1. 窦房结　位于上腔静脉与右心房交界处的心外膜深面，能自动并节律性地发生兴奋，是心的正常起搏点。

2. 房室结　位于冠状窦口前上方的心内膜深面，可以将窦房结传来的冲动传至心室。

3. 房室束及其分支　房室束又称希氏（His）束，由房室结发出，在室间隔膜部内下降，至室间隔肌部的上缘，分为左、右束支，分别在室间隔两侧心内膜的深面下降，最后分散为细小的浦肯野纤维与一般的心肌纤维相接。从而将心房传来的兴奋迅速传播到整个心室的心肌。

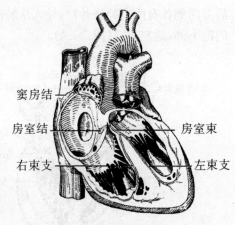

窦房结
房室结
右束支
房室束
左束支

图 7-1-6　心的传导系统

（六）心的血管

营养心的动脉是左、右冠状动脉。左冠状动脉起自主动脉起始部的左后壁，向左前方行至冠状沟，分为前室间支和旋支。前室间支沿前室间沟下行，分支供应左心室壁、右心室前壁的一小部分及室间隔的前上$\frac{2}{3}$部。旋支沿冠状沟向左行至心的膈面，主要分布于左心室的侧壁和后壁，以及左心房等处。右冠状动脉起自主动脉起始部的右前壁，沿冠状沟向右下绕过心的右缘至心的膈面，发出后室间支，下行于后室间沟内。右冠状动脉主要分布于右心房、右心室、左心室的后壁、室间隔的后下$\frac{1}{3}$部、窦房结和房室结等处。

心的静脉多与动脉伴行，主要有心大静脉、心中静脉和心小静脉，最后均汇入冠状窦。冠状窦位于冠状沟的后部,借冠状窦口开口于右心房。

（七）心的体表投影

心在胸前壁的体表投影可用下列四点的连线来表示:左上点位于左侧第 2 肋软骨下缘距胸骨左缘 1.2 cm 处,右上点位于右侧第 3 肋软骨上缘距胸骨右缘 1 cm 处,右下点位于右侧第 6 胸肋关节处,左下点位于左侧第 5 肋软间隙距前正中线 7～9 cm 处,此点相当于心尖部(图 7-1-7)。

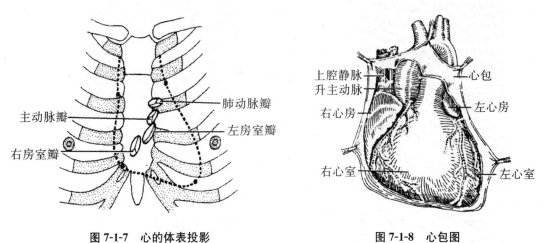

图 7-1-7　心的体表投影　　　　　　　　　图 7-1-8　心包图

（八）心包

心包是包在心和大血管根部周围的膜性囊(图 7-1-8),分纤维性心包和浆膜性心包两部分。纤维性心包是坚韧的结缔组织囊,伸缩性很小。浆膜性心包位于纤维性心包内,分脏、壁两层,脏层即心外膜,壁层衬于纤维性心包的内面。脏层和壁层在出入心的大血管根部相互移行,两层之间的潜在性腔隙,称心包腔。内有少量浆液,可减少心搏动时的摩擦。心包具有保护心脏和阻止心过度扩大等功能。

二、血管

（一）血管的类型及结构特点

1. 动脉　是由心室发出,运送血液到全身各器官的血管,在行程中不断分支,形成大、中、小动脉。动脉管壁较厚,管腔断面呈圆形。动脉壁由内膜、中膜和外膜构成:内膜的表面,是由单层扁平上皮(内皮)构成光滑的腔面;外膜为结缔组织;中膜最厚,大动脉的中膜富含弹力纤维(图 7-1-9),又称弹性动脉,当心脏收缩射血时,大动脉管壁扩张,当心室舒张时,管壁弹性回缩,继续推动血液运行;中、小动脉,特别是小动脉的中膜,平滑肌较发达(图 7-1-10),又称肌性动脉,在神经支配下收缩和舒张,以维持和调节血压以及调节其分布区域的血流量。

2. 静脉　是引导血液回心的血管,小静脉起于毛细血管网,行程中逐渐汇成中静脉、大静脉,最后开口于心房。静脉壁的结构也可分为内膜、中膜、外膜,以外膜最厚,但管壁薄、平滑肌

和弹力纤维均较少(图 7-1-11),弹性和收缩性均较弱,管腔在断面上呈扁椭圆形。除微细结构
上的差别外,静脉还有如下特点:

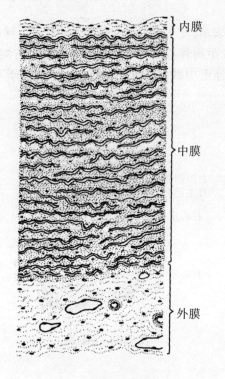

图 7-1-9　大动脉的微细结构

内膜

中膜

外膜

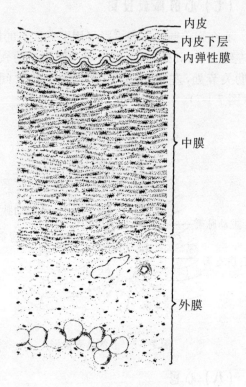

内皮
内皮下层
内弹性膜

中膜

外膜

图 7-1-10　中动脉的微细结构

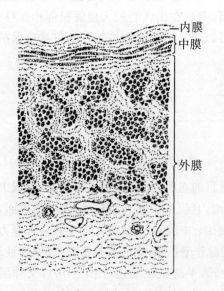

内膜
中膜

外膜

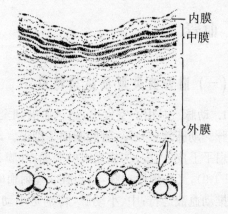

内膜
中膜

外膜

图 7-1-11　大、中静脉的微细结构

①静脉中的管壁薄,收缩力弱,血液压力低,流速慢,故静脉不仅比动脉管腔略大,而且数量也较动脉多,从而使回心血量与心输出量保持平衡。②静脉管壁内面具有半月形向心开放的静脉瓣(图7-1-12),可阻止血液逆流。四肢的浅静脉,静脉瓣数量较多。大静脉、肝门静脉和头颈部的静脉,一般无静脉瓣。③静脉按其位置可分深、浅两类,深静脉位于深筋膜或体腔内,与同名的动脉伴行。浅静脉位于浅筋膜内,又称皮静脉(皮下静脉)。较大的浅静脉可透过皮肤看到,是临床常用作静脉穿刺的血管。浅静脉不与动脉伴行,最后汇入深静脉。

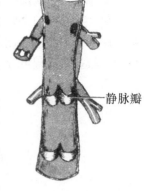

图 7-1-12　静脉瓣

3. 毛细血管　是分布最广的血管,分支很多,相互连成网状。毛细血管的管腔很细,直径仅 $7\sim9$ μm,管壁很薄,主要由一层内皮细胞和基膜构成(图7-1-13),具有一定的通透性,利于组织细胞和血液间的物质交换。分布于肝、脾、骨髓和某些内分泌腺中的毛细血管腔大壁薄,粗细不均,称为血窦。

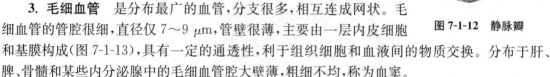

图 7-1-13　毛细血管结构模式图

(二) 血管的吻合

体内中、小血管尤其是毛细血管之间的相互吻合十分广泛。毛细血管普遍吻合成毛细血管网,动脉之间有动脉网和动脉弓,静脉之间有静脉网和静脉丛。动脉和小静脉之间有动静脉吻合等。血管吻合对保证其重点血液供应,维持血液循环的正常进行,都有重要作用。

此外,有些较大的血管,在其行径中常常发出与主干大致平行的侧支,该侧支的末端与同一主干或另一主干的侧

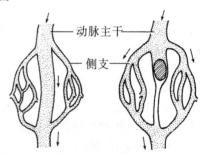

图 7-1-14　侧支循环模式图

支相吻合(图7-1-14)。在正常情况下,侧支的管径都较细小,但如主干的血流受阻(如结扎或阻塞)时,侧支即逐渐变粗,代替主干运送血液形成侧支循环,故侧支循环具有重要的临床意义。

(三) 人体主要动脉及其分支

1. 肺动脉　粗而短,起于右心室,向左上方斜行,在主动脉弓下方分为左、右肺动脉,经肺门入肺,在肺内多次分支,最后到肺泡的周围形成毛细血管网。

在肺动脉分叉处的稍左侧与主动脉弓下缘之间有一结缔组织索,称动脉韧带。是胎儿时期动脉导管闭锁后的遗迹。

2. 体循环的动脉

(1)主动脉(图7-1-15):是全身最粗大的动脉主干,起自左心室,先斜向右上,再弯向左后至第4胸椎体下缘水平,沿脊柱的左前方下行,穿膈的主动脉裂孔入腹腔,继续下行至第4腰椎体下缘。根据其行程可分为升主动脉、主动脉弓和降主动脉3段。

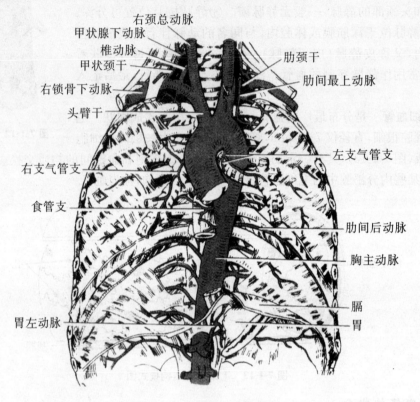

右颈总动脉
甲状腺下动脉
椎动脉
甲状颈干
右锁骨下动脉
头臂干
肋颈干
肋间最上动脉
左支气管支
右支气管支
食管支
肋间后动脉
胸主动脉
膈
胃
胃左动脉

图7-1-15　主动脉及其胸部分支

1)升主动脉:起自左心室,向右前上方斜行,达右侧第2胸肋关节处,延续为主动脉弓,其起始部有左、右冠状动脉发出。

2)主动脉弓:位于胸骨柄后方,气管和食管前方。主动脉弓的凸侧自右向左分别发出头臂干、左颈总动脉和左锁骨下动脉。头臂干粗而短,向右上斜行,至右侧胸锁关节的后方,分为右颈总动脉和右锁骨下动脉。主动脉弓壁内有压力感受器,具有调节血压的作用;在弓的稍下方有2~3个粟粒状小体,称主动脉小球,是化学感受器,能感受血液中二氧化碳浓度的变化,当血液中二氧化碳浓度升高时,可反射性地引起呼吸加深、加快。

3)降主动脉:是主动脉弓在第4胸椎体下缘至第4腰椎体下缘的一段。以膈为界分为胸主动脉和腹主动脉。在第4腰椎体下缘处分为左、右髂总动脉。髂总动脉沿腰大肌内侧下行,至骶髂关节处分为髂内动脉和髂外动脉(图7-1-16)。

(2)颈总动脉:是颈部的动脉主干,右颈总动脉起自头臂干,左颈总动脉直接起自主动脉弓。颈总动脉上段位置浅表,在活体上可摸到其搏动。两侧颈总动脉均经胸锁关节的后方,上行于气管、食管和喉的外侧,至甲状软骨上缘平面分为颈外动脉和颈内动脉。其分叉处有颈动脉窦和颈动脉小球。颈动脉窦是颈总动脉末端和颈内动脉起始处膨大的结构,窦壁内有压力感受器,当动脉血压升高时,刺激压力感受器,可反射性地引起心跳减慢,末梢血管扩张等,从而引起血压下降。颈动脉小球是位于颈内、外动脉分叉处后方呈椭圆形的小体,其功能与主动脉小球相同。

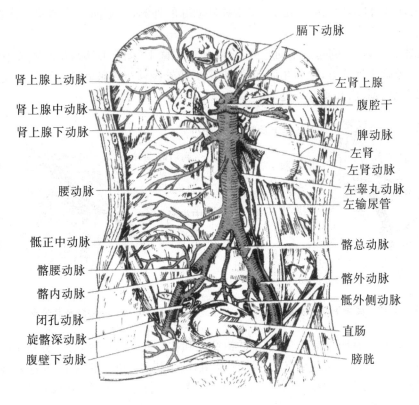

肾上腺上动脉
肾上腺中动脉
肾上腺下动脉
腰动脉
骶正中动脉
髂腰动脉
髂内动脉
闭孔动脉
旋髂深动脉
腹壁下动脉

膈下动脉
左肾上腺
腹腔干
脾动脉
左肾
左肾动脉
左睾丸动脉
左输尿管
髂总动脉
髂外动脉
骶外侧动脉
直肠
膀胱

图 7-1-16 腹主动脉及其分支

1)颈外动脉:自颈总动脉分出后,位于颈内动脉的内侧,在胸锁乳突肌深面上行,穿腮腺实质,至下颌颈处分为颞浅动脉和上颌动脉两个终支(图 7-1-17)。其主要分支有:①甲状腺上动脉:自颈外动脉起始部发出,行向前下方至甲状腺两侧叶上端,分支分布于甲状腺和喉。②面动脉:沿下颌下腺深面行向前上,在咬肌前缘处,绕过下颌骨体下缘至面部,然后经口角和鼻翼的外侧,向上至眼内眦,其末端称内眦动脉。面动脉的分支分布于面前部、腭扁桃体和下颌下腺。面动脉在咬肌前缘绕下颌骨体下缘处位置表浅,在活体上可摸到动脉搏动,当面部出血时,可在该处压迫止血。③颞浅动脉:在外耳门前方和颧弓根部上行于腮腺、额、颞和顶部软组织。在活体外耳门前上方颧弓根部可摸到颞浅动脉搏动,并可

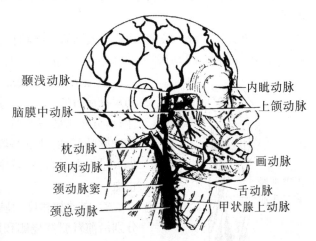

颞浅动脉
脑膜中动脉
枕动脉
颈内动脉
颈动脉窦
颈总动脉

内眦动脉
上颌动脉
面动脉
舌动脉
甲状腺上动脉

图 7-1-17 颈外动脉及其分支

在此进行压迫止血。④上颌动脉:经下颌颈深面入颞下窝,分支分布于口、鼻腔、外耳道、中耳、咀嚼肌和硬脑膜等处。其中分布于硬脑膜的一支称脑膜中动脉,向上经棘孔入颅,分前、后两支。因前支经过翼点内面,当颞部颅骨骨折时,易受损伤,导致硬膜外血肿。

2)颈内动脉:自颈总动脉分出后,位于颈外动脉的外侧,垂直向上经颈动脉管入颅腔,分布于脑和视器。

(3)锁骨下动脉:左侧起自主动脉弓,右侧起自头臂干(图7-1-18),从胸锁关节后方斜向外上至颈根部,经胸膜顶前方,穿斜角肌间隙,至第1肋外缘移行为腋动脉。锁骨下动脉的直接分支主要分布于脑、颈、肩和胸壁等处。

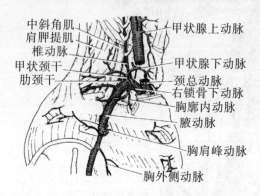

图 7-1-18　锁骨下动脉及其分支

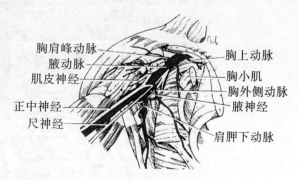

图 7-1-19　腋动脉及其分支

1)椎动脉:椎动脉向上穿6～1颈椎的横突孔和枕骨大孔入颅腔,分支分布于脑和脊髓。

2)胸廓内动脉:在椎动脉起点的相对侧发出,向下进入胸腔,沿第1～6肋软骨后面下行,其本干延伸穿膈进入腹直肌鞘下行,改称腹壁上动脉,并与腹壁下动脉吻合。胸廓内动脉分支分布于胸前壁、乳房、心包、膈和腹直肌等处。

3)甲状颈干:在椎动脉外侧,为一短干,其主要分支有甲状腺下动脉,分支分布于甲状腺和喉等处。

(4)腋动脉　行于腋窝深面,至大圆肌下缘移行为肱动脉(图7-1-19)。其主要分支有胸肩峰动脉、胸外侧动脉和肩胛下动脉等,主要分布于肩部和胸前外侧壁。

1)肱动脉:沿肱二头肌内侧沟下行至肘窝深面,分为桡动脉和尺动脉(图7-1-20)。肱动脉的主要分支有肱深动脉,与桡神经伴行,分布于肱三头肌。在肘窝的内上方,肱二头肌腱内侧可触到肱动脉的搏动,此处是测量血压时的听诊部位。当上肢远侧部发生大量出血时,可在臂中部的内侧向外侧压迫肱动脉于肱骨,进行止血。

2)桡动脉和尺动脉:在肘窝内由肱动脉分出后(图7-1-21),分别沿前臂肌群桡侧和尺侧部下行,经腕部到达手掌,分支分布于前臂和手。桡动脉在腕关节掌侧面的桡侧上方仅被皮肤和筋膜遮盖,是临床触摸脉搏的常选部位。

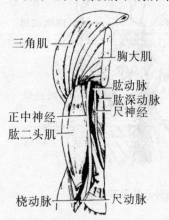

图 7-1-20　肱动脉

(5)掌浅弓:由尺动脉终支和桡动脉掌浅支吻合而成(图7-1-22)。掌浅弓的凸缘主要发出3支指掌侧总动脉,每一支指掌侧总动脉再分出指掌侧固有动脉,分布于第 2～5 指的相对缘。当手指出血时可在手指两侧压迫止血。

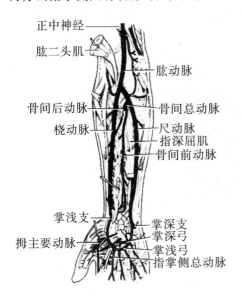

图 7-1-21　前臂掌面动脉及掌浅弓

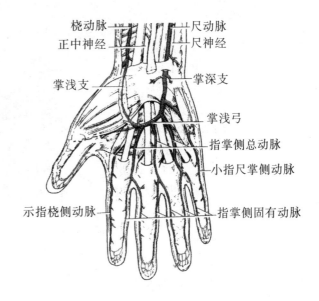

图 7-1-22　掌浅弓

　　(6)掌深弓:由尺动脉掌深支和桡动脉终支吻合而成(图 7-1-23)。掌深弓的凸缘发出 3 支掌心动脉,分别注入相应的指掌侧总动脉。

　　(7)胸主动脉:位于脊柱左前方,其分支有壁支和脏支(图 7-1-15)。

　　1)壁支:主要为 9 对肋间后动脉,位于下 9 位肋间隙内,沿肋沟走行。走行在第 12 肋下缘的 1 对称肋下动脉。分布于胸壁、腹壁大部、背部和脊髓等处。

　　2)脏支:主要有支气管支、食管支和心包支,均较细小,分别分布于各级支气管、食管和心包等处。

　　(8)腹主动脉:位于脊柱前方,其分支也有壁支和脏支(图 7-1-16)。壁支主要有 4 对腰动脉,分布于腰部、腹前外侧壁和脊髓等处。一对膈下动脉,分布于膈及肾上腺。脏

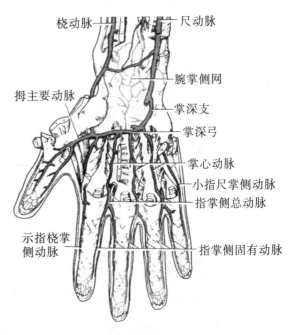

图 7-1-23　掌深弓

支包括成对和不成对两类,成对的有肾上腺中动脉、肾动脉和生殖腺动脉(睾丸或卵巢动脉)。不成对的有腹腔干、肠系膜上动脉和肠系膜下动脉。

　　1)腹腔干:粗而短,在主动脉裂孔的稍下方发自腹主动脉,并立即分为胃左动脉、肝总动脉和脾动脉(图 7-1-24)。

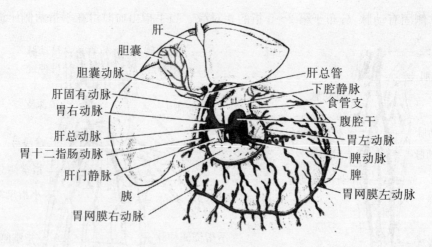

图 7-1-24 腹腔干及其分支

①胃左动脉：斜向左上方至胃的贲门左侧，然后沿胃小弯向右走行，分支分布于食管下段、胃小弯侧的胃壁。②肝总动脉：在十二指肠上部的上方分为：(a)肝固有动脉在肝十二指肠韧带内上行，至肝门附近分为肝左、右支，经肝门入肝。肝右支进入肝门前发出胆囊动脉，分布于胆囊。在肝固有动脉起始部还发出胃右动脉，其沿胃小弯向左与胃左动脉吻合，分布于十二指肠上部和胃小弯附近的胃前后壁；(b)胃十二指肠动脉在幽门后方下降，分为胃网膜右动脉和胰十二指肠上动脉。胃网膜右动脉沿胃大弯向左行，分布于胃大弯侧的胃壁及大网膜。③脾动脉：为腹腔干最粗分支，沿胰体的上方左行，至脾门附近分支入脾。除沿途发出胰支到胰外，在脾门附近还发出：(a)胃短动脉分布于胃底；(b)胃网膜左动脉沿胃大弯向右行，与胃网膜右动脉吻合，分布于胃大弯侧的胃壁和大网膜。

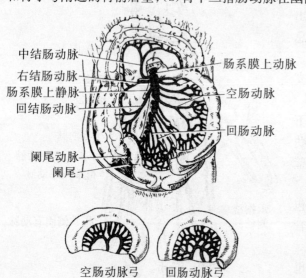

图 7-1-25 肠系膜上动脉及其分支

2) 肠系膜上动脉：发自腹腔干的稍下方，经胰头与十二指肠水平部之间，进入肠系膜根内，斜向右下行至右髂窝（图7-1-25），其主要分支有：①空肠动脉与回肠动脉：行于肠系膜内，有 13～18 支，反复分支并吻合形成 2～5 级动脉弓，从最后一级动脉弓发出直行小支进入肠壁，分布于空肠和回肠。②回结肠动脉：是肠系膜上动脉右侧壁发出的终末支，分布于回肠末段、盲肠、阑尾和升结肠的起始部，并发出一支阑尾动脉（图7-1-26），行于阑尾系膜的游离缘内至阑尾尖端，分布于阑尾。③右结肠动脉：在回结肠动脉上方发出，分布于升结肠。④中结肠动脉：起自右结肠动脉的上方，进入横结肠系膜内，分支分布于横结肠，并与左、右结肠动脉的分支吻合。

3) 肠系膜下动脉：约在第 3 腰椎平面发出，向左下方入乙状结肠系膜内（图7-1-27），其分支有：①左结肠动脉：横向左侧，分升、降支，与中结肠动脉和乙状结肠动脉吻合，分布于降结肠。

②乙状结肠动脉：行向左下方，分布于乙状结肠，与左结肠动脉和直肠上动脉吻合。③直肠上动脉：向下经直肠后方入盆腔，分布于直肠上部，向下与直肠下动脉吻合。

4）肾上腺中动脉：约平对第 1 腰椎高度发自腹主动脉（图 7-1-16），分布于肾上腺。

5）肾动脉：约平对第 1-2 腰椎高度发出，向外侧横行经肾门入肾（图 7-1-16）。在入肾门之前，发出肾上腺下动脉至肾上腺。

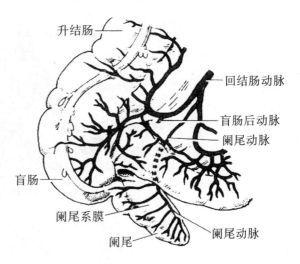

图 7-1-26　阑尾动脉

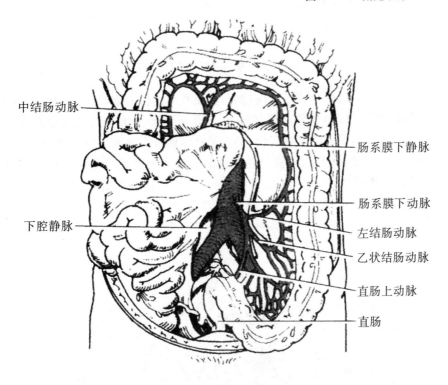

图 7-1-27　肠系膜下动脉及其分支

6）睾丸动脉：细而长，发自肾动脉下方，沿腰大肌前面斜向外下方，穿腹股沟管，参与精索组成（图 7-1-16），故又称精索内动脉，入阴囊后分布于睾丸和附睾。女性该动脉称卵巢动脉，分布于卵巢。

（9）髂内动脉　为一短干，沿盆腔侧壁下行，发出壁支和脏支（图 7-1-28）。

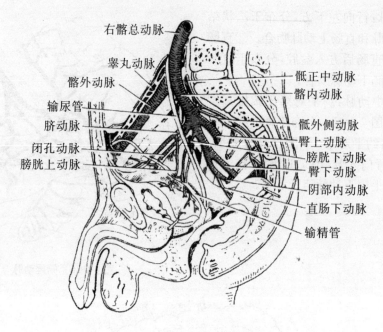

图 7-1-28　髂内动脉及其分支

1) 壁支:①闭孔动脉:沿骨盆侧壁行向前方,经闭孔至大腿内侧,分布于大腿内侧肌群和髋关节。②臀上动脉和臀下动脉:分别经梨状肌上、下孔至臀部,分布于臀肌和髋关节。

2) 脏支:①子宫动脉:沿盆腔侧壁下行,进入子宫阔韧带底部两层腹膜之间,距子宫颈外侧约 2 cm 处从输尿管前上方跨过,沿子宫外侧缘迂曲上行至子宫底。分布于子宫、阴道、输卵管和卵巢。②阴部内动脉:经梨状肌下孔出骨盆,向前进入会阴深部(图 7-1-29),其分支有肛动脉、会阴动脉和阴茎(蒂)背动脉,分布于肛门、会阴部和外生殖器。

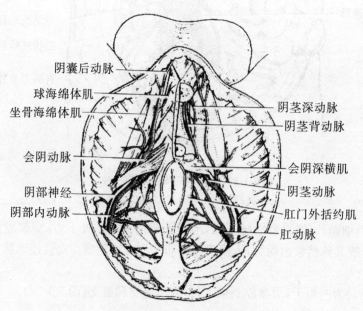

图 7-1-29　阴部内动脉及其分支

（10）髂外动脉　沿腰大肌内侧下行,经腹股沟韧带中点稍内侧的深面至股前部,移行为股动脉。在腹股沟韧带的上方发出腹壁下动脉,该动脉向上进入腹直肌鞘,与腹壁上动脉吻合,分布于腹直肌。

1）股动脉:在股三角内下行,继而转向后方,进入腘窝,移行为腘动脉(图7-1-30)。在腹股沟韧带中点稍内侧的下方,可摸到股动脉的搏动。当下肢大出血时,可在此处将股动脉压向耻骨,进行止血。

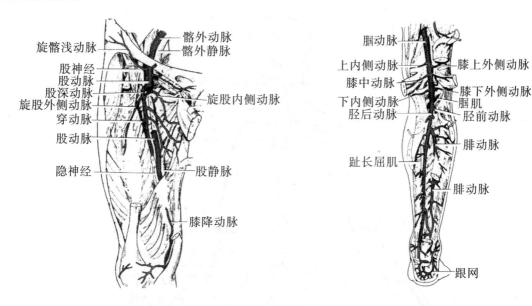

图 7-1-30　股动脉及其分支　　　　　　　图 7-1-31　腘动脉及其分支

2）腘动脉:在腘窝深部下行,分支分布于膝关节等,腘动脉至腘窝深部下行至小腿骨间膜上方分为胫前动脉和胫后动脉(图7-1-31)。①胫后动脉:在小腿后群肌的浅、深两层之间下降,至内踝的后下方,分为足底内侧动脉和足底外侧动脉(图7-1-31)、(图7-1-32)。胫后动脉的分

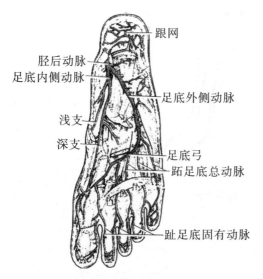

图 7-1-32　足底动脉

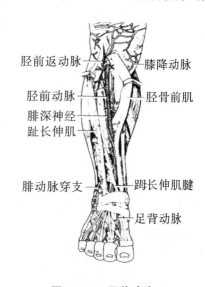

图 7-1-33　胫前动脉

支分布于小腿肌后群及外侧群；足底内、外侧动脉分布于足底和足趾。②胫前动脉：穿小腿骨间膜至小腿前面，在小腿前群肌之间下行，至踝关节前方移行为足背动脉（图7-1-33）。足背动脉位于足背，位置较浅表，在内、外踝连线的中点处，可摸到足背动脉的搏动。胫前动脉和足背动脉的分支分布于小腿前部、足背和足趾。

足背动脉的足底深支穿第1跖骨间隙至足底与足底外侧动脉吻合，构成足底弓。

主动脉的主要分支可归纳纳如图7-1-35所示。

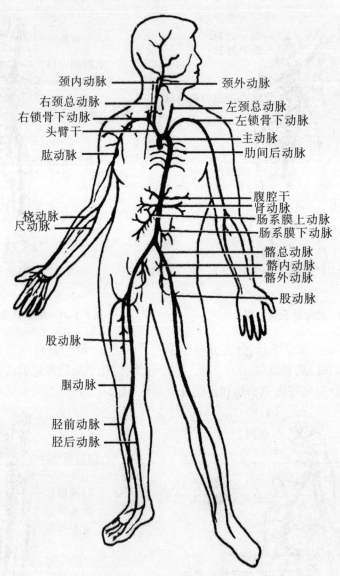

图 7-1-34　全身动脉分布概况

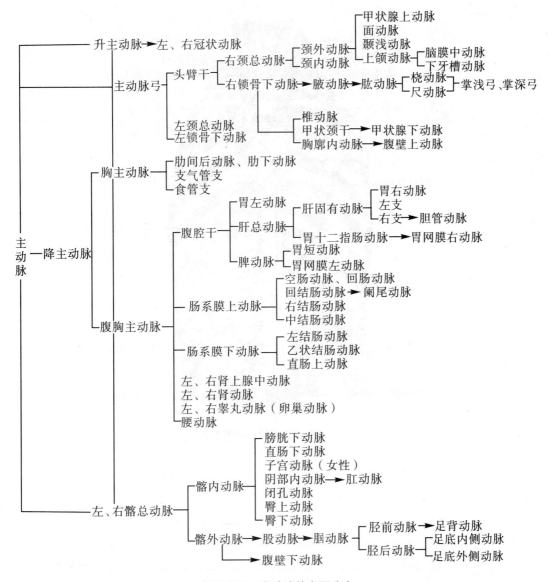

图 7-1-35　主动脉的主要分支

（四）人体主要静脉及其属支

1. 肺静脉　起于肺内毛细血管,在肺内逐级汇合,最后,左、右肺各汇成两条肺静脉,经肺门出肺,注入左心房。

2. 上腔静脉　位于上纵隔内,由左、右头臂静脉合成,沿升主动脉的右缘垂直下降,注入右心房(图 7-1-36)。它收集头颈部、上肢、胸部(心除外)和脐以上腹前外侧壁的静脉血。(图7-1-37)。

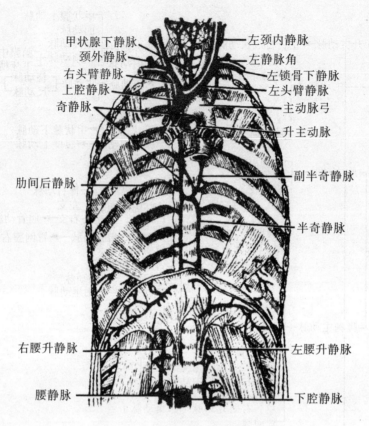

图 7-1-36　上腔静脉及其属支

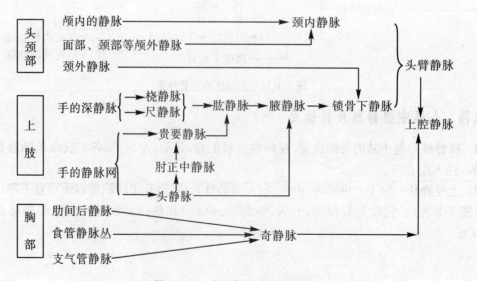

图 7-1-37　上腔静脉的主要属支

（1）头颈部的静脉：主要有两条，即颈内静脉和颈外静脉。

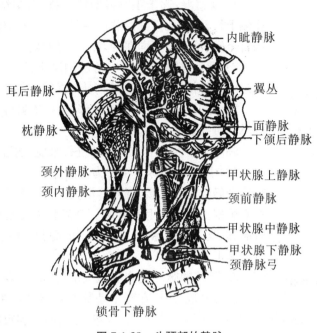

图 7-1-38　头颈部的静脉

1）颈内静脉：于颅底颈静脉孔处续接硬脑膜的乙状窦，主要收集颅内、面部和颈部的静脉血。颈内静脉的主要属支是面静脉和下颌后静脉（图 7-1-38）。①面静脉：于眼内眦处起自内眦静脉，与面动脉伴行，下行至舌骨高度注入颈内静脉（图 7-1-39）。面静脉通过内眦静脉经眼静脉与颅内海绵窦相交通。面静脉在口角平面以上一般无静脉瓣，因此，面部尤其以鼻根至两侧口角的三角区内，发生化脓性感染时，不可挤压，否则可经上述途经引起颅内感染。②下颌后静脉：由颞浅静脉和上颌静脉汇合而成，穿腮腺下行，在下颌角处分为前、后两支，前支汇入面静脉，后支汇入颈外静脉。

2）颈外静脉：为颈部最大的浅静脉，由下颌后静脉的后支与耳后静脉等汇合而成，沿胸锁乳突肌表面下降，在锁骨中点上方注入锁骨下静脉。临床儿科常以此做为抽血和输液部位。

锁骨下静脉为腋静脉的延续，自第一肋外侧缘行向内侧至胸锁关节后方与颈内静脉汇合成头臂静脉。

（2）上肢的静脉：分深静脉和浅静脉两类。

上肢深静脉与同名动脉伴行，最后过第一肋外侧缘延续为锁骨上静脉。

上肢浅静脉起自手背静脉网，有 3 条较为

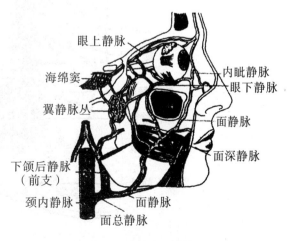

图 7-1-39　面静脉及其交通

恒定的主干,即头静脉、贵要静脉和肘正中静脉(图7-1-40)。

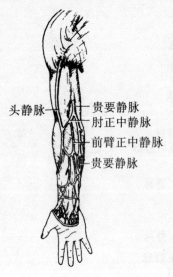

1)头静脉:起于手背静脉网的桡侧,渐绕至前臂掌面并沿其桡侧上行,通过肘窝续沿肱二头肌外侧上行,经三角肌与胸大肌间沟行至锁骨下方,穿向深处,注入腋静脉。

2)贵要静脉:起自手背静脉网尺侧,沿前臂和臂的尺侧上行,经过肘窝继沿肱二头肌内侧上行,在臂中部注入肱静脉。

3)肘正中静脉:位于肘窝部,是一条斜行短静脉干,连接于头静脉与贵要静脉之间。

临床上常通过上肢浅静脉进行采血、输液或静脉注射。

(3)胸部的静脉 主要为奇静脉。

奇静脉起自右腰升静脉,沿胸椎体右侧上升至第4胸椎高度,跨右肺根上方注入上腔静脉。奇静脉主要收集右肋间后静脉、食管静脉、支气管静脉等,左侧胸壁的静脉血则通过半奇静脉和副半奇静脉汇入奇静脉。

图7-1-40 上肢的浅静脉

3. 下腔静脉 是全身最大的静脉,在第5腰椎平面由左、右髂总静脉合成,而后在腹主动脉的右侧沿脊柱上升,经肝的后方,穿过膈的腔静脉孔入胸腔,注入右心房(图7-1-41)。它收集下肢、盆部和腹部(脐以上腹前外侧壁除外)的静脉血(图7-1-42)。

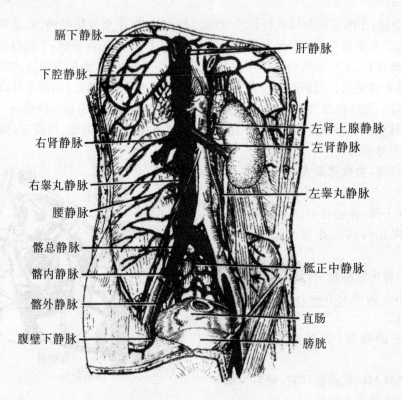

图7-1-41 下腔静脉及其属支

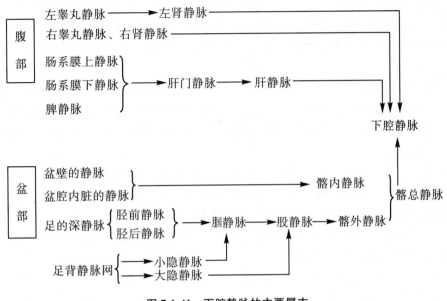

图 7-1-41　下腔静脉的主要属支

（1）下肢的静脉

下肢的静脉分深静脉和浅静脉两类。

下肢深静脉与同名动脉伴行，最后经腹股沟韧带的深面至盆部，延续为髂外静脉。

下肢浅静脉起自足背静脉弓，主要有大隐静脉和小隐静脉。下肢静脉曲张多发生于这两条静脉（图 7-1-43）。

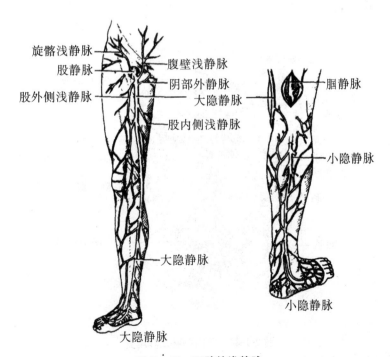

图 7-1-43　下肢的浅静脉

1）大隐静脉：起自足背静脉弓内侧，经内踝前方，沿小腿，膝关节和大腿内侧上行，至腹股沟韧带下方注入股静脉。大隐静脉在内踝前方位置表浅，是静脉切开或穿刺的常用部位。

2）小隐静脉：起自足背静脉弓外侧，经外踝后方，沿小腿后面上行，至腘窝处注入腘静脉。

（2）盆部的静脉

1）髂内静脉：与髂内动脉伴行，其属支收集各同名动脉分布区域回流的血液，都起于相应器官周围或壁内的静脉丛，如直肠静脉丛、膀胱静脉丛、子宫阴道静脉丛等。直肠静脉丛上部汇合成直肠上静脉；中部汇合成直肠下静脉；下部汇合成肛门静脉，分别注入肠系膜下静脉、髂内静脉和阴部内静脉。

2）髂外静脉：是股静脉的直接延续，与同名动脉伴行，收集同名动脉分布区域的血液。

3）髂总静脉：是盆部的静脉主干，由髂内静脉和髂外静脉在骶髂关节的前方汇合而成。

（3）腹部的静脉：腹部静脉主干为下腔静脉，其属支有：

1）壁支：主要有4对腰静脉，各腰静脉之间有纵支相连称为腰升静脉。左腰升静脉移行为半奇静脉；右腰升静脉移行为奇静脉。

2）脏支：成对脏器的静脉直接或间接汇入下腔静脉，不成对脏器（除肝外）的静脉汇入肝门静脉。①肾静脉：较粗大，直接注入下腔静脉。②肾上腺静脉：左侧注入左肾静脉；右侧直接注入下腔静脉。③睾丸静脉：起自睾丸和附睾，有数条在精索内彼此吻合形成蔓状静脉丛，由此逐渐合并，最后合成一条睾丸静脉。右侧睾丸静脉以锐角汇入下腔静脉，左侧以直角注入左肾静脉，故睾丸静脉曲张以左侧多见。在女性为卵巢静脉，其回流同男性。④肝静脉：有左、中、右3条，包埋于肝实质内，在肝后缘注入下腔静脉。肝静脉收集肝固有动脉和肝门静脉到肝内的血液。

肝门静脉及其属支组成肝门静脉系，收集胰、脾、胆囊和胃以下消化管的静脉血。肝门静脉为一短干，在胰头后方由肠系膜上静脉与脾静脉合成，在肝十二指肠韧带内上行，经肝门入肝，在肝内反复分支最终注入肝血窦（图7-1-44）。

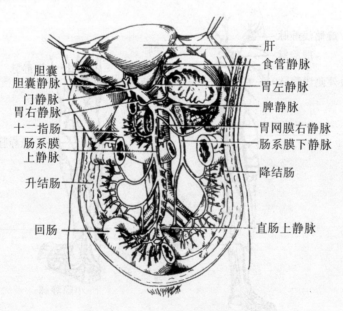

图7-1-44　肝门静脉及其属支

肝门静脉有以下7条属支：

（Ⅰ）肠系膜上静脉：与同名动脉伴行，收集肠系膜上动脉和胃十二指肠动脉分布区域的静脉血。

（Ⅱ）脾静脉：出脾门，沿脾动脉下方横行向右与肠系膜上静脉汇合而成肝门静脉，脾静脉主要收集脾、胰的静脉血。

（Ⅲ）肠系膜下静脉：收集肠系膜下动脉分布区域的静脉血，沿同名动脉上行，多数注入脾静脉，少数汇入肠系膜上静脉。

（Ⅳ）胃左静脉：与同名动脉伴行，注入肝门静脉。

（Ⅴ）胃右静脉：与胃右动脉伴行，注入肝门静脉。

（Ⅵ）附脐静脉：起自脐周静脉网，沿肝圆韧带走行，注入肝门静脉。

（Ⅶ）胆囊静脉：收集胆囊的静脉血，注入肝门静脉。

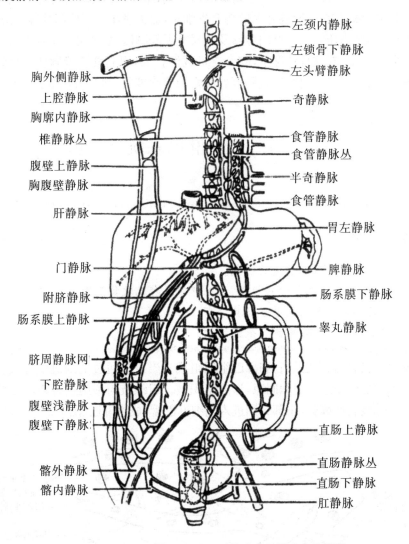

图 7-1-45　肝门静脉系与上下腔静脉系间的吻合模式图

肝门静脉有两个主要特点：一是肝门静脉起端和止端均是毛细血管,肝门静脉一端起自腹腔内肝以外不成对脏器的毛细血管,另一端在肝内再不断分支形成毛细血管(肝血窦);二是肝门静脉及其属支内没有静脉瓣,故当肝门静脉回流受阻(如肝硬变、门脉高压)时,血液可发生逆流。

肝门静脉系与上、下腔静脉系之间的吻合主要有 3 处。肝门静脉血经这 3 处吻合回流入上、下腔静脉的途径形成肝门静脉的侧支循环(图 7-1-45)。

（Ⅰ）食管静脉丛:胃左静脉的食管支与奇静脉和半奇静脉的食管支在食管壁内相互吻和形成食管静脉丛。

（Ⅱ）直肠静脉丛:肠系膜下静脉的直肠上静脉与髂内静脉的直肠下静脉和肛静脉在直肠壁内互相吻合,形成直肠静脉丛。

（Ⅲ）脐周静脉网:附脐静脉与胸、腹壁静脉在脐周围的皮下组织内吻合而成脐周静脉网。正常情况下,肝内静脉与上、下腔静脉系的吻合支细小,血流量小。当肝门静脉血液回流受阻时(如肝硬化引起的门脉高压),由于肝门静脉及其属支无静脉瓣,血液可经上述吻合支返流至上、下腔静脉,再回流入心。在这种情况下,吻合支可逐渐扩大,引起食管静脉丛、直肠静脉丛和脐周静脉网的静脉曲张。如果在食管、直肠等处曲张的静脉破裂,则会出现呕血或便血。

第二节　淋巴系统

学习目标

1. 掌握淋巴系统和淋巴管道的组成。
2. 掌握胸导管、右淋巴导管的组成、注入部位及淋巴收集范围。
3. 熟悉淋巴结的微细结构并了解其分布。
4. 掌握脾的位置、形态,熟悉其微细结构。

淋巴系统由淋巴管道、淋巴器官和淋巴组织组成。当血液通过毛细血管时,血液中的水及营养物质透过毛细血管壁进入组织间隙,形成组织液。组织液与细胞进行物质交换后,大部分经毛细血管静脉端吸收回静脉,小部分则进入毛细淋巴管,成为淋巴(图 7-2-1)。淋巴为无色透

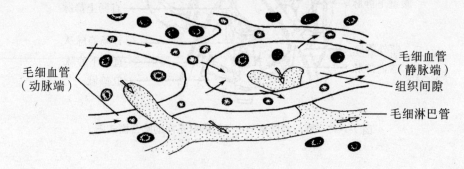

毛细血管
（动脉端）

毛细血管
（静脉端）

组织间隙

毛细淋巴管

图 7-2-1　淋巴液的生成

明液体,在淋巴管道内向心流动,途经淋巴组织和淋巴器官,最后汇入静脉。因此,淋巴系可以看作是静脉系的辅助部分。淋巴组织和淋巴器官具有产生淋巴细胞、过滤异物和产生抗体等功能。

一、淋巴管道

淋巴管道包括毛细淋巴管、淋巴管、淋巴干和淋巴导管等。

(一)毛细淋巴管

毛细淋巴管是淋巴管道的起始部分,以盲端起始于组织间隙,互相吻合成网,其管壁很薄,仅由一层内皮细胞构成,故其通透性较毛细血管大。

(二)淋巴管

淋巴管由毛细淋巴管汇合而成,管壁结构与静脉相似,也有丰富的瓣膜,呈串珠状。淋巴管可分为浅、深两种,浅淋巴管位于浅筋膜内,多与浅静脉伴行;深淋巴管与深部血管伴行。淋巴管在向心的行程中,一般经过一个或多个淋巴结。

(三)淋巴干

全身的浅、深淋巴管经过一系列淋巴结群,最后汇集成 9 条淋巴干:即收集头颈部淋巴的左、右颈干;收集上肢及脐以上胸、腹壁浅层淋巴的左、右锁骨下干;收集脐以上胸、腹壁深层及胸腔器官淋巴的左、右支气管纵隔干;收集下肢、盆部及腹腔内成对器官淋巴的左、右腰干和收集腹腔内不成对器官淋巴的单一肠干。

(四)淋巴导管

淋巴导管共有两条,包括胸导管和右淋巴导管(图 7-2-2)。前者是最大的淋巴管道,其起始部膨大称乳糜池,位于第 1 腰椎前方,由左、右腰干和肠干汇合而成。胸导管穿经膈的主动脉裂孔入胸腔,在食管的后方,沿脊柱的前面上行,到颈根部呈弓形弯向左,注入左静脉角。其末端还接受左支气管纵隔干、左颈干和左锁骨下干的淋巴。胸导管

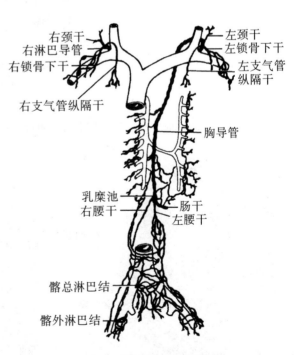

右颈干
右淋巴导管
右锁骨下干

左颈干
左锁骨下干
左支气管
纵隔干

右支气管纵隔干

胸导管

乳糜池
右腰干

肠干
左腰干

髂总淋巴结

髂外淋巴结

图 7-2-2 胸导管和右淋巴导管

通过上述 6 条淋巴干收集下半身及左上半身的淋巴。后者为一短干,由右颈干、右锁骨下干和右支气管纵隔干汇合而成,注入右静脉角。右淋巴导管收集右上半身的淋巴。

二、淋巴器官

淋巴器官主要由淋巴组织构成,包括淋巴结、脾和胸腺。

(一)淋巴结

1. 形态 淋巴结为灰红色扁椭圆小体,质软。淋巴结的一侧凹陷,称淋巴结门,有1~2条输出淋巴管和血管、神经出入,淋巴结的隆凸面,有数条输入淋巴管进入(图7-2-3)。

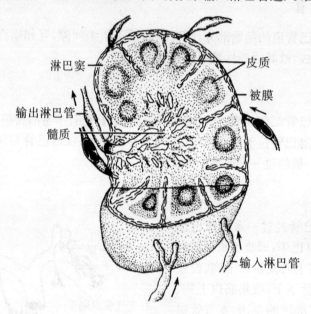

淋巴窦
皮质
输出淋巴管
被膜
髓质
输入淋巴管

图7-2-3 淋巴结的结构模式结构

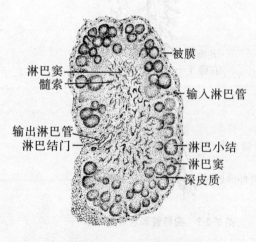

被膜
淋巴窦
髓索
输入淋巴管
输出淋巴管
淋巴结门
淋巴小结
淋巴窦
深皮质

图7-2-4 淋巴结的微细结构

2. 微细结构 淋巴结的表面有结缔组织构成的被膜,其实质分为浅层的皮质和深层的髓质两部分(图7-2-4)。皮质浅层有许多淋巴小结,主要由B淋巴细胞构成,其间有少量的T淋巴细胞和巨噬细胞。淋巴小结中央部的B淋巴细胞能分裂、分化,形成生发中心,产生新的B淋巴细胞。皮质深层是一片弥散的淋巴组织,称胸腺依赖区,主要由T淋巴细胞构成。髓质主要由髓索构成。髓索呈条索状,分支互相连接成网,内有B淋巴细胞、浆细胞和巨噬细胞等。淋巴窦是淋巴结内淋巴流经的管道。皮质内的淋巴窦位于被膜深面和小梁的周围,有输入淋巴管注入;髓质内的淋巴窦位于髓索之间,在淋巴结门处与输出淋巴管相续。淋巴窦内有许多巨噬细胞和单核吞噬细胞,可以清除异物。

3. 功能 淋巴结一般多沿血管成群分布于人体的一定部位,并接受一定器官或部位回流的淋巴,具有滤过淋巴、产生淋巴细胞和浆细胞以及参与免疫应答的功能。因此,局部感染可引起相应淋巴结群的肿大或疼痛,癌细胞也常沿淋巴管转移,并停留在淋巴结内分裂增生,使淋巴结逐渐肿大。故了解淋巴结的位置、形态变化、收纳范围及流注方向,对诊断和治疗某些疾病有重要的临床意义。

全身淋巴流注关系可归纳如图 7-2-5 所示。

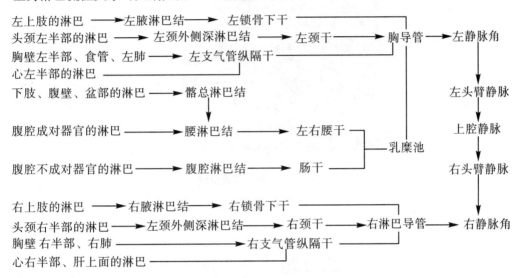

图 7-2-5 全身淋巴的流注

(二) 脾

1. 位置和形态 脾位于左季肋区,与第 9~11 肋相对,其长轴与第 10 肋一致,正常时在肋弓下缘不能触及(图 7-2-6)。活体脾为暗红色,扁椭圆形,质软而脆,在遭受暴力打击时易破裂出血。脾分为膈、脏两面,上、下两缘。膈面光滑隆凸,与膈相贴。脏面凹陷,与胃底、左肾、左肾上腺和胰尾等相邻,近中央处为脾门,是血管、神经出入的部位。脾的下缘钝厚,上缘较薄,有 2~3个小切迹,称脾切迹。在脾肿大时,脾切迹是触诊脾的标志。

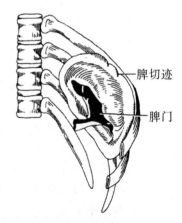

图 7-2-6 脾的形态和位置

2. 微细结构 脾的表面有致密结缔组织构成的被膜,被膜伸入脾内,形成小梁。脾的实质由淋巴组织构成,分白髓和红髓两部分(图 7-2-7)。白髓散在红髓内,淋巴细胞排列密集,包括动脉周围淋巴鞘和淋巴小结两部分。动脉周围淋巴鞘呈圆筒状,主要由 T 淋巴细胞围绕中央动脉而成。淋巴小结呈球状,位于动脉周围淋巴鞘的一侧,主要由 B 淋巴细胞构成。红髓由脾索和脾窦构成索状,互相连接成网,内有许多 B 淋巴细胞、单核吞噬细胞、巨噬细胞及红细胞等。脾窦位于脾索之间,是外形不规则的腔隙,窦壁附近有较多巨噬细胞。

3. 功能 脾是人体最大的淋巴器官,具有造血、储血、滤血、清除衰老的红细胞及参与机体免疫反应的功能。

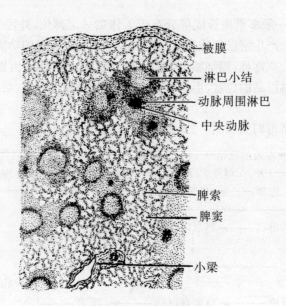

被膜
淋巴小结
动脉周围淋巴
中央动脉
脾索
脾窦
小梁

图 7-2-7　脾的微细结构

练习题及参考答案

练习题

一、填空题

1. 脉管系统包括_____和_____系统。

2. 心血管系统由_____、_____、_____和_____组成。

3. 心位于胸腔_____内,心底朝向_____方,心尖朝向_____方,在左侧第_____肋间隙,锁骨中线_____侧1~2 cm处可摸到心尖搏动。

4. 心房与心室表面的分界标志是_____,左、右心室表面的分界标志是_____和_____。

5. 右心房的入口有_____、_____和_____。右心房的出口_____。

6. 右心室的入口为_____,其周缘附有_____瓣;右心室的出口为_____,其周缘附有_____瓣。

7. 左心室的入口称_____口,口周缘附有_____,各借_____连于乳头肌。

8. 心传导系由_____构成,包括_____、_____、_____和_____及蒲肯野纤维网。

9. 营养心的动脉有_____和_____,回心的血管有_____、_____、_____,和冠状窦。

10. 心壁分为三层,由内向外为_____、_____和_____。

11. 心包分为_____和_____。

12. 浆膜性心包脏、壁两层之间的腔隙称_____。

13. 左冠状动脉起自_____,分为_____和_____两大分支。

14. 主动脉根据其行程分为_____、_____和_____三段。

15. 主动脉弓凸侧发出的分支自右向左依次为_____、_____和_____动脉。

16. 上腔静脉由_____和_____汇合而成。在注入右心室之前有_____静脉注入。

17. 上肢浅静脉较为恒定的主干有_____、_____和_____静脉。

18. 下腔静脉由_____和_____汇合而成,注入_____。

19. 大隐静脉起自_____,经内踝_____方上行,注入_____静脉。

20. 肝门静脉在胰头后方由_____与_____汇合而成。

21. 肝门静脉的属支主要有_____、_____、_____、_____、_____、_____和_____静脉。

二、选择题

1. 心的位置位于(   )。
   A. 胸膜腔内　　　　　　　B. 胸腔的上纵隔内　　　　　C. 胸腔的前纵隔内
   D. 胸腔的中纵隔内　　　　　　　　　　　　　　　　　E. 胸腔的后纵隔内

2. 体循环起自(   )。
   A. 左心房　　　　　　　　B. 右心房　　　　　　　　　C. 左心室
   D. 右心室　　　　　　　　　　　　　　　　　　　　　E. 动脉圆锥

3. 心尖(   )。
   A. 朝向右前下方　　　　　B. 朝向右后上方　　　　　　C. 朝向左后下方
   D. 朝向左前下方　　　　　　　　　　　　　　　　　　E. 由左右心室构成

4. 右心房有(   )。
   A. 肺静脉口　　　　　　　B. 肺动脉口　　　　　　　　C. 冠状窦口
   D. 右房室瓣　　　　　　　　　　　　　　　　　　　　E. 心大静脉开口

5. 左心室的入口是(   )。
   A. 冠状窦口　　　　　　　B. 左房室口　　　　　　　　C. 下腔静脉口
   D. 左肺静脉口　　　　　　　　　　　　　　　　　　　E. 上腔静脉口

6. 卵圆窝(   )。
   A. 在右心房内　　　　　　B. 在左心房内　　　　　　　C. 在室间隔上
   D. 胎儿时就存在　　　　　　　　　　　　　　　　　　E. 在右心室内

7. 动脉韧带(   )。
   A. 连于肺动脉与升主动脉之间　B. 来源于动脉圆锥　C. 是动脉导管闭锁的遗迹
   D. 由肌纤维构成　　　　　　　　　　　　　　　　　　E. 是静脉导管闭锁的遗迹

8. 防止左心室的血逆流入左心房的瓣膜是(   )。
   A. 二尖瓣　　　　　　　　B. 三尖瓣　　　　　　　　　C. 主动脉瓣
   D. 肺动脉瓣　　　　　　　　　　　　　　　　　　　　E. 冠状窦瓣

9. 睾丸动脉起自(   )。
   A. 腹主动脉　　　　　　　B. 髂总动脉　　　　　　　　C. 髂内动脉
   D. 髂外动脉　　　　　　　　　　　　　　　　　　　　E. 股动脉

10. 子宫动脉起自( )。

    A. 腹主动脉   B. 髂总动脉   C. 髂内动脉

    D. 髂外动脉   E. 阴部内动脉

11. 属于主动脉弓的分支是( )。

    A. 左锁骨下动脉   B. 右锁骨下动脉   C. 右颈总动脉

    D. 左冠状动脉   E. 右冠状动脉

12. 大隐静脉走行经过( )。

    A. 外踝前方   B. 外踝后方   C. 内踝前方

    D. 内踝后方   E. 内外踝连线中点

13. 头静脉( )。

    A. 为上肢的深静脉   B. 起于手背静脉网桡侧   C. 沿肘窝正中走行

    D. 注入头臂静脉   E. 沿前臂和臂内侧走行

14. 肝门静脉( )。

    A. 有静脉瓣   B. 注入下腔静脉   C. 收集腹腔内所有器官的静脉血

    D. 由肠系膜上静脉与脾静脉合成   E. 由肝的静脉汇合而成

15. 以下称为肌性动脉的是( )。

    A. 大动脉   B. 中等动脉   C. 小动脉

    D. 微动脉   E. 肺动脉

16. 以下称为弹性动脉的是( )。

    A. 微动脉   B. 中等动脉   C. 毛细血管

    D. 大动脉   E. 肾动脉

17. 以下哪种静脉管腔内不含有瓣膜( )。

    A. 下腔静脉   B. 门静脉   C. 大静脉

    D. 微静脉   E. 中等静脉

三、名词解释

1. 动脉

2. 静脉

3. 血液循环

4. 卵圆窝

5. 房室口

6. 二尖瓣

7. 三尖瓣

8. 心包腔

9. 静脉瓣

四、问答题

1. 心房与心室及左、右心室的表面分界标志是什么?

2. 右心室内可见哪些结构?

3. 右心房有哪些入口、出口?

4. 主动脉瓣和肺动脉瓣各有何作用?

5. 左冠状动脉的起始、走行、分支及分布如何?

6. 右冠状动脉的起始、走行、分支及分布如何?

7. 心包是如何构成的? 何为心包腔?

8. 全身有哪些动脉可以在体表何处摸到其脉动?

9. 上腔静脉的合成及收集范围如何?

10. 下腔静脉的合成及收集范围如伺?

11. 上肢浅静脉较为恒定的主干有哪些? 各注入于何处? 有何临床意义?

12. 大隐静脉起始、走行和注入部位如何? 有何临床意义?

13. 小隐静脉的起始、行程和注入部位如何?

14. 肝门静脉在结构上有哪些特点?

15. 肝门静脉主要收集哪些器官的静脉血?

16. 肝门静脉的属支主要有哪些?

17. 肝门静脉回流受阻时,为什么会出现呕血或便血?

18. 试述体循环的途径。

19. 试述肺循环的途径。

20. 肝门静脉与上、下腔静脉在什么部位形成哪些吻合? 当肝门静脉回流受阻时,血液可经何途径回流至上腔静脉?

参考答案
一、填空题

1. 心血管系统　淋巴系统

2. 心　动脉　毛细血管　静脉

3. 中纵隔　右后上　左前下方　五　内

4. 冠状沟　前室间沟　后室间沟

5. 上腔静脉口　下腔静脉口　冠状窦口　右房室口

6. 右房室口　三尖瓣　肺动脉口　肺动脉瓣

7. 左房室口　二尖瓣　腱索

8. 特殊分化的心肌纤维　窦房结　房室结　房室束　左、右束支

9. 左冠状动脉　右冠状动脉　上腔静脉　下腔静脉　肺静脉

10. 心内膜　心肌层　心外膜

11. 纤维心包　浆膜心包

12. 心包腔

13. 主动脉升部　前室间支　旋支

14. 升主动脉　主动脉弓　降主动脉

15. 头臂干　左颈总动脉　左锁骨下动脉

16. 左头臂静脉　右头臂静脉　奇静脉

17. 头静脉　贵要静脉　肘正中静脉

18. 左髂总静脉　右髂总静脉　右心房

19. 足背静脉弓内侧　前　股静脉

20. 肠系膜上静脉　脾静脉

21. 肠系膜上静脉　脾静脉　肠系膜下静脉　胃左静脉　胃右静脉　附脐静脉

二、选择题

1. D　2. C　3. D　4. C　5. B　6. A　7. C　8. A　9. A　10. C　11. A　12. C

13. B　14. D　15. B　16. D　17. D

三、名词解释

1. 动脉:动脉是从心室发出,运送血液到全身各器官的血管。

2. 静脉:静脉是起自毛细血管,引导血液回心的血管。

3. 血液循环:血液在心血管系统中按一定走向周而复始地流动,称为血液循环。

4. 卵圆窝:卵圆窝为位于房间隔右侧面下部的浅窝,是胎儿时期卵圆孔闭合后的遗迹。

5. 房室口:房室口是位于心房与心室之间的开口。

6. 二尖瓣:二尖瓣是附于左房室口周缘的二片瓣膜,借腱索连于乳头肌,有阻止左心室的血液逆流回左心房的作用。

7. 三尖瓣:三尖瓣是附于右房室口的三片瓣膜,借腱索连于乳头肌,有阻止右心室的血液逆流回右心房的作用。

8. 心包腔:心包腔是浆膜性心包脏、壁两层之间的腔隙,内含少量浆液,可减少心搏动时的摩擦。

9. 静脉瓣:管径大于2mm的静脉内膜向管腔内突出而形成的两个半月形结构,彼此相对,游离缘朝向血流方向,表面为内皮,中央为结缔组织,此结构称静脉瓣,其作用是防止血液倒流。

四、问答题

1. 答:心房与心室的表面分界标志的是冠状沟。左、右心室表面的分界标志是前、后室间沟。

2. 答:右心室内面可见有右房室口、三尖瓣、腱索、乳头肌、动脉圆锥、肺动脉口和肺动脉瓣。

3. 答:右心房的入口有上腔静脉口、下腔静脉口、冠状窦口;出口为右房室口。

4. 答:当左、右心室舒张时,主动脉瓣和肺动脉瓣关闭,可防止血液从主动脉流回左心室,从肺动脉干流回右心室。

5. 答:左冠状动脉起自主动脉起始部,经左心耳与肺动脉于之间行向左前方,随即分为前室间支和旋支,前室间支分布于左、右心室前壁的一部分和室间隔前 $\frac{2}{3}$ 部;旋支分布于左心房和左心室。

6. 答:右冠状动脉起自主动脉起始部,经右心耳与肺动脉干之间入冠状沟,右行至膈面,延续为后室间支,沿途分支分布于左、右心室的下壁、室间隔的后 $\frac{1}{3}$ 部及右心房,还分支供应窦房结和房室结。

7. 答:心包由纤维心包和浆膜心包构成。浆膜心包又分为脏层和壁层,脏层贴在心肌层表面;壁层贴在纤维性心包内面。两层间的腔隙为心包腔、内含少量滑液。

8. 答:在外耳门前方可触摸到颞浅动脉搏动;在下颌骨下缘与咬肌前缘交界处可触摸到面动脉搏动;在肘窝处,肱二头肌腱内侧可触摸到肱动脉搏动;在腕部桡侧腕屈肌腱桡侧可触膜到桡动脉搏动;在腹股沟韧带中点下方有股动脉搏动,在内、外踝连线中点有足背动脉搏动。

9. 答:上腔静脉由左、右头臂静脉合成。收集头颈、上肢和胸部(心除外)的静脉血。

10. 答:下腔静脉由左、右髂总静脉合成。收集下肢、盆部和腹部的静脉血。

11. 答:上肢浅静脉主要有头静脉,注入腋静脉;贵要静脉,注入肱静脉;肘正中静脉,连于头静脉与贵要静脉之间。临床上常通过这些静脉进行采血、输液或注入药物。

12. 答:大隐静脉在足背内侧缘起自足背静脉弓,经内踝前方,沿小腿和大腿内侧而上行,在腹股沟韧带下方注入股静脉,它是临床上输血、补液和静脉切开的常选静脉。

13. 答:小隐静脉起自足背静脉弓外侧,经外踝后方,沿小腿后面上升注入腘静脉。

14. 答:肝门静脉在结构上有两个特点:一是肝门静脉起端和止端均是毛细血管;二是肝门静脉及其属支内没有静脉瓣。

15. 答:肝门静脉主要收集胃、肠、胰、脾和胆囊等器官的静脉血。

16. 答:肝门静脉的属支主要有胃左静脉、胃右静脉、脾静脉、肠系膜上静脉、肠系膜下静脉、胆囊静脉和附脐静脉。

17. 答:肝门静脉回流受阻时,由于肝门静脉及其属支内无静脉瓣,血液可经吻合支返流至上、下腔静脉。这种情况下吻合支扩大,引起食管静脉丛和直肠静脉丛的静脉曲张,如果扩张的静脉破裂,即可出现呕血或便血。

18. 答:体循环的途径:动脉血从左心室→主动脉→各级动脉分支→全身各部毛细血管→静脉血经各级静脉→上、下腔静脉和冠状窦→右心房。

19. 答:肺循环的途径:静脉血从右心室→肺动脉干及其分支→肺泡毛细血管→动脉血经肺静脉→左心房。

20. 答:肝门静脉与上、下腔静脉在食管下部吻合形成食管静脉丛,在直肠吻合形成直肠静脉丛,在脐周围吻合形成脐周静脉网。当门静脉回流受阻时,肝门静脉血可经胃左静脉→食管静脉丛→奇静脉→上腔静脉。经附脐静脉→脐周静脉网→胸腹壁静脉→腋静脉→上腔静脉。

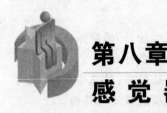

第八章
感 觉 器

感觉器是机体感受刺激的装置,由感受器及其附属结构组成。

感受器是感觉神经末梢的特殊结构,能接受机体内、外环境各种刺激,并把刺激转化为神经冲动,经感觉神经和中枢神经系统的传导通路传达到大脑皮质的感觉中枢,从而产生各种感觉。

根据感受器所在部位和接受刺激的来源可分为 3 类:

1. 外感受器 分布在皮肤、黏膜、眼和耳内,接受来自外界环境的刺激,如触、压、温、光、声等刺激。

2. 内感受器 分布在内脏和血管壁等处,接受刺激于这些器官的物理和化学因素,如压力、温度、渗透压、离子及化合物浓度等刺激。

3. 本体感受器 分布于肌、肌腱、关节和内耳等处,接受躯体运动、肌张力和头部位置改变等刺激。

第一节 视 器

 学习目标

1. 掌握眼球壁的结构,折光系统的组成。
2. 熟悉泪道的组成,了解眼副器的组成。

视器由眼球和眼副器两部分组成。眼球具有屈光成像和将光的刺激转换为神经冲动的作用。眼副器位于眼球周围或附近,包括眼睑、结膜、泪器、眼球外肌、眶筋膜和眶脂体等。

一、眼球

眼球为视器的主要部分,近似球形,位于眶内,包括眼球壁和眼球内容物两部分(图 8-1-1)。

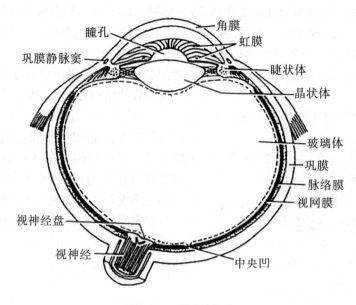

图 8-1-1 眼球的构造

（一）眼 球 壁

眼球壁由外向内可分为 3 层结构：

1. 外膜 又称纤维膜，由纤维结缔组织组成，厚而坚韧，具有维持眼球形态和保护眼球内部结构的作用，可分为角膜和巩膜两部分。前 $\frac{1}{6}$ 为角膜，致密透明，曲度较大，有屈光作用，其内无血管但有丰富的感觉神经末梢，感觉敏锐；后 $\frac{5}{6}$ 为巩膜，不透明，乳白色，在巩膜与角膜交界处，深部有一环形的巩膜静脉窦，是房水流出的通道。

2. 中膜 又称血管膜或葡萄膜，在外膜的内面，含丰富的血管、神经和色素，呈棕黑色，从前往后依次为虹膜、睫状体和脉络膜。

虹膜位于角膜后方，冠状呈圆盘形，中央有圆形的瞳孔。虹膜把角膜和玻璃体之间的腔隙分成眼前房和眼后房，二者借瞳孔相通。前房内，虹膜和角膜交界处构成虹膜角膜角（又称前房角）。虹膜内有两种不同方向排列的平滑肌：环绕瞳孔周围的瞳孔括约肌和放射状排列的瞳孔开大肌，它们分别缩小和开大瞳孔。在弱光下或看远方时，瞳孔开大；在强光下或看近物时，瞳孔缩小，以此来调节进入眼球光线的多少。

睫状体前接虹膜，后续脉络膜，其前部表面呈放射状的突起为睫状突。由睫状突发出睫状小带与晶状体相连。睫状体内有平滑肌称睫状肌，该肌的收缩与舒张可使睫状小带松弛与紧张，从而调节晶状体的曲度。

脉络膜位于中膜后 $\frac{2}{3}$，后方有视神经穿过。外与巩膜疏松结合，内面紧贴视网膜的色素层。其功能是输送营养物质并吸收眼内分散的光线。

3. 内膜 又称视网膜，在中膜的内面，由前向后可分为 3 部分：视网膜虹膜部、视网膜睫状体部和视网膜视部。前两部分无感光作用,故又称视网膜盲部。视网膜视部贴在脉络膜内面,有感光作用,前部薄,后部较厚。在后部于视神经的起始处有白色圆形隆起,称视神经盘。此处无感光细胞,故称盲点。在视神经盘的颞侧稍下方约 3.5 mm 处有一黄色区域称黄斑,其中央有一凹陷称中央凹,是感光最敏锐的部位。这些结构在活体用眼底镜检查时可见。

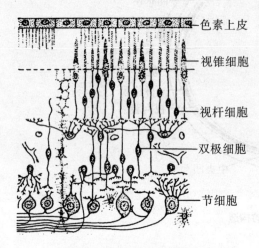

图 8-1-2 视网膜的结构

色素上皮
视锥细胞
视杆细胞
双极细胞
节细胞

视网膜的结构分两层,两层间连结疏松。外层为色素上皮层;内层为神经层,由 3 层细胞组成,由外向内依次为感光细胞、双极细胞和节细胞。感光细胞又分为视锥细胞和视杆细胞。视锥细胞有感受强光和辨色能力,视杆细胞仅有感受弱光的能力。感光细胞与双极细胞发生突触联系,双极细胞再与节细胞联系,节细胞的轴突在眼球后部聚集,构成视神经穿出眼球(图 8-1-2)。

(二)眼球的内容物

眼球的内容物包括房水、晶状体和玻璃体(图 8-1-3)。这些结构和角膜一样无色透明,无血管分布,具有屈光作用,它们和角膜合称为眼的屈光系统。

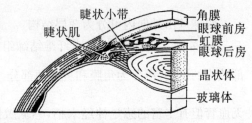

图 8-1-3 晶状体和睫状体

睫状小带
睫状肌
角膜
眼球前房
虹膜
眼球后房
晶状体
玻璃体

1. 房水 为无色透明的液体,充满眼房。由睫状体产生后,自眼后房经瞳孔入眼前房,然后由虹膜角膜角入巩膜静脉窦,最后汇入眼静脉。房水除有屈光作用外还有营养角膜和晶状体以及维持眼内压的作用。当房水回流受阻时,可致眼内压增高,压迫视网膜,引起眼痛、头痛、视力受损,临床称之为青光眼。

2. 晶状体 紧靠虹膜后方,以睫状小带与睫状体相连,呈双凸透镜状,无色透明,有弹性,无血管和神经分布。若因疾病或创伤而变浑浊,称为白内障。

3. 玻璃体 是无色透明的胶状物质,充满于晶状体和视网膜之间,除有屈光作用之外,尚有支撑视网膜的作用。若玻璃体发生浑浊,可影响视力。若支撑作用减弱,可导致视网膜剥离。

二、眼副器

眼副器包括眼睑、结膜、泪器、眼球外肌以及眶内的筋膜和脂肪等,对眼球起保护、运动和支持作用。

(一)眼睑

眼睑是位于眼球前方保护眼球的屏障,分上睑和下睑。上、下睑之间的裂隙为睑裂。睑裂的内、外端分别称内眦和外眦。上、下睑的内侧端各有一个小突起,突起的顶部有一小孔,叫泪点,是泪小管的起始处。

上、下睑部都有前、后两面。前面为皮肤,后面为结膜。二者之间有皮下组织、肌层和睑板。前后两面移行部叫睑缘(图 8-1-4)。睑缘有睫毛,其根部有睫毛腺,此腺的急性炎症称麦粒肿。眼睑皮下组织疏松,易产生水肿。

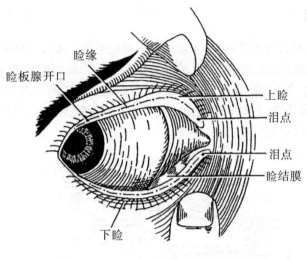

图 8-1-4 眼睑(右眼)

(二)结膜

结膜是一层薄而透明的黏膜,覆盖在眼睑的后面和眼球的前面,富有血管。紧贴于眼睑后面者为睑结膜,覆盖于眼球前面者为球结膜,睑结膜与球结膜互相移行处形成结膜上穹和结膜下穹(图 8-1-5)。沙眼和结膜炎是结膜的常见疾病。

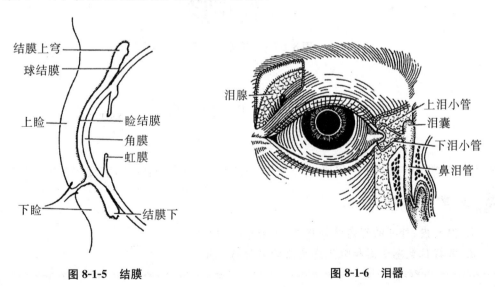

图 8-1-5 结膜   **图 8-1-6 泪器**

(三)泪器

泪器由泪腺和泪道组成(图 8-1-6)。

泪腺位于眶上壁前外侧部,有 10～20 条排泄小管开口于结膜上穹的外侧部。泪腺不断分泌泪液,泪液借眨眼活动涂抹于眼球表面,湿润和清洁角膜,对眼球有保护作用。泪道包括泪小管、泪囊和鼻泪管。泪小管上、下各一,起始于上、下睑缘的泪点,汇合后开口于泪囊。泪囊位于泪囊窝内,上部是盲端,下续鼻泪管。鼻泪管为膜性管道,其末端开口于下鼻道的外侧壁。

(四)眼球外肌

眼球外肌为视器的运动装置,包括6条运动眼球的肌和1条提上睑的肌,均为骨骼肌(图8-1-7)。上睑提肌的功能为提上睑,由动眼神经支配。运动眼球的肌包括上、下、内、外4条直肌和上、下2条斜肌。上直肌使瞳孔转向上内方,下直肌使瞳孔转向下内方,内直肌使瞳孔转向内侧,外直肌使瞳孔转向外侧,上斜肌使瞳孔转向下外方,下斜肌使瞳孔转向上外方。眼球的正常运动即由这6条肌协同舒缩完成。

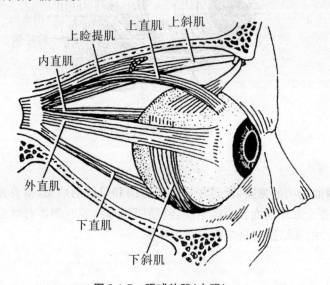

图 8-1-7　眼球外肌(右眼)

第二节　前庭蜗器

 学习目标

1. 熟悉内、外耳的形态结构特点,了解中耳的组成。
2. 掌握位觉感受器和听觉感受器的名称与位置。

前庭蜗器又称耳,包括外耳、中耳和内耳3部分(图8-2-1),外耳和中耳是传导声波的装置,内耳是接受声波和位觉刺激的感受器。

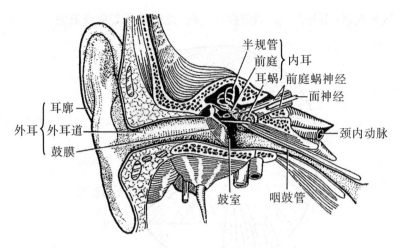

图 8-2-1　前庭蜗器概观

一、外耳

外耳包括耳廓、外耳道和鼓膜。

（一）耳廓

耳廓位于头部两侧,凸面向后,凹面朝向前外。耳廓的上部大部以弹性软骨为支架,外覆皮肤,皮下组织少,血管丰富;下部无软骨,仅含结缔组织和脂肪,为耳垂,是临床常用的采血部位(图 8-2-2)。

（二）外耳道

外耳道是自外耳门至鼓膜的管道,长约 2.5 cm。其外侧 $\frac{1}{3}$ 为软骨部,内侧 $\frac{2}{3}$ 为骨部。外耳道略呈"S"形,从外侧向内侧,先斜向后上,再斜向前下。作外耳道检查或外耳道清洁、外耳道冲洗以及滴耳时,向后上方牵拉耳廓,即可拉直外耳道,利于

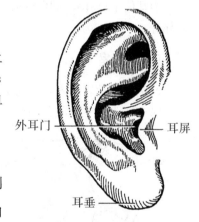

图 8-2-2　耳廓

观察和操作。婴儿外耳道骨部和软骨部发育未完全,外耳道短而狭窄,其鼓膜的位置近水平,故检查鼓膜时,须将耳廓向后下方牵拉。

外耳道的皮肤与软骨膜和骨膜连结紧密,故外耳道发炎肿胀时疼痛剧烈。外耳道的皮肤含有耵聍腺,能分泌耵聍,如凝结成块阻塞外耳道,则称耵聍栓塞,可妨碍听力。

（三）鼓膜

鼓膜位于鼓室和外耳道之间,为椭圆形半透明薄膜,与外耳道底约成 $45°$ 角。其中心向内凹陷为鼓膜脐,是锤骨柄末端附着处。鼓膜上 $\frac{1}{4}$ 的三角形区为松弛部,下 $\frac{3}{4}$ 为紧张部,其前下方有

一三角形反光区称光锥（图 8-2-3）。当鼓膜内陷时，此光锥可变形或消失。

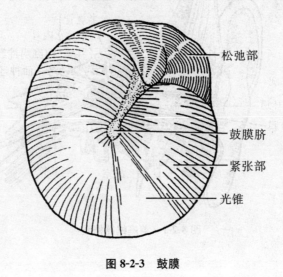

松弛部
鼓膜脐
紧张部
光锥

图 8-2-3 鼓膜

二、中耳

中耳位于外耳和内耳之间。包括鼓室、咽鼓管、乳突窦和乳突小房。中耳是传导声波的主要部分。

（一）鼓室

鼓室是颞骨岩部内含气的不规则小腔，内有 3 块听小骨，由外向内依次为锤骨、砧骨和镫骨（图 8-2-4）。3 骨相互连结，连于鼓膜和前庭窗之间。

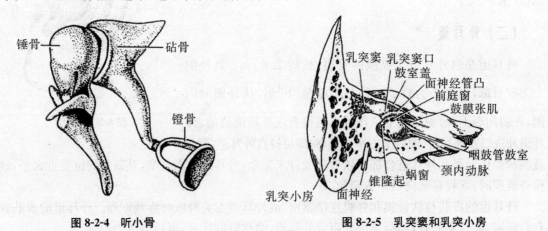

锤骨
砧骨
镫骨

乳突窦   乳突窦口
鼓室盖
面神经管凸
前庭窗
鼓膜张肌
咽鼓管鼓室
颈内动脉
蜗窗
乳突小房   锥隆起
面神经

图 8-2-4 听小骨   图 8-2-5 乳突窦和乳突小房

（二）咽鼓管

咽鼓管连通咽腔和鼓室，使鼓室内的气压和外界的大气压相等，以便鼓膜震动。咽鼓管咽口平时封闭，当吞咽或尽力张口时，咽口张开，空气进入鼓室。幼儿的咽鼓管较成人短而平，管腔也较大，故咽部感染易经咽鼓管侵入鼓室。

(三) 乳突窦和乳突小房

乳突窦和乳突小房是鼓室向后的延伸,其内都衬以黏膜,且与鼓室的黏膜相连续(图 8-2-5)。

三、内耳

内耳是前庭蜗器的主要部分,由骨迷路和膜迷路组成,位于鼓室和内耳道底之间。骨迷路由骨密质围成,膜迷路套在骨迷路内,二者之间的间隙充满外淋巴。膜迷路为一封闭的管道系统,其内充满内淋巴。内、外淋巴互不相通。位、听感受器即位于膜迷路内。

(一) 骨迷路

骨迷路由后外向前内分别由骨半规管、前庭和耳蜗组成(图 8-2-6)。

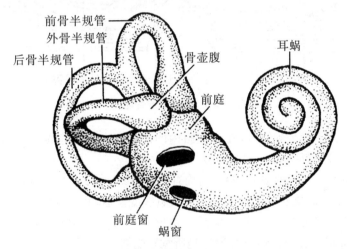

图 8-2-6　骨迷路(右侧)

1. 骨半规管　为 3 个"C"字形的互成直角排列的小管,分别称为前、后、外骨半规管。每个半规管都有两骨脚,其中 1 个膨大为壶腹。

2. 前庭　是连于骨半规管和耳蜗之间的椭圆形空腔,内藏膜迷路的椭圆囊和球囊。

3. 耳蜗　由蜗螺旋管(骨蜗管)环绕其中央的蜗轴约两圈半形成。自蜗轴发出的骨螺旋板突入蜗螺旋管,此板未达蜗螺旋管的对侧壁,其空缺处由膜迷路填补(图 8-2-7)。

(二) 膜迷路

膜迷路为套于骨迷路内的封闭的膜性管道,由膜半规管、椭圆囊与球囊、蜗管组成(图 8-2-8)。

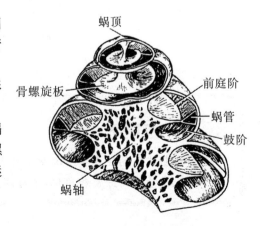

图 8-2-7　耳蜗(纵切面)

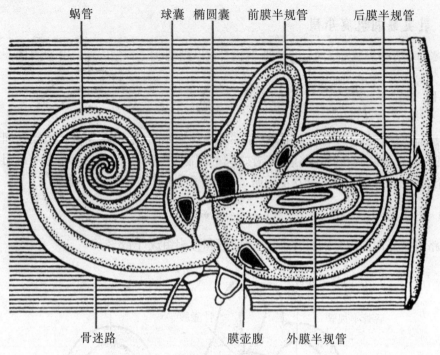

图 8-2-8　膜迷路与骨迷路

1. 膜半规管　位于骨半规管内,在骨壶腹内的部分膨大为膜壶腹,壁上有隆起的壶腹嵴,为位觉感受器,能感受旋转变速运动的刺激。

2. 椭圆囊和球囊　位于前庭内,两囊内均有向囊内突起的结构,分别称为椭圆囊斑和球囊斑,它们亦为位觉感受器,能感受头部空间位置及直线变速运动的刺激。

3. 蜗管　套在蜗螺旋管内,其横切面呈三角形(图 8-2-7)。其中,下壁由骨螺旋板和螺旋膜组成,螺旋膜上有螺旋器(又称 Corti 器),是听觉感受器。

第三节　皮　　肤

 学习目标

1. 掌握皮肤的组成和层次结构特点。
2. 熟悉表皮的分层和角化,了解真皮和皮下组织的结构。

　　皮肤覆盖全身表面,由表皮和真皮组成(图 8-3-1)。借皮下组织与深部的组织相连。皮肤内有毛、指(趾)甲、皮脂腺和汗腺,它们是皮肤的附属器。皮肤能阻挡异物和病原体侵入,防止体内组织液丢失和调节体温,还可感受痛、温、压、触觉等。

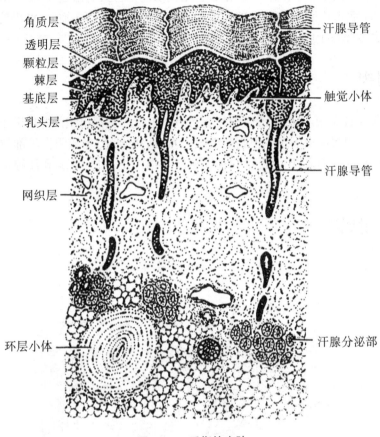

角质层　　　　　　　　　　　　　　　　汗腺导管

透明层

颗粒层

棘层

基底层　　　　　　　　　　　　　　　　触觉小体

乳头层

网织层　　　　　　　　　　　　　　　　汗腺导管

环层小体　　　　　　　　　　　　　　　汗腺分泌部

图 8-3-1　手指的皮肤

一、表皮

　　表皮是皮肤的浅层,由角化的复层扁平上皮构成。人体各部位的表皮厚薄不等,一般厚0.07~0.12 mm,手掌和足跖处最厚,达0.8~1.5 mm。

　　由基底到表面可分为5层:①基底层:附着于基膜上,为1层矮柱状或立方形细胞,称基底细胞。基底细胞是未分化的幼稚细胞,有活跃的分裂能力。新生的细胞向浅层移动,分化成表皮其余几层的细胞。②棘层:在基底层上方,由4~10层多边形细胞组成。③颗粒层:由3~5层较扁的梭形细胞组成,位于棘层上方,胞核和细胞器已退化。④透明层:位于颗粒层上方,由几层更扁的梭形细胞组成,胞核与细胞器已消失。⑤角质层:为表皮的表层,由多层扁平的角化细胞组成,无胞核和细胞器,胞质中充满角蛋白丝。靠近表面的细胞间连接不牢,逐渐脱落,即为日常所称的皮屑。

二、真皮

　　真皮位于表皮下面,由致密结缔组织组成,与表皮牢固相连。真皮深部与皮下组织接连,但两者之间没有清楚的界限。真皮分为两层：①乳头层：为紧邻表皮的薄层结缔组织。乳头层毛细血管丰富，有许多游离神经末梢，在手指等触觉灵敏的部位常有触觉小体。②网织层：在乳头层下方，由致密结缔组织组成，有较大的韧性和弹性。此层内有许多血管、淋巴管和神经，毛囊、皮脂腺和汗腺也多存在于此层，常见环层小体。

三、皮下组织

皮下组织即浅筋膜，由疏松结缔组织和脂肪组织组成。皮下组织的厚度因个体、年龄、性别和部位而有差异。如腹部皮下组织中脂肪组织丰富，而眼睑、阴茎和阴囊等部位皮下组织不含脂肪组织。分布到皮肤的血管、淋巴管和神经从皮下组织中通过，毛囊和汗腺也常延伸到此层组织中。

四、皮肤的附属器

皮肤的附属器包括毛发、皮脂腺、汗腺和指（趾）甲等（图8-3-2）。

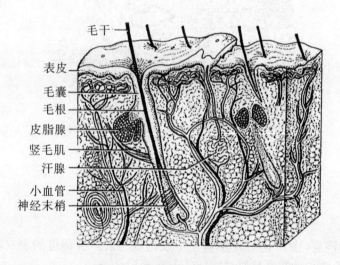

毛干
表皮
毛囊
毛根
皮脂腺
竖毛肌
汗腺
小血管
神经末梢

图8-3-2　皮肤的附属器模式图

除手掌和足跖等部位外，人体大部分皮肤都长有毛发。伸在皮肤外面的毛称毛干，长在皮肤内的称毛根。毛根包在由上皮和结缔组织组成的毛囊内。毛根和毛囊的下端合为一体，成为膨大的毛球。毛球的上皮细胞是毛发和毛囊的生长点。

皮脂腺为泡状腺，由一个或几个囊状的腺泡与一个共同的导管构成，开口于毛囊上段或皮肤表面。皮脂腺分泌的皮脂有滋润皮肤和杀菌作用。

汗腺为单管状腺，位于真皮深层和皮下组织中，导管开口于皮肤表面的汗孔。腺细胞分泌的汗液除含有水分外，还含有钠、钾、氯、乳酸盐和尿素等。汗液分泌是身体散热的主要方式，对调节体温有重要作用。

指（趾）甲由甲体以及它周围的组织组成。甲体是长在指（趾）末节背面的外露部分，为坚硬透明的长方形角质板。甲体下面的组织称甲床，甲体的近端埋在皮肤内，称甲根。甲体两侧嵌在皮肤所成的甲襞内。甲根周围为复层扁平上皮,其基底层细胞分裂活跃,为甲母质,是甲体的生长区。指(趾)甲受损或拔除后,如甲母质保留,甲仍能再生。

练习题及参考答案

练习题

一、选择题

1. 泪器中（　　）。

   A. 泪腺位于泪囊窝内

   B. 泪小管由泪腺发出

   C. 鼻泪管开口于下鼻道

   D. 泪小管开口于结膜上穹

   E. 泪点向内侧通往鼻泪管

2. 声音从外耳道传到内耳,其经过顺序（　　）。

   A. 鼓膜　锤骨　镫骨　砧骨　耳蜗

   B. 鼓膜　锤骨　砧骨　耳蜗

   C. 鼓膜　镫骨　锤骨　砧骨　耳蜗

   D. 鼓膜　锤骨　砧骨　镫骨　前庭窗　耳蜗

   E. 鼓膜　锤骨　砧骨　镫骨　半规管　耳蜗

3. 听觉感受器是（　　）。

   A. 壶腹嵴 　　　　　　　B. 螺旋器 　　　　　　　C. 球囊斑

   D. 椭圆囊斑 　　　　　　　　　　　　　　　　E. 毛细胞

4. 鼓室（　　）。

   A. 藏于颅骨之中 　　　　B. 经前庭窗通内耳 　　　C. 借内耳门通颅腔

   D. 鼓室壁有粘膜覆盖 　　　　　　　　　　　E. 内侧壁是耳蜗

5. 上直肌收缩时,瞳孔转向（　　）。

   A. 上内 　　　　　　　　B. 下内 　　　　　　　　C. 上外

   D. 下外 　　　　　　　　　　　　　　　　　E. 上方

6. 视网膜（　　）。

   A. 含有丰富的血管及色素上皮

   B. 全层都有感光能力

   C. 由视细胞、双极细胞和锥细胞构成

   D. 后部偏鼻侧处有视神经盘

   E. 以上均不是

7. 皮内注射是将药物注射在（　　）。

   A. 皮下组织 　　　　　　B. 肌肉组织 　　　　　　C. 真皮内

   D. 表皮内 　　　　　　　　　　　　　　　E. 真皮和皮下组织内

8. 分隔外耳道与鼓室的结构是（　　）。

   A. 皮肤 　　　　　　　　B. 鼓膜 　　　　　　　　C. 第二鼓膜

D. 前庭膜　　　　　　　　　　　　　　　　E. 以上均不是

9. 惟一能调节的屈光装置是(　　)。

A. 房水　　　　　　　　B. 角膜　　　　　　　　C. 玻璃体

D. 晶状体　　　　　　　　　　　　　　　　E. 以上均不是

10. 有关表皮的正确叙述为(　　)。

A. 由复层扁平上皮构成

B. 通常又称浅筋膜

C. 含有丰富的血管和神经末梢

D. 由真皮增殖形成

E. 由假复层纤毛柱状上皮构成

11. 内耳的听觉感受器是(　　)。

A. 球囊斑　　　　　　　B. 螺旋器　　　　　　　C. 壶腹嵴

D. 椭圆囊斑　　　　　　　　　　　　　　E. 鼓膜

12. 鼻泪管开口于(　　)。

A. 上鼻道　　　　　　　B. 中鼻道　　　　　　　C. 下鼻道

D. 总鼻道　　　　　　　　　　　　　　　E. 以上均不是

13. 眼球外肌(　　)。

A. 共 7 块,为运动眼球的肌肉

B. 作用是提上眼睑与运动眼球

C. 上斜肌可使眼球转向上外

D. 下斜肌可使眼球转向上内

E. 以上都不对

14. 视网膜四层细胞,由外向内依次为(　　)。

A. 色素上皮细胞、节细胞、视细胞、双极细胞

B. 视细胞、色素上皮细胞、节细胞、双极细胞

C. 色素上皮细胞、视细胞、节细胞、双极细胞

D. 色素上皮细胞、视细胞、双极细胞、节细胞

E. 节细胞、双极细胞、色素上皮细胞、视细胞

15. 在生理情况下,皮肤的表皮细胞不断死亡和脱落,又不断由(　　)细胞繁殖补充。

A. 基底层　　　　　　　B. 棘层　　　　　　　　C. 乳头层

D. 颗粒层　　　　　　　　　　　　　　　E. 角质层

二、名词解释

1. 黄斑

2. 视神经盘

三、问答题

1. 简述光线到达视网膜穿过的结构。

2. 试述房水的产生及其循环。

3. 简述内耳的组成。

参考答案

一、选择题

1. C 2. D 3. B 4. A 5. A 6. D 7. C 8. B 9. D 10. A 11. B 12. C
13. B 14. D 15. A

二、名词解释

1. 黄斑:在视神经盘颞侧约 3.5 mm 处有一黄色小区,称黄斑,其中央凹陷,称中央凹,是感光最敏感的部位。

2. 视神经盘:在视网膜视部,于视神经起始处,可见一白色圆盘形隆起,称视神经盘。

三、问答题

1. 答:光线→角膜→房水→晶状体→玻璃体→视网膜。

2. 答:房水由睫状体产生。其循环途径为:睫状体→眼球后房→瞳孔→眼球前房→虹膜角膜角→巩膜静脉窦→眼静脉。

3. 答:内耳可分为骨迷路和膜迷路两部分,骨迷路和膜迷路之间的间隙内有外淋巴,膜迷路内有内淋巴,内、外淋巴互不相通。骨迷路包括:耳蜗、前庭、骨半规管。膜迷路包括:蜗管、球囊和椭圆囊、膜半规管。

第九章
神经系统

第一节 概　述

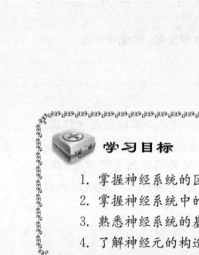

学习目标

1. 掌握神经系统的区分和组成。
2. 掌握神经系统中的常用术语。
3. 熟悉神经系统的基本功能及反射弧的概念。
4. 了解神经元的构造、分类、神经元间的联系和反射的概念。

神经系统由脑和脊髓以及与其相连的脑神经和脊神经组成(图 9-1-1)。神经系统借助感受器接受内、外环境中的各种刺激,引起各种反应。一方面协调各器官的功能活动,使人体成为一个统一的整体;另一方面使人体适应不断变化的外界环境。因此,神经系统在人体中起主导作用。

一、神经系统的分部

神经系统在形态和功能上是一个不可分割的整体,可分为两个部分:

中枢神经系统包括脑和脊髓,分别位于颅腔和椎管内,两者在枕骨大孔处相连续。

周围神经系统指中枢神经系统以外的所有神经成分,包括脑神经、脊神经和自主神经。脑神经和脊神经分别与脑和脊髓相连,其分布于全身皮肤、骨、关节和骨骼肌的纤维,称躯体神经。自主神经又称植物性神经,多随脑神经和脊神经行进,分布于内脏、心血管和腺体。

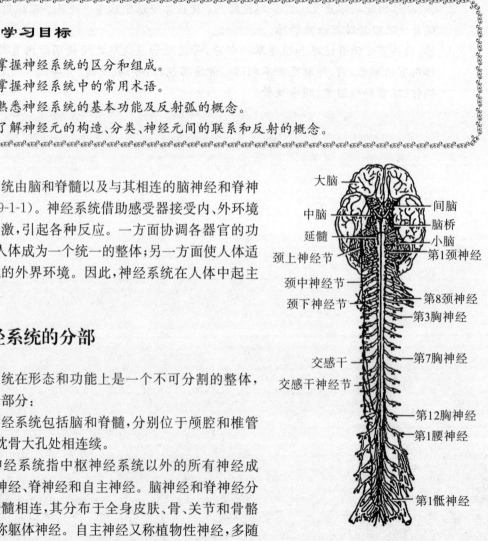

图 9-1-1　神经系统的组成

躯体神经和自主神经中均含有感觉和运动两种纤维,形成各自的感觉(传入)和运动(传出)神经,其中的内脏运动神经又可分为交感神经和副交感神经。

二、神经系统的活动方式

神经系统活动表现极为复杂,但基本活动方式是反射。反射是指神经系统对内、外环境刺激所做出的反应。反射活动的结构基础是反射弧。它包括:感受器、传入神经、反射中枢、传出神经和效应器5个部分(图9-1-2)。反射弧中任一环节发生障碍,反射活动即减弱或消失。临床上常通过一些反射检查协助诊断神经系统疾病。

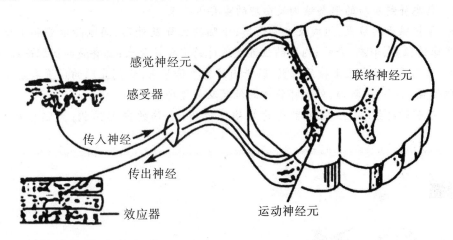

图 9-1-2　反射弧

三、神经系统的常用术语

(一)灰质和白质

在中枢神经内,神经元的胞体及其树突聚集的部位,色泽灰暗,称为灰质;位于大脑和小脑表层的灰质,称为皮质。在中枢神经内神经元轴突集中的地方,因多数轴突具有髓鞘,颜色苍白,称为白质。大脑和小脑内部的白质,称为髓质。

(二)神经核和神经节

两者都是由形态和功能相似的神经元胞体聚集成的团块,位于中枢神经系统内的称神经核。位于周围神经系统内的称神经节。

(三)纤维束和神经

在中枢神经内起止、行程和功能相同的神经纤维集聚成束,称为纤维束或传导束;在周围神经中神经纤维集合成束,称神经。

第二节　中枢神经系统

学习目标

1. 掌握脊髓的位置和外形。
2. 熟悉脊髓灰质的形态结构及白质的重要传导束。
3. 掌握脑干的位置、组成及主要形态；小脑的位置及外形；间脑的位置和主要分布；大脑半球的位置、形态、分叶；内囊的位置及通过的主要传导束；脑脊液的循环途径。
4. 熟悉薄束核和楔束核的位置；脑干内的重要传导束；背侧丘脑的位置和主要结构；下丘脑位置、形态；了解内、外侧膝状体的位置及一般功能。
5. 了解脑神经核、红核和黑质的名称及性质；小脑的内部结构；大脑皮质的功能分区。

一、脊髓

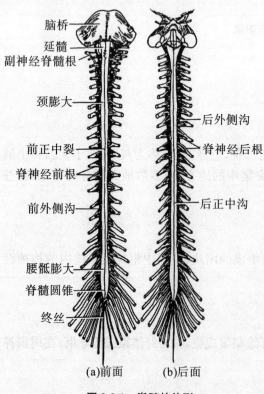

脑桥
延髓
副神经脊髓根
颈膨大
前正中裂
脊神经前根
前外侧沟

后外侧沟
脊神经后根
后正中沟

腰骶膨大
脊髓圆锥
终丝

(a)前面　　(b)后面

图 9-2-1　脊髓的外形

（一）脊髓的位置和外形

1. 脊髓的位置　脊髓位于椎管内，成人长约 45 cm。脊髓上端在枕骨大孔处与延髓相连，下端在成人一般平第 1 腰椎下缘，新生儿平第 3 腰椎。

2. 脊髓的外形　脊髓呈前后稍扁的圆柱形，外包被膜（图 9-2-1）。全长粗细不等，有上方的颈膨大和下方的腰骶膨大两个膨大部。下端变细呈圆锥状，称为脊髓圆锥。由脊髓圆锥下端向下延续为一根细丝，称为终丝，止于尾骨后面的骨膜，终丝已无神经组织。

脊髓表面有 6 条纵沟：前面正中的沟较深，称为前正中裂，后面正中的沟较浅称后正中沟。在前正中裂和后正中沟的两侧，分别有成对的前外侧沟和后外侧沟。在前、后外侧沟内分别有脊神经前、后根出入，在后根上有膨大的脊神经节。前、后根在椎间孔处合成一条脊神经，由相应的椎间孔穿出。前根为运动纤维，后根为感觉纤维。

3. 脊髓节段与椎骨的关系　每对脊神经前、后根相连的 1 段脊髓，称为 1 个脊髓节段。脊神经 31 对，因此，脊髓分为 31 个节段：即 8 个颈段(C)、12 个胸段(T)、5 个腰段(L)、5 个骶段(S)和 1 个尾段(Co)。

因椎管长于脊髓，所以使脊髓节段的位置由上向下逐渐高出相应的椎骨，腰、骶、尾段的神经根在未出相应的椎间孔之前，在椎管内垂直下行，围绕终丝形成马尾。成年人，一般第 1 腰椎以下已无脊髓，只有浸泡在脑脊液中的马尾和终丝，故临床上常在第 3 与第 4 腰椎棘突之间进行腰椎穿刺。

（二）脊髓的内部结构

脊髓由灰质和白质构成，灰质在内部，白质在周围(图 9-2-2)。

1. 灰质　在横切面上呈"H"字形，其中间横行部分，称灰质连合，其中央有中央管，纵贯脊髓全长。每侧灰质前部扩大，称为前角，含运动神经元。后部狭细，称为后角，含联络神经元。前、后角之间称为中间带。从第 1 胸节段到第 3 腰节段，中间带向外侧突出，称为侧角，是交感神经的低级中枢，在第 2～4 骶节段中间带外侧部，相当于侧角的位置，是副交感神经的低级中枢。前、后、侧角在脊髓内上下连续纵贯成柱，又分别称为前柱、后柱和侧柱。

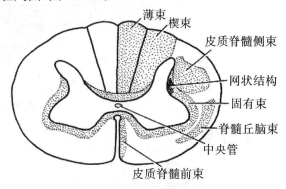

图 9-2-2　脊髓的内部结构

2. 白质　每侧白质借脊髓的纵沟分成前索、后索和外侧索 3 个索。前正中裂与前外侧沟之间称为前索；前、后外侧沟之间称为外侧索；后外侧沟与后正中沟之间为后索。

脊髓白质内主要的上行纤维束(感觉传导束)有：

（1）薄束和楔束：位于后索，传导躯干和四肢的本体觉和精细触觉的冲动。薄束在后正中沟两侧；楔束在薄束的外侧，仅见于第 4 胸节段以上。

（2）脊髓丘脑束：位于脊髓外侧索前部和前索，分别称为脊髓丘脑侧束和脊髓丘脑前束，传导躯干和四肢的痛觉、温度觉及触觉、压觉的冲动。

脊髓白质内的下行纤维束(运动传导束)主要为皮质脊髓束，包括皮质脊髓侧束和皮质脊髓前束，分别位于外侧索和前索内。它们的功能是传导躯干和四肢的随意运动的冲动。损伤一侧皮质脊髓束可引起同侧平面以下骨骼肌运动障碍。

（三）脊髓的功能

1. 传导功能　脊髓是感觉和运动神经冲动传导的重要通路，其结构基础即脊髓内的上、下行纤维束。躯干、四肢和大部分内脏感觉都经过脊髓传导至脑。脑和躯干、四肢和部分内脏活动的控制也需经过脊髓才能完成。

2. 反射功能　脊髓为一个最低级中枢，有许多反射中枢位于脊髓灰质内，如排便中枢在脊髓骶部，血管舒缩中枢在脊髓侧角。

二、脑

脑位于颅腔内,可分为端脑、间脑、小脑、中脑、脑桥和延髓6个部分(图9-2-3)。通常将延髓、脑桥和中脑合称为脑干。

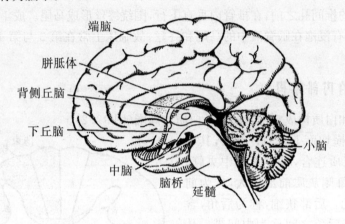

图 9-2-3　脑

(一) 脑干

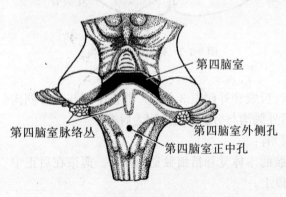

图 9-2-4　第四脑室

脑干位于颅底内面的斜坡上,在平枕骨大孔处与脊髓相续,上接间脑,自下而上包括延髓、脑桥和中脑3部分。延髓和脑桥的背面与小脑相连,它们之间的腔室为第4脑室(图9-2-4),该室上通中脑水管,向下与延髓及脊髓的中央管相续,向外经左右外侧孔和正中孔与蛛网膜下隙相通。

1. 脑干的外形(图9-2-5)

(1)腹侧面:延髓形似倒置的圆锥体,上缘以一延髓脑桥沟与脑桥分界。延髓上部前正中裂两侧各有一纵行隆起,称锥体,它是由大脑皮质到脊髓的皮质脊髓束构成。在锥体下端皮质脊髓束大部分纤维左右交叉称为锥体交叉。在锥体外侧有一卵圆形隆起,称为橄榄。

脑桥腹面膨隆,其正中有一浅沟,称基底沟,容纳基底动脉。脑桥向两侧逐渐变窄,移行为小脑中脚。下缘借延髓脑桥沟与延髓分界,上缘与中脑相连。

中脑腹侧面有一对纵行隆起,称大脑脚,两脚之间的凹窝,称脚间窝。

(2)背侧面:延髓的背面下部,后正中沟两侧各有两个纵形隆起,内侧为薄束结节,外侧为楔束结节,其深面分别埋有薄束核和楔束核。楔束结节外上方有稍隆起的小脑下脚,它主要由进入小脑的纤维束构成。延髓上部背面和脑桥背面共同形成一菱形凹陷,称菱形窝。

中脑背侧面有上下两对隆起,上方的1对为上丘,与视觉反射有关;下方的1对为下丘,与听觉反射有关。

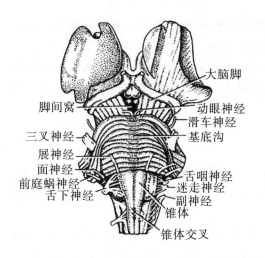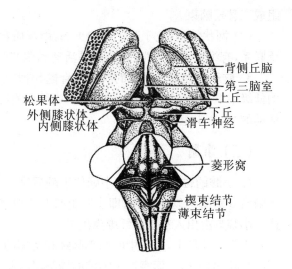

图 9-2-5 脑干的外形(腹侧面和背侧面)

2. 脑干的内部结构 由灰质、白质和网状结构构成。

（1）灰质：脑干的灰质不是连续的纵柱,而是分散成大小不等的团块或短柱,称为神经核,其中与脑神经有关的称脑神经核(图 9-2-6)。与运动有关的称脑神经运动核,与感觉有关的称脑神经感觉核。脑干内除脑神经核外,还有其他神经核,如延髓中的薄束核和楔束核,与本体觉和精细触觉冲动的传导有关,中脑的黑质和红核,对调节骨骼肌的张力有重要作用。

（2）白质：主要由上、下行纤维束组成。

1）锥体束：由大脑皮质运动区发出的支配骨骼肌随意运动的传导束。在脑干内,行经大脑脚、脑桥基底部,到延髓形成锥体。

锥体束一部分纤维终止于脑干的脑神经躯体运动核,此即皮质核(延髓)束。而其余大部分纤维在锥体下端相互交叉(锥体交叉)到脊髓外侧索,此即皮质脊髓侧束；小部分纤维不交叉至脊髓前索,此即皮质脊髓前束。

2）内侧丘系：脊髓后索中的薄束和楔束上行至延髓,分别止于薄束核和楔束核。薄束核和楔束核发出的纤维,呈弓形走向延髓中央管的腹侧,并左右交

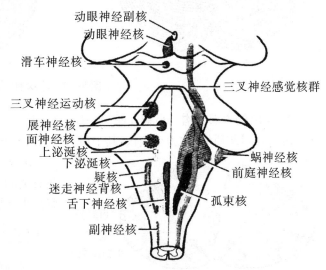

图 9-2-6 脑神经核

叉,称为内侧丘系交叉,交叉后的纤维折向上行,组成内侧丘系,止于背侧丘脑。

3）脊髓丘脑束：也称脊髓丘系,由脊髓上行到脑干,走在内侧丘系的背外侧,上行至背侧丘脑。

4）三叉丘脑束：又称三叉丘系,三叉神经脑桥核和脊束核发出的纤维,越至对侧,转而上行

组成三叉丘脑束。

（3）网状结构：位于脑干的中央部，由灰质和白质交错排列而成，与中枢神经系的各部有广泛联系，有维持大脑醒觉、调节内脏活动和调节肌张力等功能。

3. 脑干的功能　脑干的功能与脊髓相似，也有反射与传导两种功能。脑干内有多个反射的低级中枢，脑桥内有角膜反射中枢，中脑内有瞳孔反射中枢，延髓内有调节呼吸运动和心血管活动的"生命中枢"。

（二）小脑

1. 小脑的位置和外形　小脑位于颅后窝内. 在大脑半球枕叶的下方，脑桥与延髓的后方。小脑借 3 对脚与脑干相连；即小脑上脚与中脑相连；小脑中脚与脑桥相连；小脑下脚与延髓相连。小脑脚由出入小脑的纤维束组成。

小脑在外形上，可分中间的小脑蚓和两侧的小脑半球（图 9-2-7）。小脑上面平坦，小脑半球下面凸隆，两半球下面靠近小脑蚓的椭圆形隆起，称为小脑扁桃体。小脑扁桃体紧靠枕骨大孔，其腹侧邻近延髓。当颅内压增高时，小脑扁桃体可被挤入枕骨大孔内，压迫延髓而危及生命，临床上称为小脑扁桃体疝或枕骨大孔疝。小脑半球和蚓部表面由许多横行的浅沟，分割成许多薄的小脑叶片。

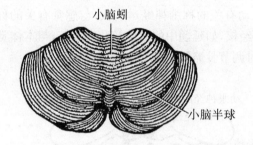
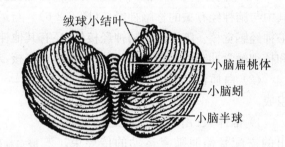

图 9-2-7　小脑的外形

2. 小脑的内部结构　小脑表面的一层灰质，称小脑皮质。皮质深面的白质称为髓质。髓质内埋有 4 对灰质块，称为小脑核，其中最大者为齿状核（图 9-2-8）。

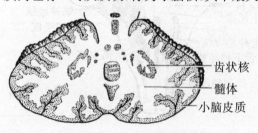

图 9-2-8　小脑的内部结构

3. 小脑的功能　小脑主要是一个与运动调节有关的中枢，其主要功能是维持身体平衡、调节肌张力和协调随意运动。

（三）间脑

间脑位于中脑的前上方，大部分被大脑半球所掩盖。间脑中间有一矢状裂隙，称第三脑室，它向后通中脑水管，向前经室间孔与侧脑室相通。

间脑的主要部分是背侧丘脑和下丘脑等。

1. 背侧丘脑　又称丘脑，是位于间脑的背侧的 1 对卵圆形的灰质团块。背侧丘脑被"Y"形的白质板分为前核群、内侧核群和外侧核群 3 部。其中外侧核群的腹侧部分的后部称腹后核。全身各部的躯体感觉冲动，都需在此中继，才能传至大脑皮质。

　　背侧丘脑后端的外下方有 2 对隆起,位于内侧的称内侧膝状体,与听觉冲动传导有关;位于外侧的称外侧膝状体,与视觉冲动传导有关。

　　2. 下丘脑　位于背侧丘脑的前下方,构成第三脑室的底和侧壁下份。在脑底面,下丘脑的范围从前至后为视交叉、灰结节、乳头体(图 9-2-9)。灰结节向下方伸出一细蒂,称为漏斗。漏斗下端连垂体。垂体属内分泌腺。下丘脑是神经内分泌中心,也是内脏活动的较高级中枢,能对机体的体温、摄食、生殖、水盐平衡、睡眠和情绪的调节起一定作用。

(四) 端脑

　　端脑又称大脑,由左、右大脑半球构成。人类大脑半球高度发育掩盖了间脑、中脑以及小脑的上面。左右半球之间的裂隙为大脑纵裂,裂底有连接两半球的白质板,称为胼胝体。两侧大脑半球后部与小脑之间的横裂,称大脑横裂。

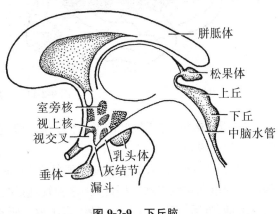

图 9-2-9　下丘脑

　　1. 大脑半球的外形和主要沟回　大脑半球可分为上外侧面、内侧面和下面。大脑半球表面凸凹不平,有许多浅、深的沟,沟与沟之间的隆起,称为大脑回。大脑半球被 3 条较重要的沟分为 5 个分叶。3 条沟是中央沟、外侧沟和顶枕沟。5 个叶是额叶、顶叶、枕叶、颞叶和岛叶,其中岛叶在外侧沟的深处。

　　大脑半球内侧面、外侧面的主要沟回见图 9-2-10。

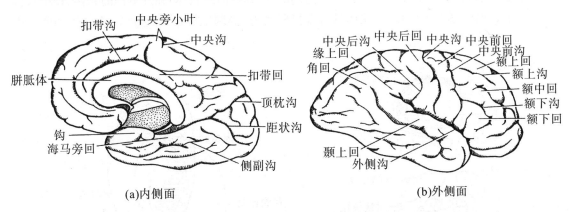

(a)内侧面　　　　　　　　　　　(b)外侧面

图 9-2-10　大脑半球的外形(内侧面和外侧面)

　　2. 大脑半球的内部结构　大脑半球表面的灰质,称为大脑皮质,皮质的深面为白质,又称大脑髓质。白质内埋有灰质团块,称基底核。半球内还有左右对称的腔隙,称侧脑室。

　　(1)大脑皮质的功能定位:根据临床的观察和实验研究证明,人的大脑皮质有许多不同的功能区,又称中枢(图 9-2-11)。

　　1)躯体运动中枢:是随意运动的最高中枢,位于中央前回和中央旁小叶前部,管理对侧躯体的骨骼肌运动。

2）躯体感觉中枢：位于中央后回及中央旁小叶后部，此区接受对侧半身的感觉冲动。

3）视觉中枢：在枕叶内侧面距状沟两侧，一侧视觉中枢接受同侧视网膜颞侧半和对侧视网膜鼻侧半的传入冲动。

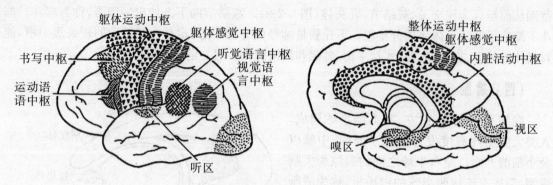

图 9-2-11　大脑皮质功能区

4）听觉中枢：位于颞叶的颞横回。每侧听觉中枢都接受来自两耳的听觉冲动。因此，一侧听觉中枢受损，不会引起全聋。

5）语言中枢：是人类大脑皮质所特有的，通常只存于一侧半球，一般认为习惯用右手的人的语言中枢在左侧半球。因此，将这种管理语言和劳动技巧的半球，称为优势半球。优势半球内有说话、听话、书写和阅读4种语言中枢。听觉性语言中枢位于缘上回，视觉性语言中枢位于角回，书写中枢位于额中回的后部，运动性语言中枢位于额下回的后部。

（2）基底核：是位于大脑底部白质内的灰质核团，包括尾状核、豆状核、杏仁体和屏状核等。尾状核与豆状核合称纹状体。豆状核分为内侧的苍白球（旧纹状体）和外侧部的壳，壳和尾状核合称为新纹状体（图 9-2-12）。纹状体具有维持肌张力，协调肌群运动的功能，杏仁体功能与内脏活动行为和内分泌有关。

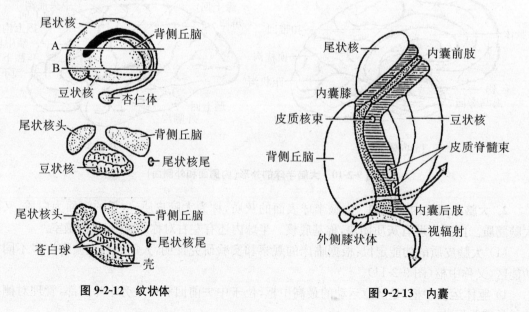

图 9-2-12　纹状体

图 9-2-13　内囊

（3）大脑白质：又称大脑髓质，由大量的神经纤维构成，主要包括连接左右大脑半球皮质的联合纤维，如胼胝体；连接同侧半球皮质的联络纤维；以及连接大脑皮质与皮质下结构的投射纤维。其中内囊属于投射纤维，位于尾状核、豆状核和背侧丘脑之间（图 9-2-13）。在大脑半球的水平切面上呈"＞＜"形，分内囊前肢、内囊膝和内囊后肢 3 部分，有皮质脑干束、皮质脊髓束、丘脑皮质束和视辐射等通过。内囊损伤后，会出现对侧躯体运动、感觉障碍及双眼对侧半视野偏盲，临床称三偏综合征。

三、脑和脊髓的被膜、血管和脑脊液

脑和脊髓的外面包有 3 层被膜（图 9-2-14），由外向内依次为硬膜、蛛网膜和软膜。硬膜厚而坚韧。蛛网膜薄而透明，紧贴于硬膜内面。软膜富有血管和神经，紧贴在脑和脊髓的表面并伸入其沟裂内。蛛网膜与软膜之间有许多小纤维束相连。脑和脊髓的 3 层被膜在枕骨大孔处互相移行。蛛网膜与软膜之间的腔隙，叫蛛网膜下隙（腔），腔隙内含有脑脊液。

（一）脊髓的被膜

1. **硬脊膜**　呈管状包被脊髓。它与椎管内面的骨膜之间有硬膜外隙，内含静脉丛、淋巴管、疏松结缔组织和脂肪。脊神经根通过此腔。临床上的硬膜外麻醉就是将药物注入此隙，以阻滞脊神经的传导。

2. **脊髓蛛网膜**　向上移行于脑蛛网膜。蛛网膜与软膜之间的腔隙为蛛网膜下隙（图 9-2-15）。其下端至第 2 骶椎水平特别宽阔，称为终池，池内有马尾与终丝。临床上常在此处作腰椎穿刺，抽取脑脊液或注入药物。

3. **软脊膜**　紧贴于脊髓表面并伸入脊髓的沟裂内。

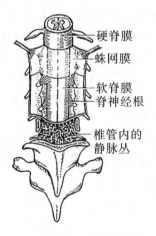

图 9-2-14　脊髓的被膜

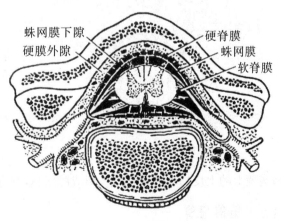

图 9-2-15　蛛网膜下隙

（二）脑的被膜

1. **硬脑膜**　由两层膜紧密结合而成，其外层相当于颅骨内骨膜。硬脑膜与颅盖骨连接疏松，当颅顶骨折出血时易形成硬膜外血肿。硬脑膜与颅底则紧密结合，颅底骨折硬脑膜与蛛网膜易同时损伤。内层在有的部位离开外层折叠成板状突起，伸入脑的裂隙中。伸入大脑两半球之间的突起呈矢状位,形如镰刀状,称为大脑镰。伸入大、小脑之间的突起呈水平位,称为小脑幕。硬脑膜内、外两层分离处,形成硬脑膜窦(图9-2-16),主要的硬脑膜窦有上矢状窦、横窦、乙状窦、窦汇和海绵窦,其中海绵窦接受眼静脉,向后注入横窦或乙状窦。由于面部静脉与眼静脉交通,眼静脉向后又通海绵窦,所以面部感染时,有可能波及海绵窦,引起海绵窦的炎症和血栓的形成。

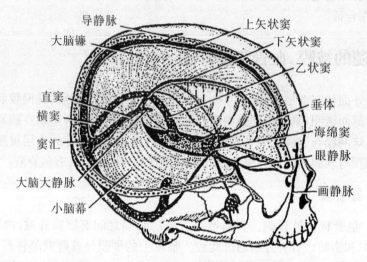

图 9-2-16 硬脑膜窦

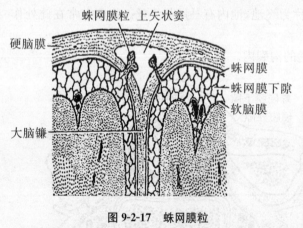

图 9-2-17 蛛网膜粒

2. 脑蛛网膜 脑蛛网膜下隙内有许多小纤维束,呈网状连接着蛛网膜与软脑膜。在有的地方蛛网膜下隙扩大,称为蛛网膜下池。其中最宽阔者为小脑延髓池,位于小脑与延髓之间。临床上可在此处抽取脑脊液。脑蛛网膜在上矢状窦两旁,形成许多颗粒状小突起,突入上矢状窦内,称为蛛网膜粒(图9-2-17),蛛网膜下隙内的脑脊液经过蛛网膜粒渗入上矢状窦内。

3. 软脑膜 在脑室的一定部位,软脑膜上的血管形成的毛细血管丛,与室管膜上皮(脑室壁上的上皮)共同突向脑室,形成脉络丛,脑脊液由此产生。

(三) 脑 的 血 管

脑的动脉来自颈内动脉和椎动脉。

颈内动脉(图9-2-18)、(图9-2-19)穿颅底入颅,向前穿过海面窦至视交叉的外侧,弯转向上,分支入脑。它的主要分支有:①大脑前动脉,位于大脑纵裂内,与对侧的同名动脉借前交通动脉于大脑半球的内侧相连,然后沿胼胝体的上方后行,分支分布于大脑半球额、顶叶的内侧面和背外侧面的上部。②大脑中动脉,在大脑外侧沟内后行,分支分布于大脑半球背外侧面的大部和岛叶。此动脉沿途发出一些细小的中央支(中央动脉),垂直进入脑实质,供应内囊、尾状核、豆状核等重要部位,这些细小的中央支与主干呈直角相连,因此在动脉硬化和高血压时易破裂出血。

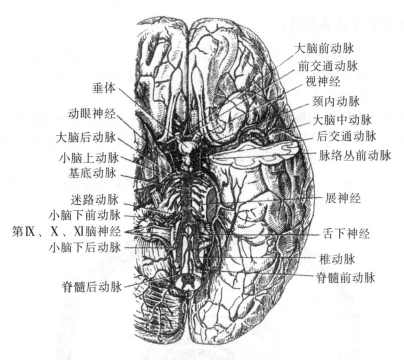

大脑前动脉
前交通动脉
视神经
垂体
动眼神经
颈内动脉
大脑后动脉
大脑中动脉
小脑上动脉
后交通动脉
基底动脉
脉络丛前动脉
迷路动脉
小脑下前动脉
展神经
第Ⅸ、Ⅹ、Ⅺ脑神经
舌下神经
小脑下后动脉
椎动脉
脊髓后动脉
脊髓前动脉

图 9-2-18　脑底面示脑的动脉及分支

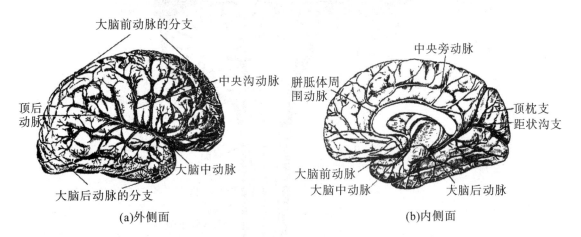

大脑前动脉的分支
中央旁动脉
中央沟动脉
胼胝体周围动脉
顶后动脉
顶枕支
距状沟支
大脑中动脉
大脑前动脉
大脑后动脉的分支
大脑中动脉
大脑后动脉

(a)外侧面　　　　　　　　　　(b)内侧面

图 9-2-19　大脑前、中后动脉在大脑半球表面的分布区域

　　左、右椎动脉经枕骨大孔入颅,在脑桥的腹侧汇合成一条基底动脉,基底动脉在脑桥的上缘分为左、右大脑后动脉,分支分布于大脑皮质的枕叶、颞叶的底面以及部分内侧面。左、右大脑后动脉分别与颈内动脉发出的后交通动脉相连。

　　大脑动脉环(又称 Willis 环)(图 9-2-18)由前交通动脉、大脑前动脉、颈内动脉末端、后交通动脉和大脑后动脉在脑底部吻合成环状,由于环内的血液彼此相通,可对脑血液供应起调节和代偿作用。

脑的静脉分为深、浅两组，最后均注入硬脑膜窦，再汇入颈内静脉。

（四）脑脊液及其循环途径

脑脊液是无色透明的液体，充满于脑室以及脑和脊髓周围的蛛网膜下隙中，有保护脑和脊髓免受外力震荡的作用，并维持颅内压。此外，脑脊液还可供给脑和脊髓的营养物质和运走其代谢产物。

脑脊液的循环途径：左右侧脑室脉络丛产生的脑脊液→室间孔→第三脑室（与第三脑室脉络丛产生的脑脊液一起）→中脑水管→第四脑室（与第四脑室脉络丛产生的脑脊液一起）→第四脑室正中孔和两外侧孔→蛛网膜下腔→蛛网膜粒→硬脑膜窦（图 9-2-20）。

正常情况下脑脊液的产生和吸收呈动态平衡。成人的脑脊液的总量约 125 ml，如果脑脊液循环受阻，可引起脑积水、颅内压升高。

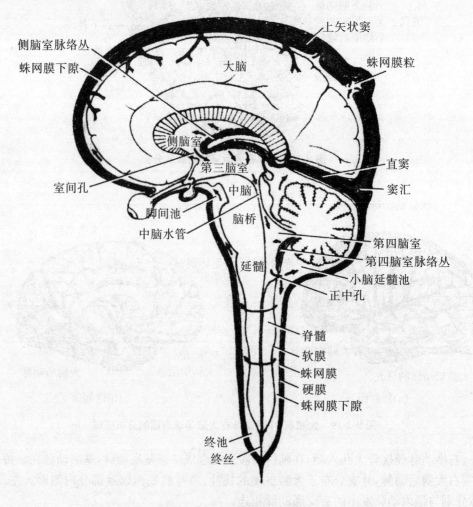

图 9-2-20　脑脊液循环途径

第三节 周围神经系统

学习目标

1. 掌握脊神经的数目、组成及纤维成分；颈丛、臂丛、腰丛、骶丛的组成和位置；膈神经、尺神经、正中神经、桡神经、腋神经、股神经、坐骨神经的位置及分布。

2. 熟悉胸神经前支分布的节段性。

3. 了解颈丛皮支、脊神经后支、髂腹下神经、髂腹股沟神经、臀上神经、臀下神经和闭孔神经的分布。

4. 掌握脑神经的数目、名称及纤维成分；三叉神经、面神经、迷走神经和舌下神经的主要分布及其一般功能。

5. 了解嗅神经、滑车神经、展神经、前庭蜗神经和舌咽神经的主要分布及一般功能。

6. 掌握自主神经的区分、分布及功能；交感和副交感神经低级中枢的位置。

7. 熟悉内脏运动神经与躯体运动神经的区别；交感与副交感神经的区别；交感干的组成和位置。

8. 了解内脏感觉和躯体感觉的区别和牵涉痛的概念。

一、脊神经

脊神经共 31 对，即颈神经 8 对，胸神经 12 对，腰神经 5 对，骶神经 5 对，尾神经 1 对。每对脊神经都是由前根和后根在椎间孔处合并而成。脊神经的前根是运动性的，后根是感觉性的，所以脊神经是混合性的。

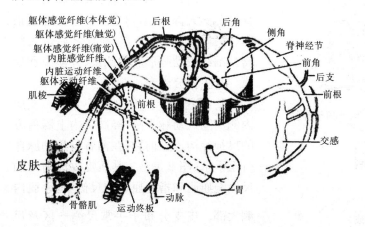
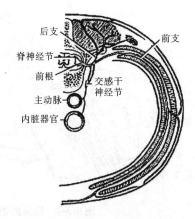

图 9-3-1 脊神经的组成和分布

脊神经出椎间孔后分前、后两支。其中后支一般较细小,呈节段性分布于颈、背和腰骶部的深层肌肉和皮肤。前支粗大,主要分布于颈、胸、腰部和四肢的骨骼肌和皮肤,除胸神经前支保持明显的节段性,其余的前支分别交织成颈丛、臂丛、腰丛和骶丛(图 9-3-1)。

(一) 颈丛

颈丛由第 1～4 颈神经的前支组成,位于胸锁乳突肌上部的深面,发出皮支和肌支。

1. 皮支 均在胸锁乳突肌后缘中点附近穿出,呈放射状分布于耳廓、耳后部、颈前外侧部、肩部和胸上部皮肤,其穿出部位是颈部皮肤浸润麻醉的一个阻滞点(图 9-3-2)。

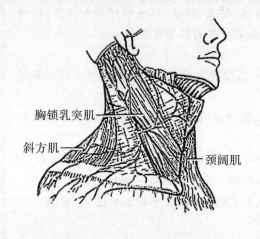

图 9-3-2　颈丛的皮支

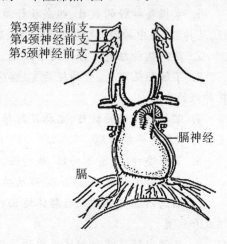

图 9-3-3　膈神经

2. 肌支 主要是膈神经(图 9-3-3)。膈神经是颈丛中最重要的分支,为混合性神经,膈神经的运动纤维支配膈肌,感觉纤维主要分布到胸膜和心包。右侧膈神经的感觉纤维还分布到肝和胆囊表面的腹膜等处。

(二) 臂丛

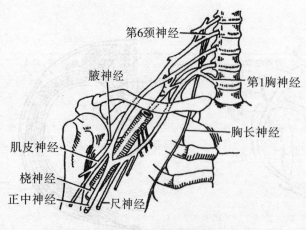

图 9-3-4　臂丛的组成

臂丛由第 5～8 颈神经前支和第 1 胸神经前支大部分组成(图 9-3-4)。经颈根部、锁骨下动脉的上方、锁骨之后进入腋窝。围绕腋动脉形成内侧束、外侧束和后束。其主要分支有:

1. 尺神经 发自内侧束,沿肱二头肌内侧沟随肱动脉下降,经肱骨内上髁后方的尺神经沟进入前臂,在前臂与尺动脉伴行至手掌(图 9-3-5)。其肌支支配前臂的尺侧腕屈肌和指深屈肌的尺侧半,手肌内侧大部。皮支分布于手掌尺侧 $\frac{1}{3}$ 区及尺侧一个半指的皮肤;手背面,分布到手背尺侧$\frac{1}{2}$区及尺侧两个半指的皮肤(图9-3-6)。

损伤后主要表现为屈腕能力减弱(屈腕、屈指肌瘫痪),拇指不能内收(拇收肌瘫痪),各指不能互相并拢,第4、5指的掌指关节过伸而指间关节屈曲(骨间肌、第3、4蚓状肌瘫痪)形似鹰爪,故称"爪形手"。小鱼际肌萎缩平坦(图9-3-7)。

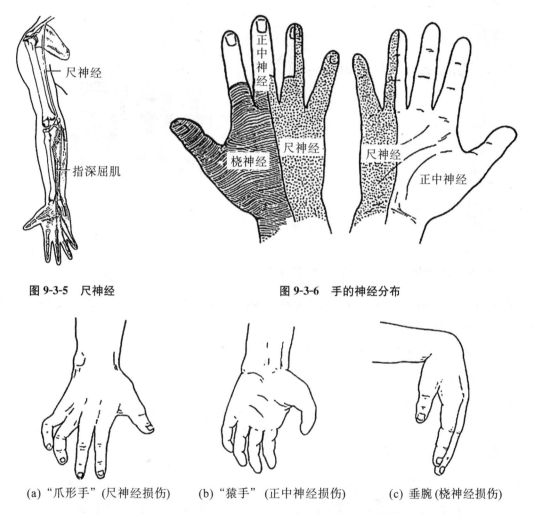

图 9-3-5　尺神经　　　　　　　　图 9-3-6　手的神经分布

(a)"爪形手"(尺神经损伤)　　　(b)"猿手"(正中神经损伤)　　　(c)垂腕(桡神经损伤)

图 9-3-7　上肢神经损伤后的表现

2. 正中神经　发自内侧束和外侧束,在臂部沿肱二头肌内侧沟伴肱动脉下行至肘窝,在前臂中线于浅、深屈肌之间下降至手掌(图9-3-8)。其肌支支配尺神经支配区域以外的前臂肌前群和手肌。皮支分布于手掌桡侧$\frac{2}{3}$区和桡侧三个半指掌侧面的皮肤;手背面,及这三个半指背面末两节的皮肤(图9-3-6)。

损伤后主要表现有:运动障碍表现为前臂不能旋前(旋前肌瘫痪),屈腕能力减弱,拇、示指不能屈曲(屈腕屈指肌瘫痪),拇指不能对掌,鱼际肌萎缩(鱼际肌瘫痪),称"猿手";感觉障碍以桡侧三指远节最明显(图9-3-7)。

3. 肌皮神经 发自外侧束,支配臂前群肌如肱二头肌,其末端分布于前臂外皮肤(图9-3-9)。

4. 桡神经 臂丛最大的分支,起自后束,在肱三头肌深面紧贴肱骨体中部后面沿桡神经沟向下外行,在肱骨外上髁前方分为浅支和深支。在臂部发出肌支支配肱三头肌;桡神经深支主要为肌支,支配前臂所有的伸肌。桡神经浅支的皮支分布于手背桡侧半和桡侧两个半指近节背面的皮肤(图9-3-6)。

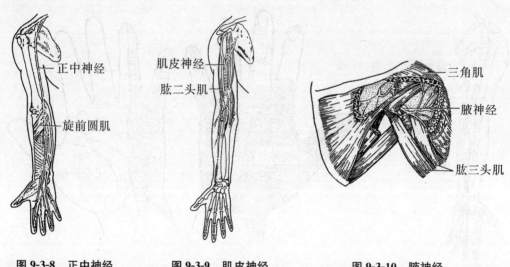

| 图9-3-8 正中神经 | 图9-3-9 肌皮神经 | 图9-3-10 腋神经 |

桡神经主干损伤时,主要表现为不能伸腕、伸指,呈"垂腕"姿态。感觉障碍以手背第1、2掌骨之间的皮肤最明显(图9-3-7)。

5. 腋神经 起自后束,主要分支到三角肌(图9-3-10)。

(三) 胸神经前支

胸神经共12对。除第1对的大部分和第12对的小部分分别参加臂丛和腰丛外,其余皆不成丛。第1至第11对胸神经前支,各自位于相应的肋间隙内,称肋间神经。第12对胸神经前支位于第12肋的下方,故称肋下神经(图9-3-11)。

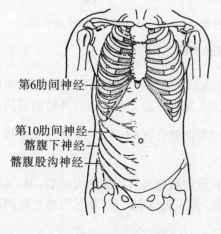

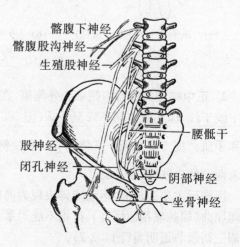

| 图9-3-11 胸神经前支 | 图9-3-12 腰丛和骶丛的组成 |

胸神经前支在胸、腹壁皮肤有明显的节段性。如乳头平面由第4胸神经的前支分布,剑突平面、肋弓平面和脐平面分别由第6、第8和第10胸神经前支分布。因此,临床可根据感觉障碍的平面,推断脊髓损伤的节段。

(四) 腰丛

腰丛由第12胸神经前支的一部分,第1~3腰神经前支和第4腰神经前支的一部分组成,位于腰大肌的深面(图9-3-12)。其主要分支有:

1. 股神经 为腰丛中最大的分支,开始在腰大肌与髂肌之间下行,经腹股沟韧带深面入股三角,位于股动脉的外侧。分支支配大腿前面的肌和皮肤。股神经中有一最长的皮支,称隐神经,与大隐静脉伴行,向下分布于小腿内侧面及足内侧缘的皮肤。

损伤后的主要表现为不能伸小腿,膝跳反射消失,大腿前面和小腿内侧面等处皮肤感觉障碍。

2. 闭孔神经 从腰大肌内侧缘走出,沿小骨盆腔侧壁向前下行,穿闭孔到大腿内侧。分布于大腿内侧群肌和大腿内侧面皮肤。

3. 髂腹下和髂腹股沟神经 主要分布于腹股沟区的皮肤和肌,髂腹股沟神经还分布于阴囊或大阴唇皮肤。

(五) 骶丛

骶丛由第4腰神经前支的一部分,第5腰神经前支和全部骶、尾神经前支组成。位于骨盆腔内,在梨状肌前面,其主要分支有坐骨神经。

坐骨神经是全身最粗大的神经,经梨状肌下孔出骨盆,在臀大肌深面,经过大转子与坐骨结节之间到大腿后面,在腘窝上角分为胫神经和腓总神经(图9-3-13)。坐骨神经干的体表投影为自坐骨结节与大转子之间的中点稍内侧到股骨内、外侧髁之间的中点,其上 $\frac{2}{3}$ 为坐骨神经干,其分支支配大腿肌后群。

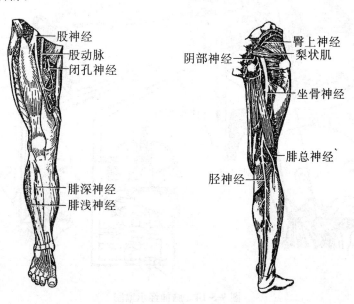

图 9-3-13　下肢神经

二、脑神经

脑神经共 12 对,其排列顺序是以它们出入脑的部位前后次序而定:即Ⅰ嗅神经,Ⅱ视神经,Ⅲ动眼神经,Ⅳ滑车神经,Ⅴ三叉神经,Ⅵ展神经,Ⅶ面神经,Ⅷ前庭蜗神经,Ⅸ舌咽神经,Ⅹ迷走神经,Ⅺ副神经,Ⅻ舌下神经。脑神经主要分布于头面部,部分还分布到胸、腹腔的脏器及颈、背部。

12 对脑神经中有 10 对脑神经和脑干相连,其中最后 4 对脑神经和延髓相连;中间 4 对脑神经和脑桥相连,第 3、4 对脑神经和中脑相连(图 9-3-14)。

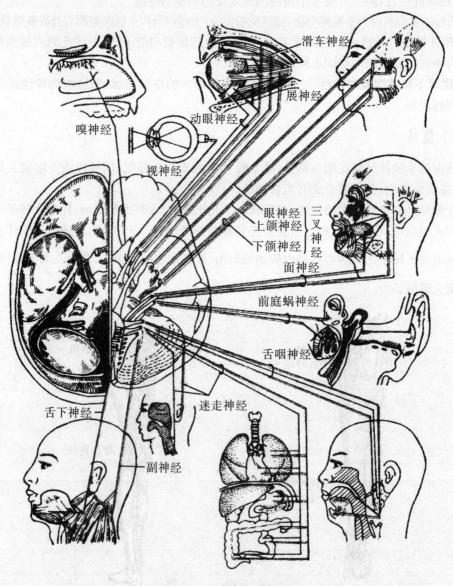

图 9-3-14　脑神经示意图

（一）嗅神经

嗅神经为内脏感觉神经。由鼻腔黏膜嗅部内嗅细胞的中枢突集聚而成,终于嗅球(图 9-3-15)。其功能为传导嗅觉冲动。

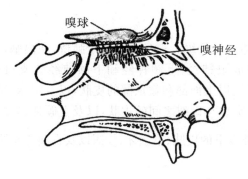

图 9-3-15　嗅神经

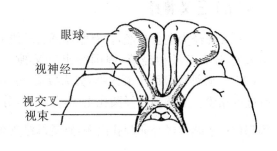

图 9-3-16　视神经

（二）视神经

视神经为躯体感觉神经。由视网膜的节细胞的轴突组成,穿出眼球后部构成视神经,继向后行,穿视神经管入颅腔,形成视交叉,再经视束连于间脑(图 9-3-16)。其功能为传导视觉冲动。

（三）动眼神经

动眼神经含躯体运动和内脏运动(副交感)两种纤维。躯体运动纤维发自中脑的动眼神经核;副交感纤维发自动眼神经副核,经眶上裂入眶。躯体运动纤维支配提上睑肌、上直肌、下直肌、内直肌和下斜肌。副交感神经纤维支配瞳孔括约肌和睫状肌(图 9-3-17)。一侧动眼神经损伤,出现上述所支配的肌瘫痪:眼睑下垂、眼外斜视、瞳孔开大、瞳孔对光反射消失。

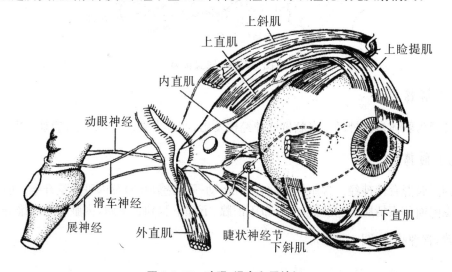

图 9-3-17　动眼、滑车和展神经

（四）滑车神经

滑车神经为躯体运动神经。起自中脑内的滑车神经核，经眶上裂入眶内，支配上斜肌（图 9-3-17）。

（五）三叉神经

三叉神经为混合神经，含有躯体感觉纤维和躯体运动纤维。三叉神经连于脑桥，在离脑桥不远处，连有三叉神经节，周围突出三叉神经节组成眼神经、上颌神经和下颌神经 3 支（图 9-3-18）。眼神经经眶上裂入眶，分为数支，分布于眼裂以上面部和额顶部的皮肤，以及眼球、结膜处的粘膜。上颌神经经圆孔出颅，分数支，分布于眼裂与口裂之间的皮肤，以及上颌牙、牙龈等部位。下颌神经经卵圆孔出颅，感觉纤维支配口裂以下的皮肤、下颌牙、牙龈以及舌前 $\frac{2}{3}$ 粘膜的一般感觉，躯体运动纤维支配咀嚼肌。

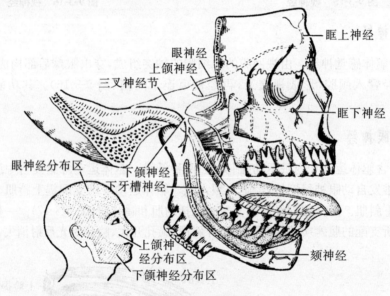

图 9-3-18　三叉神经

（六）展神经

展神经为躯体运动神经。自脑桥展神经核发出，经眶上裂入眶，支配外直肌（图 9-3-17）。

（七）面神经

面神经属混合性神经。含躯体运动、内脏运动（副交感神经）及内脏感觉纤维。躯体运动纤维分支支配面部表情肌；副交感纤维分布于泪腺、下颌下腺和舌下腺；内脏感觉纤维分布于舌前 $\frac{2}{3}$ 的味蕾，管理味觉（图 9-3-19）。

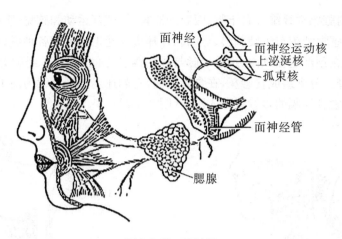

图 9-3-19　面神经

一侧面神经损伤后,该侧面肌瘫痪:患侧额纹消失,不能闭眼,鼻唇沟变浅;发笑时,健侧口角向上斜,说话时唾液可从患侧口角流出;患侧角膜反射消失(图 9-3-20)。

(八) 前庭蜗(位听)神经

前庭蜗(位听)神经为躯体感觉神经,分为前庭神经和蜗神经(图 9-3-21)。前庭神经分布于内耳的球囊斑、椭圆囊斑和壶腹嵴;蜗神经分布于内耳的螺旋器。

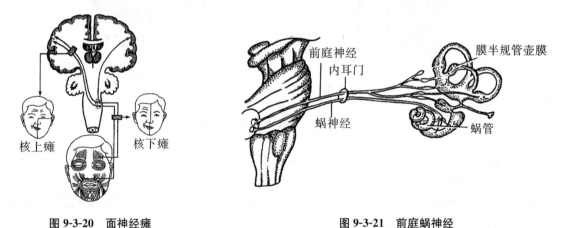

图 9-3-20　面神经瘫　　　　　　　　图 9-3-21　前庭蜗神经

(九) 舌咽神经

舌咽神经(图 9-3-22)为混合性神经,含有内脏感觉、躯体运动、内脏运动和躯体感觉纤维。内脏感觉纤维胞体分布于咽和舌后 $\frac{1}{3}$ 的黏膜,管理味觉和一般感觉,以及鼓室、咽粘膜、颈动脉窦等处的感觉;躯体运动纤维分布于咽肌;内脏运动纤维支配腮腺分泌;躯体感觉纤维布于耳后皮肤。

(十) 迷走神经

迷走神经为混合性神经,由内脏运动(副交感)、躯体运动、内脏感觉和躯体感觉四种纤维组成。内脏运动和内脏感觉纤维分布于胸、腹腔的器官,管理其运动和感觉;躯体运动纤维支配软腭和咽喉肌;躯体感觉纤维布于硬脑膜、耳廓和外耳道。迷走神经的各种成分自延髓外侧出脑,经颈静脉孔出颅,在颈部走在颈内、颈总动脉与颈内静脉之间的后方,经胸廓上口入胸腔,经肺根后面沿食管下降。分支组成食管丛,在食管下端,左侧迷走神经延续为前干,右侧延续为迷走神经后干,两干随食管经膈的食管裂孔入腹腔(图9-3-22)。

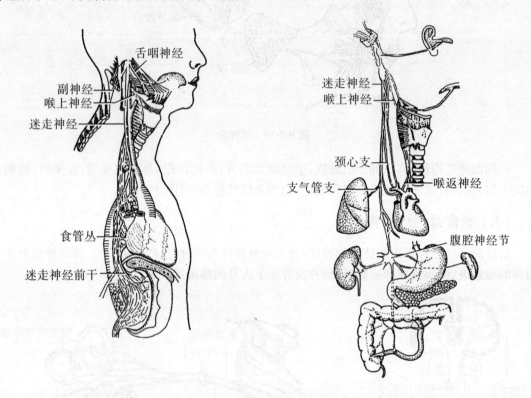

图 9-3-22　舌咽、迷走和副神经

迷走神经主要分支有:①喉上神经:在喉部分为内、外支,内支分布于声门裂以上的粘膜感觉,外支支配环甲肌。②喉返神经:支配其它喉肌的运动,以及声门裂以下的粘膜感觉。③心支:在颈部发出,加入心丛,分布于心肌。④腹腔支:在腹部发出,加入腹腔丛,与交感神经共同分布于肝、胆、胰、脾、肾、肾上腺、小肠以及结肠左曲之前的大肠。

(十一) 副神经

副神经为躯体运动神经,起自延髓内的副神经核,分布于胸锁乳突肌和斜方肌。此神经受损时,患侧肩下垂,面不能转向对侧。

(十二) 舌下神经

舌下神经为躯体运动神经,起自延髓的舌下神经核,支配舌肌(图9-3-23)。一侧舌下神经损伤,患侧舌肌瘫痪萎缩,伸舌时,舌尖偏向患侧(图9-3-24)。

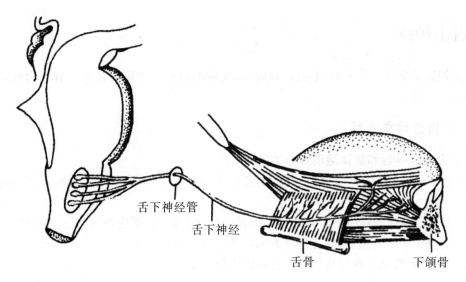

舌下神经管

舌下神经

舌骨　　　　　　　　下颌骨

图 9-3-23　舌下神经

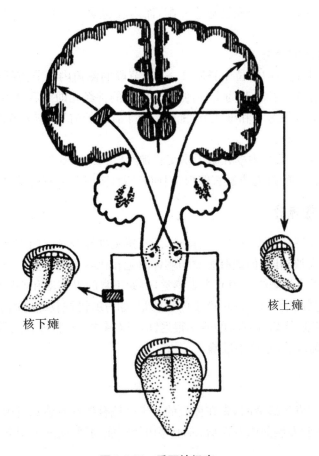

核下瘫　　　　　　　　　　核上瘫

图 9-3-24　舌下神经瘫

三、自主神经

自主神经主要分布到内脏、心血管和腺体,又称内脏神经或植物神经。分为内脏运动神经和内脏感觉神经。

(一) 内脏运动神经

1. 内脏运动神经和躯体运动神经的区别

(1) 躯体运动神经支配骨骼肌、管理随意运动;内脏运动神经支配平滑肌、心肌和腺体、管理不随意运动。

(2) 躯体运动神经自脑干和脊髓的中枢发出后达骨骼肌,不交换神经元,而内脏运动神经自脑干和脊髓的中枢发出后,要在周围的内脏神经节交换神经元,再由节内神经元发出纤维到达效应器,因此内脏运动神经从脑干和脊髓的中枢到支配的器官有两个神经元。第一个神经元为节前神经元,其细胞体在中枢内,它发出的轴突称为节前纤维;第二个神经元为节后神经元,其细胞体在内脏神经节,它发出的轴突称为节后纤维。

(3) 在功能上,躯体运动神经受意志支配,而内脏运动神经在一定程度上不受意志的直接控制。

2. 内脏运动神经的分类

(1) 交感神经:其低级中枢位于脊髓 $T_1 \sim L_3$ 节段的侧角内。节前纤维即侧角细胞发出的轴突。与交感神经相连的神经节为交感神经节,节内的神经元即节后神经元,轴突即节后纤维。

交感神经节可分为椎旁节和椎前节,椎前节位于脊柱的前方,椎旁节位于脊柱两旁,借节间支连成交感干(图 9-3-25)。

(2) 副交感神经:其低级中枢在脑干副交感神经核和脊髓骶部第 2～4 节段的骶副交感核。副交感神经节位于器官的附近或器官壁内,因而有器官旁节和器官内节之称。

(二) 内脏感觉神经

内脏器官除有交感和副交感神经支配外,还有感觉神经分布。内脏感觉神经和躯体感觉神经虽在形态结构上大致相同,但内脏感觉与躯体感觉相比有如下特点:

(1) 对于一般强度的刺激不引起主观感觉,例如正常的胃蠕动和心脏跳动不能感觉到。但在内脏进行比较强烈的活动时,即可产生内脏感觉,如胃的饥饿收缩可以引起饥饿感觉。

(2) 对触觉、切割、烧灼等刺激的感受很迟钝,但对牵拉、膨胀等刺激很敏感,能引起痛觉。

(3) 内脏痛是弥散的,定位不准确。

(三) 牵涉痛

当某些内脏器官发生病变时,常在体表的一定区域有痛觉或感觉过敏,这种现象称牵涉痛。例如,心绞痛时可感到左胸前壁及左肩、左上臂内侧疼痛,肝胆疾病可引起右肩疼痛等。

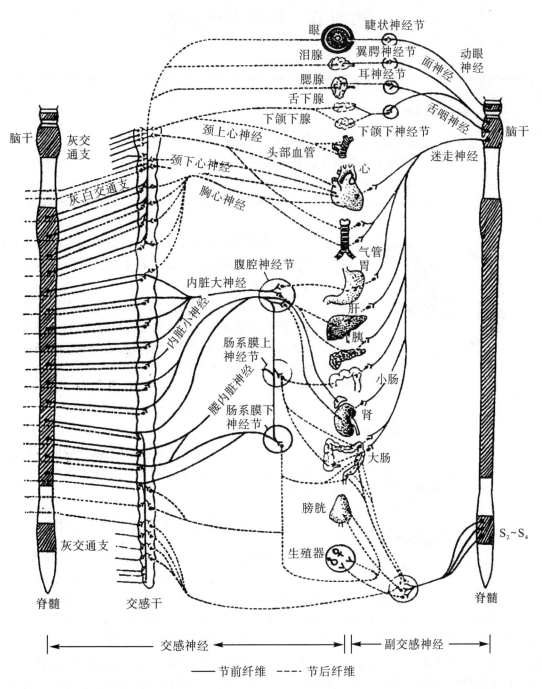

眼　睫状神经节
泪腺　翼腭神经节
腮腺　耳神经节
舌下腺
下颌下腺　下颌下神经节
颈上心神经　头部血管
颈下心神经　心
胸心神经
气管
胃
腹腔神经节
内脏大神经　肝
胰
内脏小神经
肠系膜上神经节
小肠
腰内脏神经
肾
肠系膜下神经节
大肠
膀胱
生殖器
脑干　灰交通支
灰白交通支
脑干
动眼神经
面神经
舌咽神经
迷走神经
脊髓　交感干　脊髓
$S_2 \sim S_4$
灰交通支

交感神经　副交感神经
—— 节前纤维　- - - - 节后纤维

图 9-3-25　内脏运动神经

第四节　神经传导通路

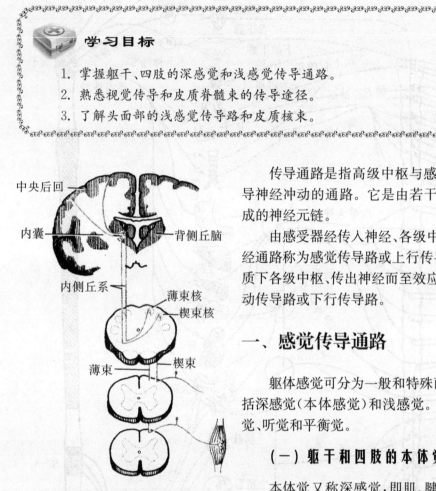

图 9-4-1　深感觉传导通路

传导通路是指高级中枢与感受器或效应器之间传导神经冲动的通路。它是由若干神经元借突触连接而成的神经元链。

由感受器经传入神经、各级中枢而至大脑皮质的神经通路称为感觉传导路或上行传导路；由大脑皮质经皮质下各级中枢、传出神经而至效应器的神经通路称为运动传导路或下行传导路。

一、感觉传导通路

躯体感觉可分为一般和特殊两类，一般躯体感觉包括深感觉（本体感觉）和浅感觉。特殊躯体感觉包括视觉、听觉和平衡觉。

（一）躯干和四肢的本体觉传导通路

本体觉又称深感觉，即肌、腱、关节等的位置觉、运动觉和震动觉。本体觉传导通路还传导皮肤的精细触觉（包括辨别皮肤两点距离和辨别物体的纹理觉）。它由 3 级神经元组成（图 9-4-1）。

第 1 级神经元胞体位于脊神经节内，其周围突分布于躯干、四肢的肌、腱、关节等处的本体觉感受器和皮肤的精细触觉感受器。中枢突经后根，进入脊髓同侧的后索上行，其中来自第 4 胸节段以下的纤维在后索中形成薄束，传导躯干下部及下肢的本体觉和精细触觉；来自第 4 胸节段以上的纤维，在薄束的外侧形成楔束，传导躯干上部及上肢的本体觉和精细触觉。薄束和楔束上升到延髓，分别止于薄束核和楔束核。

第 2 级神经元胞体位于薄束核和楔束核，它们发出的纤维呈弓形前行至中央管的腹侧，在中线与对侧纤维交叉，称为内侧丘系交叉。交叉后的纤维在中线两侧上行，称为内侧丘系。经过脑桥和中脑止于背侧丘脑。

图中标注：中央后回、内囊、内侧丘系、薄束、背侧丘脑、薄束核、楔束核、楔束第 3 级神经元胞体在背侧丘脑，它们发出轴突组成丘脑皮质束，经内囊后肢投射到中央后回的上 $\frac{2}{3}$ 和中央旁小叶的后部。

（二）躯干和四肢的浅感觉传导通路

浅感觉包括皮肤、黏膜的痛觉、温度觉、粗触觉，该传导通路由三级神经元组成（图 9-4-2）。

第 1 级神经元胞体位于脊神经节内，其周围突分布于躯干和四肢皮肤内的感受器；中枢突经后根进入脊髓上升 1～2 个节段，主要止于后角。

第 2 级神经元主要是后角神经元，它们发出轴突，交叉到对侧的外侧索和前索上行，组成脊髓丘脑侧束和脊髓丘脑前束，向上止于背侧丘脑。脊髓丘脑侧束传导痛、温觉，脊髓丘脑前束传导粗触觉。

第 3 级神经元胞体在背侧丘脑，它们发出的轴突形成丘脑皮质束，经内囊后肢投射到中央后回上 $\frac{2}{3}$ 和中央旁小叶的后部。

（三）头面部浅感觉传导通路

第 1 级神经元的胞体在三叉神经节内，其周围突分布于头面部皮肤和口、鼻腔黏膜的感受器；中枢突组成三叉神经根入脑桥。

第 2 级神经元的胞体在三叉神经脊束核和脑桥核内，它们发出轴突交叉至对侧，组成三叉丘脑束（三叉丘系），伴随内侧丘系上升，止于背侧丘脑。

第 3 级神经元的胞体在背侧丘脑。它们发出轴突参与丘脑皮质束，经内囊后肢，投射到中央后回下部。

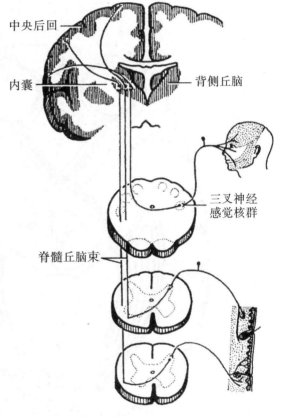

中央后回
内囊
背侧丘脑
三叉神经感觉核群
脊髓丘脑束

图 9-4-2　浅感觉传导通路

（四）视觉传导通路

视网膜的视锥细胞和视杆细胞（感光细胞）→双极细胞→节细胞，节细胞的轴突在视神经盘处集合形成视神经→经视神经管入颅腔→视交叉（在视交叉处视神经纤维作不全交叉，来自两眼视网膜鼻侧半的纤维交叉，来自颞侧半的纤维不交叉）→视束，视束纤维绕过大脑脚，多数纤维止于外侧膝状体→外侧膝状体细胞→视辐射→内囊后脚→枕叶距状沟上、下的皮质（视觉中枢）（图 9-4-3）。

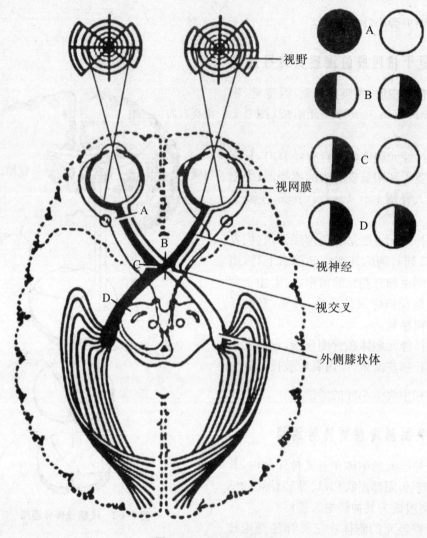

视野

视网膜

视神经

视交叉

外侧膝状体

图 9-4-3 视觉传导通路

二、运动传导通路

（一）锥体系

锥体系主要由上、下两级运动神经元组成。上运动神经元的胞体主要位于中央前回和中央旁小叶前部，它们发出的轴突集聚成锥体束。其中下行至脊髓的纤维束称皮质脊髓束；止于脑神经运动核的纤维束称皮质核束（图 9-4-4）。下运动神经元的胞体位于前角和脑神经躯体运动核。

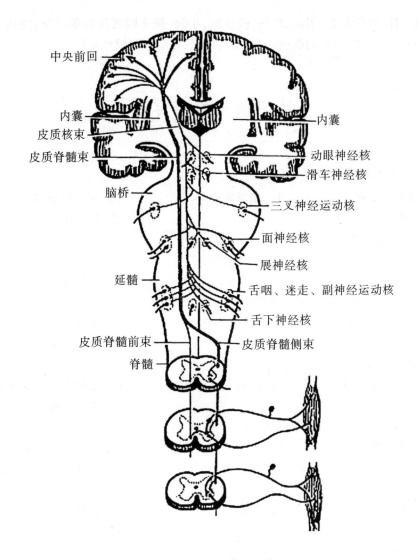

中央前回

内囊
皮质核束
皮质脊髓束

脑桥

延髓

皮质脊髓前束
脊髓

内囊
动眼神经核
滑车神经核
三叉神经运动核
面神经核
展神经核
舌咽、迷走、副神经运动核
舌下神经核
皮质脊髓侧束

图 9-4-4　运动传导通路

1. 皮质脊髓束　皮质脊髓束支配躯干、四肢的骨骼肌。主要起于中央前回上 $\frac{2}{3}$ 和中央旁小叶前部的锥体细胞的纤维→内囊后脚（后肢）→中脑→大脑脚→脑桥→延髓，形成锥体，大部分纤维形成锥体交叉，交叉后的纤维形成皮质脊髓侧束，逐节间接或直接终止于同侧前角运动细胞；小部分没交叉的纤维，形成皮质脊髓前束（此束只存在中胸节段以上），逐节交叉至对侧间接或直接止于前角运动细胞。

2. 皮质核束　皮质核束支配头面部骨骼肌。主要起于中央前回下 $\frac{1}{3}$ 的锥体细胞，纤维经内囊膝下降至脑干，陆续止于脑神经躯体运动核。其中面神经核下部（支配下部面肌）和舌下神经只接受对侧皮质脑干束的支配，其余脑神经躯体运动核均接受双侧皮质脑干束的支配。

（二）锥体外系

锥体外系是指锥体系以外控制和影响骨骼肌运动的传导路径，其结构十分复杂，包括部分大脑皮质、纹状体、背侧丘脑、黑质、红核、脑桥核、小脑、脑干网状结构等以及它们的纤维联系,其主要功能是调节肌张力,协调肌的活动,维持体态、姿势和习惯性动作。

练习题及参考答案

练习题

一、选择题

1. 运动性语言中枢位于(　　)。
   A. 额中回后部　　　　　　B. 额下回后部　　　　　　C. 颞上回后部
   D. 颞中回后部　　　　　　E. 缘上回

2. 大脑后动脉起自(　　)。
   A. 颈内动脉　　　　　　　B. 颈外动脉　　　　　　　C. 基底动脉
   D. 椎动脉　　　　　　　　E. 颈总动脉

3. 脊髓的副交感神经低级中枢位于(　　)。
   A. 腰2～4节中　　　　　　B. 骶2～4节中　　　　　　C. 胸腰部侧角
   D. 骶1～3节中　　　　　　E. 以上均不是

4. 右侧内囊损伤导致(　　)。
   A. 右侧半身瘫痪　　　　　B. 左侧半身瘫痪　　　　　C. 右侧浅感觉障碍
   D. 左侧动眼神经瘫　　　　E. 下半身瘫痪

5. 下列对硬膜外腔的说法,错误的是(　　)。
   A. 内含脑脊液　　　　　　B. 呈负压　　　　　　　　C. 与颅内不相通
   D. 内含静脉丛　　　　　　E. 临床上常用于麻醉的部位

6. 生命中枢位于(　　)。
   A. 端脑　　　　　　　　　B. 中脑　　　　　　　　　C. 脑桥
   D. 间脑　　　　　　　　　E. 延髓

7. 成人脊髓下端平齐(　　)。
   A. 第1腰椎下缘　　　　　B. 第2腰椎下缘　　　　　C. 第3腰椎下缘
   D. 第4腰椎下缘　　　　　E. 第5腰椎下缘

8. 下列哪种纤维与感觉传导无关(　　)。
   A. 薄束　　　　　　　　　B. 脊髓丘脑束　　　　　　C. 皮质脊髓束
   D. 丘脑皮质束　　　　　　E. 内侧丘系

9. 躯体运动区(中枢)位于(　　)。
   A. 中央前回和中央旁小叶前部
   B. 中央后回和中央旁小叶后部
   C. 角回　　　　　　　　　D. 颞上回　　　　　　　　E. 缘上回

10. 易破裂出血的中央支常是供应(　　)。
    A. 大脑髓质的血管　　　　B. 内囊的血管　　　　　　C. 基底核的血管
    D. 间脑的血管　　　　　　E. 大脑皮质的血管

11. 视交叉中央部受压迫,可导致(　　)。

A. 双眼颞侧半视野偏盲　　B. 双眼鼻侧半视野偏盲　　C. 单眼鼻侧半视野偏盲

D. 单眼颞侧半视野偏盲　　　　　　　　　　　　　　E. 双眼视野全盲

12. 下列搭配错误的是（　　　）。

A. 上丘——视觉反射中枢

B. 下丘——听觉中枢

C. 顶盖前区——瞳孔对光反射中枢

D. 外侧膝状体——与听觉传导有关

E. 内侧膝状体——为听觉传导通路的中继站

13. 薄束和楔束的胞体位于（　　　）。

A. 脊神经节　　　　　　　B. 脊髓后角　　　　　　　C. 薄束核和楔束核

D. 背侧丘脑　　　　　　　　　　　　　　　　　　　E. 脊髓侧角

14. 脊髓内传导躯干四肢深感觉的纤维束是（　　　）。

A. 皮质脊髓前束　　　　　B. 内侧丘系　　　　　　　C. 脊髓丘脑束

D. 薄束和楔束　　　　　　　　　　　　　　　　　　E. 皮质脊髓侧束

15. 惟一自脑干背面而出脑的神经是（　　　）。

A. 动眼神经　　　　　　　B. 滑车神经　　　　　　　C. 舌下神经

D. 副神经　　　　　　　　　　　　　　　　　　　　E. 三叉神经

16. 不属于大脑基底核的是（　　　）。

A. 豆状核　　　　　　　　B. 丘脑　　　　　　　　　C. 杏仁核

D. 尾状核　　　　　　　　　　　　　　　　　　　　E. 屏状核

17. 脑脊液循环途径中不经过（　　　）。

A. 硬膜外隙　　　　　　　B. 蛛网膜下隙　　　　　　C. 蛛网膜粒

D. 第三脑室　　　　　　　　　　　　　　　　　　　E. 第四脑室

18. 大脑动脉环的组成不包括（　　　）。

A. 大脑前动脉　　　　　　B. 大脑中动脉　　　　　　C. 大脑后动脉

D. 前交通动脉　　　　　　　　　　　　　　　　　　E. 后交通动脉

19. 脊髓的被膜由内向外依次为（　　　）。

A. 软脊膜、硬脊膜、蛛网膜　　　　　　　B. 软脊膜、蛛网膜、硬脊膜

C. 蛛网膜、软脊膜、硬脊膜　　　　　　　D. 硬脊膜、蛛网膜、软脊膜

E. 以上均不是

20. 舌的神经支配，下列正确的是（　　　）。

A. 舌的一般感觉由面神经和舌咽神经共同管理

B. 三叉神经管理舌前 $\frac{2}{3}$ 的一般感觉

C. 舌肌的运动由舌神经控制

D. 舌咽神经管理舌前 $\frac{2}{3}$ 的味觉

E. 面神经管理舌后 $\frac{1}{3}$ 的味觉

21. 瞳孔散大是由于损伤了（　　　）。

    A. 视神经　　　　　　　　B. 迷走神经　　　　　　C. 滑车神经

    D. 动眼神经　　　　　　　　E. 以上均不是

22. 与中脑相连的神经是（　　）。

    A. 动眼神经与滑车神经　　　B. 动眼神经与展神经　　　C. 滑车神经与展神经

    D. 视神经与动眼神经　　　　　　　　　　　　　　　　E. 面神经与滑车神经

23. 躯干和四肢深感觉和精细触觉的第 2 级神经元位于（　　）。

    A. 脊髓　　　　　　　　　B. 延髓　　　　　　　　C. 脑桥

    D. 间脑　　　　　　　　　E. 中脑

24. 只接受对侧皮质核束纤维所支配的神经核是（　　）。

    A. 疑核下部　　　　　　　B. 面神经核上部　　　　C. 展神经核

    D. 舌下神经核　　　　　　　　　　　　　　　　　　E. 三叉神经运动核

25. 传导舌前 $\frac{2}{3}$ 味觉的神经是（　　）。

    A. 舌神经　　　　　　　　B. 面神经　　　　　　　C. 舌咽神经

    D. 舌下神经　　　　　　　　　　　　　　　　　　E. 三叉神经

26. 分布于乳头平面的胸神经是（　　）。

    A. 第 2 对　　　　　　　　B. 第 4 对　　　　　　　C. 第 6 对

    D. 第 8 对　　　　　　　　E. 第 10 对

27. 假单极神经元位于（　　）。

    A. 脊髓前角　　　　　　　B. 脊髓侧角　　　　　　C. 脊神经节

    D. 椎前神经节　　　　　　　　　　　　　　　　　　E. 椎旁神经节

28. 肱骨外科颈骨折最易损伤的神经是（　　）。

    A. 尺神经　　　　　　　　B. 桡神经　　　　　　　C. 正中神经

    D. 腋神经　　　　　　　　　　　　　　　　　　　　E. 肌皮神经

29. 三角肌瘫痪说明损伤了（　　）。

    A. 肌皮神经　　　　　　　B. 正中神经　　　　　　C. 尺神经

    D. 桡神经　　　　　　　　　　　　　　　　　　　　E. 腋神经

30. 肌皮神经损伤不会影响（　　）。

    A. 喙肱肌　　　　　　　　B. 肱肌　　　　　　　　C. 肱二头肌

    D. 肱三头肌　　　　　　　　　　　　　　　　　　E. 以上均不是

31. 股神经损伤后不能（　　）。

    A. 伸膝关节　　　　　　　B. 屈膝关节　　　　　　C. 伸髋关节

    D. 屈髋关节　　　　　　　　　　　　　　　　　　E. 以上均不是

32. 不属于骶丛的神经是（　　）。

    A. 坐骨神经　　　　　　　B. 阴部神经　　　　　　C. 臀上神经

    D. 臀下神经　　　　　　　　　　　　　　　　　　E. 股神经

33. 小腿三头肌瘫痪说明损伤了（　　）。

    A. 股神经　　　　　　　　B. 腓浅神经　　　　　　C. 腓深神经

    D. 胫神经　　　　　　　　　　　　　　　　　　　　E. 闭孔神经

34. 不属于三叉神经分支的是（　　）。
　　A. 动眼神经　　　　　B. 眼神经　　　　　C. 上颌神经
　　D. 下颌神经　　　　　　　　　　　　　　　E. 以上均不是

35. 经颈静脉孔出入颅的结构是（　　）。
　　A. 舌咽神经　　　　　B. 迷走神经　　　　　C. 副神经
　　D. 颈内静脉　　　　　　　　　　　　　　　E. 以上均是

36. 眼球瞳孔不能转向下外方,可能损伤（　　）。
　　A. 视神经　　　　　　B. 动眼神经　　　　　C. 滑车神经
　　D. 展神经　　　　　　　　　　　　　　　　E. 眼神经

37. 下列是动眼神经损伤所致的表现是（　　）。
　　A. 不能闭眼　　　　　B. 眼球内斜　　　　　C. 瞳孔缩小
　　D. 上睑下垂　　　　　　　　　　　　　　　E. 以上均不是

38. 下列搭配错误的是（　　）。
　　A. 动眼神经——上斜肌　B. 面神经——表情肌　C. 三叉神经——咀嚼肌
　　D. 副神经——斜方肌　　　　　　　　　　　E. 迷走神经——喉肌

39. 交感神经的低级中枢位于（　　）。
　　A. 椎前神经节　　　　B. 椎旁神经节　　　　C. 脊髓灰质前角
　　D. 脊髓灰质侧角　　　　　　　　　　　　　E. 脊髓灰质后角

40. 头面部痛.温觉的第一级神经元的胞体位于（　　）。
　　A. 三叉神经脊束核　　B. 三叉神经中脑核　　C. 三叉神经脑桥核
　　D. 三叉神经节　　　　　　　　　　　　　　E. 薄束核和楔束核

二、名词解释

1. 灰质　　　　　　　　　2. 白质
3. 神经核　　　　　　　　4. 神经节
5. 纹状体　　　　　　　　6. 锥体交叉
7. 网状结构　　　　　　　8. 内囊
9. 大脑动脉环　　　　　　10. 交感干
11. 反射和反射弧

三、问答题

1. 脑脊液的产生及循环是怎样的?
2. 脑干是由几部分组成的?
3. 硬膜外麻醉时,经过哪些结构到达硬膜外腔?
4. 腋神经、桡神经、尺神经易在何处损伤,损伤后可能产生什么症状?
5. 叙述内囊的位置、分部及损伤后临床表现。
6. 躯干和四肢的本体觉传导途径是怎样的?

参考答案

一、选择题

1. B 2. C 3. B 4. B 5. A 6. E 7. A 8. C 9. A 10. B 11. A 12. D
13. A 14. D 15. B 16. B 17. A 18. B 19. B 20. B 21. D 22. A 23. B
24. D 25. B 26. B 27. C 28. D 29. E 30. D 31. A 32. E 33. D 34. A
35. E 36. C 37. D 38. A 39. D 40. D

二、名词解释

1. 灰质:中枢神经内,灰质主要由神经元的胞体和树突聚集而成。

2. 白质:中枢神经内白质则由神经纤维聚集而成。

3. 神经核:形态和功能相似的神经元的胞体常聚在一起,在中枢内称神经核。

4. 神经节:形态和功能相似的神经元胞体集聚成的团块,位于周围神经内的称神经节。

5. 纹状体:豆状核和尾状核合称纹状体。

6. 锥体交叉:在锥体下端,皮质脊髓束的大部分纤维左、右互相交叉至对侧,形成锥体交叉。

7. 网状结构:在中枢神经系统内,由灰质和白质混合而成,即神经纤维交织成网,灰质团块散在其中。

8. 内囊:内囊属于投射纤维,位于背侧丘脑、尾状核与豆状核之间,成自上行的感觉纤维束和下行纤维束。

9. 大脑动脉环:大脑后动脉、后交通动脉、颈内动脉、大脑前动脉和前交通动脉在脑底部吻合成环,称大脑动脉环,有调节脑血流的作用。

10. 交感干:位于脊柱两侧,由交感干神经节和节间支组成,呈串珠状。

11. 反射和反射弧:在中枢神经参与下,机体对内外环境刺激所作出的反应。完成一个反射活动的神经结构基础称反射弧。反射弧由感受器、传入神经、中枢、传出神经、效应器五部分组成。

三、问答题

1. 答:脑脊液由各脑室内的脉络丛产生。经侧脑室→第三脑室→第四脑室→蛛网下隙→蛛网膜粒→硬脑膜窦→颈内静脉。

2. 答:脑干由延髓、脑桥、中脑组成。

3. 答:依次经过皮肤→浅筋膜→棘上韧带→棘间韧带→黄韧带→硬膜外隙。

4. 答:①腋神经易在肱骨外科颈处损伤,产生"方形肩"。②桡神经易在肱骨干处损伤,产生"垂腕"。③尺神经易在尺神经沟处损伤,产生"爪形手"。

5. 答:在大脑髓质内,尾状核、豆状核和背侧丘脑之间,投射纤维在此集中成较厚的白质板称内囊,在水平切面上内囊呈"〉〈"状。通常把豆状核和尾状核之间的部分,称内囊前肢;豆状核与背侧丘脑之间的部分,称为内囊后肢;前、后肢之间的结合部称内囊膝,当一侧内囊受损时,就会出现对侧半身浅、深感觉丧失;对侧半身痉挛性瘫痪;对侧视野偏盲,称"三偏症"。

6. 答:肌腱、关节→脊神经节→薄束、楔束→薄束核、楔束核→内侧丘系交叉→内侧丘系→背侧丘脑腹后外侧核→内囊后脚→中央后回中上部和中央旁小叶后部。

第十章
内分泌系统

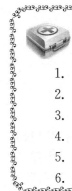

学习目标

1. 甲状腺的结构和功能。
2. 肾上腺皮质的组织结构、各带细胞所分泌的激素。
3. 甲状旁腺主细胞分泌的激素。
4. 肾上腺髓质嗜铬细胞分泌的激素。
5. 垂体远侧部(前叶)各种细胞的功能。
6. 内分泌腺的位置和形态。

内分泌系统由内分泌器官、内分泌组织和内分泌细胞组成,是神经系统以外的另一个重要调节系统。其功能是对机体的新陈代谢、生长发育、生殖活动等进行体液调节。

内分泌器官包括甲状腺、甲状旁腺、肾上腺、垂体、松果体等。内分泌组织是指分散在其他器官中的内分泌细胞团,如胰岛、黄体、睾丸间质细胞等。内分泌细胞是散在分布的,如胃、肠粘膜的内分泌细胞等。本章主要叙述内分泌腺。

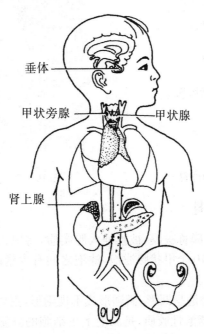

图 10-0-1　人体的内分泌腺

内分泌腺的共同特点：①腺细胞排列呈团、索、网状或围成滤泡。②腺细胞间有丰富的毛细血管。③无导管，分泌物称激素，直接入血，作用于特定的器官或细胞，即靶器官或靶细胞。某些腺细胞分泌的激素作用于邻近的细胞，称旁分泌。

第一节　甲状腺和甲状旁腺

一、甲状腺

（一）形态和位置

甲状腺是人体最大的内分泌腺，位于颈前部，呈"H"形，由左、右两个侧叶及中间的甲状腺峡组成。甲状腺侧叶呈锥体形，贴附在喉下部和气管上段的前外侧面，上端达甲状软骨中部，下端达第6气管软骨环高度，甲状腺峡连接左右两侧叶，位于第2～4气管软骨的前面。甲状腺柔软，血液供应丰富，呈棕红色。甲状腺借结缔组织固定于喉和气管壁上，因此，吞咽时甲状腺可随喉上、下移动。临床上可以借此判断颈部肿块是否与甲状腺有关。甲状腺过度肿大时，可压迫喉和气管而发生呼吸困难。

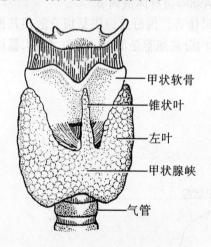

图 10-1-1　甲状腺的形态和位置

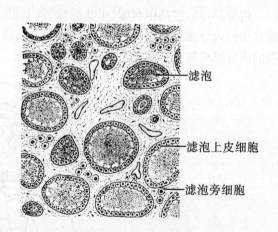

图 10-1-2　甲状腺的微细结构

（二）甲状腺的微细结构

甲状腺表面包有结缔组织膜称被膜，被膜伸入腺实质，将甲状腺分成许多大小不等的甲状腺小叶，每个小叶内含有20～40个甲状腺滤泡，滤泡之间有少量的结缔组织、丰富的毛细血管和一些滤泡旁细胞（图10-1-2）。

1. 甲状腺滤泡　甲状腺滤泡呈圆形、椭圆形或不规则形，主要由单层立方的滤泡上皮细胞组成，滤泡腔内充满均质状的嗜酸性胶质，是滤泡上皮细胞的分泌物，即甲状腺球蛋白，它与甲状腺激素的合成与分泌有关。

甲状腺激素具有促进机体新陈代谢,提高神经兴奋性,促进生长发育的作用。尤其影响婴幼儿的骨骼和神经系统的发育。当婴幼儿甲状腺功能低下时,身材矮小,脑发育障碍,导致呆小症。在成人则导致粘液性水肿。甲状腺功能亢进时,机体的耗氧量增加,新陈代谢率升高,严重时可导致突眼性甲状腺肿。

2. 滤泡旁细胞 滤泡旁细胞数量少,位于滤泡上皮细胞之间或滤泡之间的结缔组织内。在 HE 染色的切片上,胞体比滤泡上皮细胞大,呈卵圆形或多边形,胞质染色淡,又称亮细胞。滤泡旁细胞可分泌降钙素,可以促进成骨细胞的成骨作用,使血钙降低。

二、甲状旁腺

(一)形态和位置

甲状旁腺是卵圆形小体,形似黄豆,呈黄棕色,通常有上、下两对,位于甲状腺两侧叶的后面,有时可埋入甲状腺实质内。

(二)甲状旁腺的微细结构

甲状旁腺实质内腺细胞排列成团索状,腺细胞分主细胞和嗜酸性细胞两种。

1. 主细胞 数量较多,能分泌甲状旁腺激素,使血钙升高,与降钙素共同协调维持机体血钙的稳定。

2. 嗜酸性细胞 胞体比主细胞大,胞质较多,并含有密集的强酸性颗粒。电镜下,嗜酸性颗粒为线粒体。此细胞功能不明。

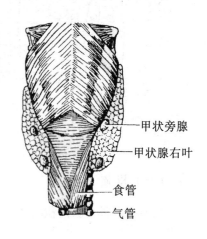

甲状旁腺
甲状腺右叶
食管
气管

图 10-1-3 甲状旁腺

第二节 肾 上 腺

一、肾上腺的位置和形态

肾上腺呈黄褐色,位于肾上端的内上方,与肾共同包在肾筋膜内,左右各一,右侧呈三角形,左侧近似半月形。

二、肾上腺的微细结构

肾上腺表面包有结缔组织被膜,少量结缔组织伴随血管和神经伸入实质内。肾上腺实质由周围的皮质和中央的髓质构成(图 10-2-1)。

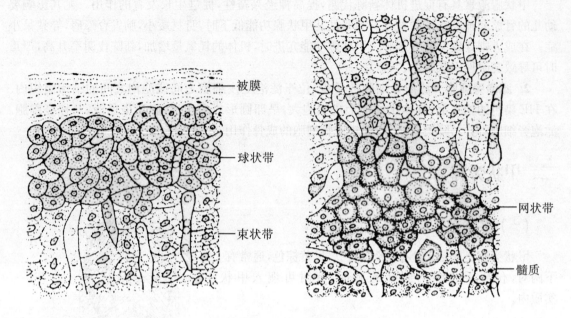

被膜
球状带
束状带
网状带
髓质

图 10-2-1　肾上腺的微细结构

（一）皮质

皮质约占肾上腺体积的 $80\%\sim90\%$。根据细胞的排列形式不同,由浅入深可将皮质分为 3 个带:

1. 球状带　位于被膜下方,较薄,约占皮质的 15%。细胞排列成球状,胞体较小,呈矮柱状或多边形,核小,染色深,胞质呈嗜酸性,内含少量脂滴。球状带细胞分泌盐皮质激素,如醛固酮等,主要调节体内的钠、钾代谢。

2. 束状带　位于球状带的深面,是皮质中最厚的部分,约占皮质的 78%。细胞较大,呈多边形,排列成单行或双行细胞索,胞核较大,圆形,着色浅,胞质内含有大量脂滴。束状带细胞分泌糖皮质激素,如可的松等,主要作用是使蛋白质及脂肪分解转化为糖,抑制免疫反应和抗炎作用。

3. 网状带　位于皮质的最深面,与髓质交界,约占 7%。细胞排列成条索状,并互相吻合成网。网状带细胞较小,核小着色深,胞质呈嗜酸性,主要分泌雄激素、少量雌激素和糖皮质激素。

（二）髓质

位于肾上腺中央,约占 $10\%\sim20\%$,主要由排列成网状的髓质细胞构成。髓质细胞体积较大,呈圆形或多边形,胞质染色淡,核大而圆,核仁明显。经铬盐固定的标本,细胞内可见棕黄色颗粒即嗜铬颗粒,故髓质细胞又称嗜铬细胞,可分泌肾上腺素和去甲肾上腺素。肾上腺素使心率加快,心脏和骨骼肌的血管扩张;去甲肾上腺素使血压增高,心脏、脑和骨骼肌内血流加快。

第三节　垂　体

一、垂体的位置和形态

垂体为卵圆形小体,灰红色,体积很小,重 0.5~0.9 g,位于颅中窝蝶骨体上的垂体窝内,上借漏斗与下丘脑相连,前方与视交叉相邻(图 10-3-1)。它是人体内最复杂的内分泌腺,对维持人体的生命活动十分重要。

垂体可分为两部分,前部称腺垂体,后部称神经垂体。

二、垂体的微细结构

根据垂体的发生和结构特点,可分为两部分:

（一）腺垂体

腺垂体是垂体的主要部分,约占垂体 75%,腺细胞排列成团、索状,少数围成小滤泡,主要由三种细胞组成:

1. 嗜酸粒细胞　数量较多,胞体大,细胞呈圆形或卵圆形。核圆形,位于细胞的中央,胞质内充满粗大的嗜酸性颗粒可以分泌生长激素和催乳激素。

2. 嗜碱粒细胞　细胞数量较少,大小不一,细胞呈椭圆形或多边形。胞质内含有嗜碱性颗粒,可以分泌促甲状腺激素、促肾上腺激素和促性腺激素,包括卵泡刺激素和黄体生成素。

3. 嫌色细胞　数量多,体积小,胞质着色浅,细胞界限不清,无分泌功能。

（二）神经垂体

神经垂体主要由无髓神经纤维和神经胶质细胞构成,其间含有丰富的毛细血管,无内分泌功能。无髓神经纤维是下丘脑核团(视上核、室旁核)分泌神经元的轴突会合于正中隆起内,形成下丘脑垂体束。下丘脑神经核团具有内分泌功能,视上核和室旁核可分别分泌血管加压素(又称抗利尿激素)和催产素(又称缩宫素),经轴浆运输至神经垂体储存,待需要时释放入血液。

练习题及参考答案

练习题

一、填空题

1. 甲状腺功能_____,可导致突眼性甲状腺肿,甲状腺功能_____,在幼儿可导致呆小症,在成人则导致粘液性水肿。

2. 肾上腺皮质分为_____、_____和_____带。

3. 肾上腺髓质细胞分泌_____和_____。

4. 垂体分为_____和_____两部分。远侧部的腺细胞分为_____、
_____和_____3种细胞。

5. 垂体远侧部的_____分泌生长激素,如分泌过多,在幼年引起_____,
成年引起_____,儿童时期分泌不足引起_____。

二、选择题

1. 下列器官中不属于内分泌腺的是(　　)。
   A. 甲状腺　　　　　　　　B. 垂体　　　　　　　　C. 甲状旁腺
   D. 乳腺　　　　　　　　　　　　　　　　　　　　E. 肾上腺

2. 以下关于内分泌腺特点的描述中,错误的是(　　)。
   A. 腺细胞排列成索、网、团状或围成滤泡
   B. 腺细胞间有丰富的毛细血管网
   C. 分泌物经导管运出
   D. 无导管
   E. 分泌物激素直接释放入血

3. 关于甲状腺结构的描述中,错误的是(　　)。
   A. 腺细胞围成滤泡
   B. 滤泡腔内充满胶状物
   C. 胞质内有丰富的滑面内质网和脂滴
   D. 滤泡上皮的高低与机能状态相关
   E. 滤泡上皮基底有完整的基膜

4. 以下关于肾上腺皮质的描述中,错误的是(　　)。
   A. 网状带是皮质中最厚的带,HE 染色
   B. 球状带位于最表层
   C. 束状带分泌糖皮质激素,促进糖异生,抑制免疫反应
   D. 网状带细胞分泌雄激素和少量雌激素
   E. 球状带分泌盐皮质激素

5. 对肾上腺髓质的描述中,错误的是(　　)。
   A. 与皮质网状带交界处参差不齐
   B. 细胞排列成索、团状,并互相连接成网
   C. 细胞嗜铬反应阳性
   D. 分泌促甲状腺激素
   E. 嗜铬细胞分泌肾上腺素和去甲肾上腺素

6. 巨人症是由于垂体哪一种细胞分泌过多所致?(　　)。
   A. 生长激素细胞
   B. 促甲状腺激素细胞
   C. 垂体细胞
   D. 嫌色细胞
   E. 促肾上腺皮质激素细胞

7. 关于促甲状腺激素的描述中,错误的是(   )。

A. 由垂体远侧部的促甲状腺激素细胞分泌

B. 促甲状腺激素细胞为嗜酸性细胞

C. 靶细胞是甲状腺滤泡上皮细胞

D. 促甲状腺激素细胞为嗜碱性细胞

E. 促进甲状腺激素的合成和分泌

三、问答题

1. 简述内分泌腺的结构特点。

参考答案

一、填空题

1. 亢进　低下

2. 球状带　束状带　网状带

3. 肾上腺素　去甲肾上腺素

4. 腺垂体　神经垂体　嗜酸性细胞　嗜碱性细胞　嫌色细胞

5. 嗜酸细胞　巨人症　肢端肥大症　侏儒症

二、选择题

1. D　2. C　3. C　4. A　5. D　6. A　7. B

三、问答题

1. 答:无导管;腺细胞排列成索状、网状、团状或围成滤泡;细胞间有丰富的毛细血管(有孔或窦状毛细血管);腺细胞分泌的激素多直接入血,作用于靶细胞和靶器官。

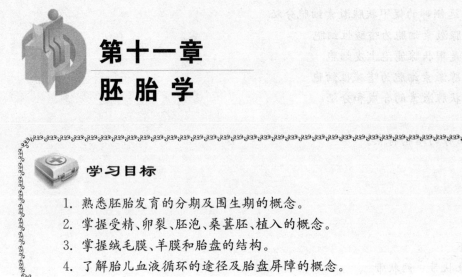

第十一章
胚胎学

学习目标

1. 熟悉胚胎发育的分期及围生期的概念。
2. 掌握受精、卵裂、胚泡、桑葚胚、植入的概念。
3. 掌握绒毛膜、羊膜和胎盘的结构。
4. 了解胎儿血液循环的途径及胎盘屏障的概念。

　　胚胎学是研究个体发生和生长及其发育规律的科学,其研究内容包括生殖细胞的形成、受精、胚胎发育、胚胎与母体的关系、先天畸形等。

　　胚胎在母体内的发育从受精开始到分娩经历 38 周(约 266 天)。通常将人胚胎的发育过程分为 3 个时期:①胚前期:从受精卵到第 2 周末二胚层胚盘出现。②胚期:从第 3 周至第 8 周末,此期末胚胎的各器官、系统与外形发育初具人形。③胎期:从第 9 周至出生,此期胎儿逐渐长大,各器官、系统的结构逐渐成形,功能逐渐完善。为了加强胎儿与母体的保健和护理,促进优生优育,减少初生儿的死亡,从第 28 周至出生后 1 周的时期称为围生期。

一、生殖细胞

　　生殖细胞又称配子,包括精子和卵子。

(一) 精子

　　每个初级精母细胞,经两次成熟分裂形成 4 个精子,每个精子含有 23 条染色体,其中 22 条为常染色体,1 条为性染色体。精子的受精能力在女性生殖管道内一般可维持 1 天。

(二) 卵子

　　卵子的发生与精子类似,也需经过两次成熟分裂,染色体数和 DNA 含量比正常体细胞减少一半。卵子的第二次成熟分裂要在受精时才能完成,若卵未受精,则排卵后 12～24 小时即退化。

二、受精

　　精子与卵子结合形成受精卵的过程称为受精。受精一般发生在排卵后 12 h 之内,部位多在输卵管壶腹部。

（一）受精过程

获能精子穿过放射冠和透明带与卵子接触,两者细胞膜融合,精子全部进入卵细胞内,雌、雄原核相互靠近并融合,形成受精卵(图 11-0-1)。

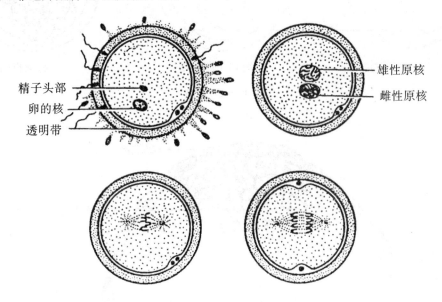

图 11-0-1　受精过程

（二）受精的意义

1. 新生命的开始　精子与卵子结合形成受精卵,受精卵逐步发育成一个新个体。

2. 决定性别　含 X 染色体的精子与卵子结合,受精卵的核型为 46,XX,胚胎为女性;含 Y 染色体的精子与卵子结合,受精卵的核型为 46,XY,胚胎为男性。

3. 具备双亲的遗传性　精子与卵子的结合,染色体恢复成 23 对,分别来自父母双方,因此具有双亲的遗传物质。

三、卵裂和胚泡的形成

受精卵由输卵管向子宫运行中,不断进行细胞分裂的过程称为卵裂(图 11-0-2)。卵裂形成的细胞称为卵裂球。受精后第 3 天形成了一个 12～16 个卵裂球组成的实心胚,形似桑葚,故称桑葚胚。

桑葚胚的细胞在子宫腔内继续分裂,吸收外周的液体,第 5 天时形成囊泡状的胚泡(图 11-0-3)。胚泡由 3 部分构成:①内细胞团,为附着在胚泡腔一侧的滋养层内面的一团细胞。②滋养层,是围成胚泡腔的一层细胞,覆盖在内细胞团外面的滋养层称为极端滋养层。③胚泡腔,由滋养层细胞围成的腔,内含液体。随着胚泡的形成,透明带变薄逐渐消失。

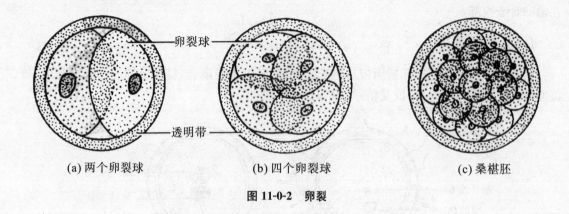

(a) 两个卵裂球   (b) 四个卵裂球   (c) 桑椹胚

图 11-0-2　卵裂

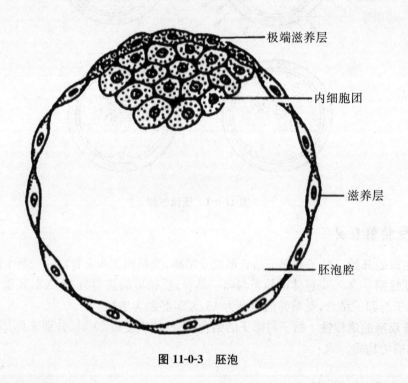

图 11-0-3　胚泡

四、植入和蜕膜

（一）植入

胚泡埋入子宫内膜的过程称为植入,又称着床,开始于受精后的第 5～6 天,到第 11、12 天完成。

1. 植入的过程　胚泡植入时,极端滋养层首先与子宫内膜接触,并产生蛋白水解酶将接触处的子宫内膜溶解,胚泡沿着缺口逐渐埋入子宫内膜。胚泡全部植入子宫内膜后,缺口修复,植入完成(图 11-0-4)。此时子宫内膜处于分泌期,能为早期胚胎的发育提供丰富的营养物质。

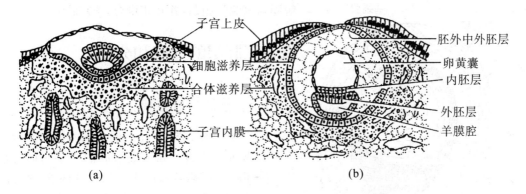

图 11-0-4 植入过程

2. 植入的部位 胚泡植入的部位即将来发育为胎盘的位置,通常植入的部位在子宫底或子宫体上部(图 11-0-5)。若胚泡在子宫颈附近植入,则胎盘将覆盖子宫内口,称前置胎盘,在妊娠后期或分娩时,能导致胎儿娩出困难,引起严重出血,甚至出现胎儿死亡。胚泡在子宫以外的部位植入称为异位妊娠。异位妊娠多发生于输卵管,由于局部组织不能适应胎儿的生长发育,多引起胚胎早期死亡或组织破裂,造成大出血。

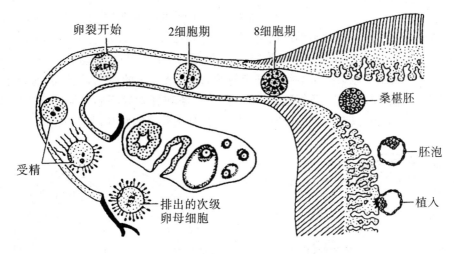

图 11-0-5 排卵、受精、卵裂和植入的位置

3. 植入的条件 胚泡的植入是在神经内分泌的调节下进行的,需具备以下条件:①雌激素和孕激素的协同作用,使子宫内膜维持在分泌期。②胚泡适时进入子宫腔,透明带及时消失。③正常的子宫内环境。母体的内分泌紊乱或受药物干扰,胚泡不能适时到达子宫腔以及子宫内膜有炎症或有避孕环等异物,均可阻碍胚泡的植入。

(二) 蜕膜

妊娠的子宫内膜功能层在分娩时将脱落,称为蜕膜。根据蜕膜与胚胎之间的关系,可将蜕膜分为 3 部分:位于胚胎深部的,称基蜕膜;覆盖胚胎子宫腔面的,称包蜕膜;其余部分称壁蜕膜(图 11-0-6)。随着胚胎的生长发育,包蜕膜逐渐向子宫腔突起,子宫腔逐渐变窄。3 个月后包

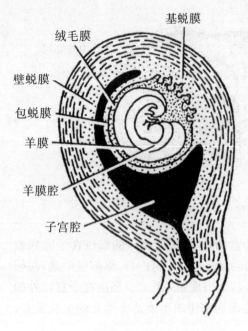

基蜕膜
绒毛膜
壁蜕膜
包蜕膜
羊膜
羊膜腔
子宫腔

图 11-0-6　蜕膜

蜕膜与壁蜕膜相贴,并互相融合,子宫腔消失。

五、三胚层的形成和分化

(一) 三胚层的形成

1. 二胚层的形成　胚泡的内细胞团增殖分化,逐渐形成两层细胞。靠近胚泡腔的一层为内胚层。位于内胚层与极端滋养层之间的称外胚层(图 11-0-4)。内、外胚层紧密相贴,形成一个圆盘状的结构,称胚盘(图 11-0-7)。胚盘是胎儿发生的原基,其外胚层面为背侧,内胚层面为腹侧。在内、外胚层形成的同时,外胚层的背侧出现一腔,称羊膜腔(图 11-0-4)。羊膜腔由羊膜上皮围成。在内胚层的腹侧,出现一囊,称卵黄囊。

2. 三胚层的形成　第 3 周初,胚盘外胚层细胞迅速增生,由胚盘两侧向尾端中线迁移,集中形成一条细胞索,称为原条。原条的细胞继续增生,在内、外胚层间向胚盘左右及头、尾端扩展(图 11-0-8),于是在内、外胚层间形成一层新细胞层,即中胚层(图 11-0-9)。胚盘有原条的一端为胚盘的尾侧,另一端为头侧。原条的头端细胞增殖较快,形成结节状的原结,原结的细胞在内、外胚层之间向胚盘头端延伸,形成一条细胞索,称脊索。原条和脊索为胚胎早期的中轴结构。在脊索的头侧和原条的尾侧,只有内、外胚层而无中胚层,分别称口咽膜和泄殖腔膜。

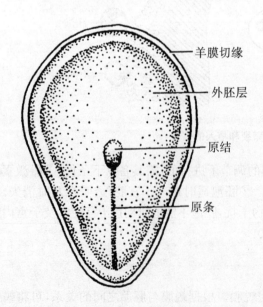

羊膜切缘
外胚层
原结
原条

图 11-0-7　胚盘(背面)

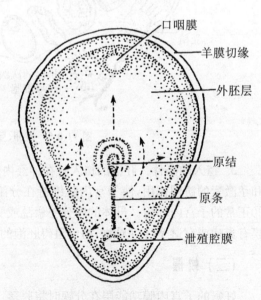

口咽膜
羊膜切缘
外胚层
原结
原条
泄殖腔膜

图 11-0-8　胚盘外胚层细胞的迁移示意图

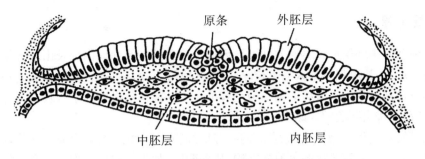

图 11-0-9　胚盘横切(示中胚层的发生)

(二) 三胚层的分化

三胚层的细胞经过分化和增殖,形成了人体的各种细胞和组织,各种组织构成了人体的器官。

1. 内胚层的分化　内胚层卷曲成管状,称为原肠,是最原始的消化系统。分别发育成咽、食管、胃及小肠、结肠和直肠及腺体等。

2. 外胚层的分化　发育为脑的各个部分、脊髓、脑室和脊髓中央管。位于胚体外表的外胚层分化为表皮及其附属结构、牙釉质、角膜、腺垂体等。若外胚层发育异常,可形成无脑儿和脊髓裂等。

3. 中胚层的分化　中胚层可发育为椎骨、肌肉、真皮、心包腔、胸膜腔、腹膜腔、泌尿生殖系统、肌肉、骨骼、结缔组织等。

六、胎膜

胎膜是胎儿的附属结构,包括绒毛膜、羊膜、卵黄膜、尿囊和脐带等(图 11-0-10),对胚胎具有保护和进行物质交换功能。胎儿娩出时,胎膜即与胎儿脱离。

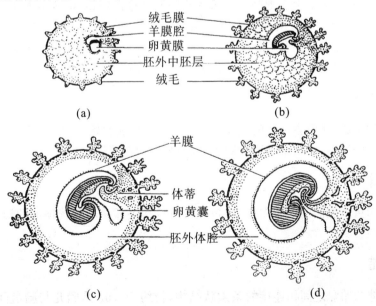

图 11-0-10　胎膜的形成

（一）绒毛膜

绒毛膜由胚外中胚层和滋养层共同发育而成。滋养层细胞向周围生长出许多指状突起,称绒毛(图11-0-11)。基蜕膜一侧绒毛生长旺盛,称丛密绒毛膜,参与胎盘的构成。包蜕膜一侧的绒毛因营养不良而退化为平滑绒毛膜。绒毛膜的主要功能是从母体的子宫吸收营养物质,供给胚胎生长发育,并排出胚胎的代谢产物。

在绒毛膜发育过程中,如果绒毛表面的滋养层细胞过度增生,绒毛变成囊泡状,绒毛中轴间质水肿,血管消失,形成葡萄状的水泡样结构,称葡萄胎;如果滋养层细胞恶性变,即为绒毛膜上皮癌。

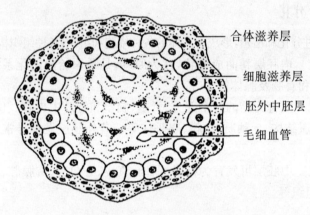

合体滋养层
细胞滋养层
胚外中胚层
毛细血管

图 11-0-11 早期绒毛的断面

（二）羊膜

羊膜是包围胚体外的一层胎膜,薄而透明,无血管,由羊膜上皮与胚外中胚层组成。羊膜腔内充满羊水,羊水是由羊膜上皮细胞的分泌物和胚胎的排泄物组成,为淡黄的液体。羊膜和羊水在胚胎发育中起重要的保护作用。胎儿浸浴在羊水中,可防止胎儿肢体粘连,能缓冲外力对胎儿的震动和压迫,分娩时还有扩张宫颈和冲洗产道的作用。穿刺吸取羊水进行细胞染色体检查或测定羊水中某些物质的含量,可早期诊断某些先天性疾病。

（三）卵黄囊

随着胚体的形成,卵黄囊顶壁的内胚层向腹侧包卷形成原始消化管,其余部分形成卵黄蒂。当卵黄囊被包入脐带后,卵黄蒂于第6周闭锁,卵黄囊退化消失。

（四）尿囊

尿囊是从卵黄囊尾侧向体蒂内伸出的一个盲管,其根部参与膀胱顶部的形成,其余部分退化并卷入脐带内。

（五）脐带

脐带是胚体与胎盘之间相连接的条索状结构,长约55 cm,是胎儿与胎盘间物质运输的通道,由羊膜将体蒂、尿囊与卵黄囊等结构包绕而成。后来脐带内的尿囊与卵黄囊等结构先后退化,其内只有一对脐动脉、一条脐静脉和结缔组织。

七、胎盘

（一）胎盘的结构

胎盘由胎儿的丛密绒毛膜和母体子宫的基蜕膜共同构成,呈圆盘状,直径为 15～20 cm,分胎儿部和母体部两部分(图 11-0-12)。前者被覆羊膜,表面光滑,可见血管以脐带为中心呈放射状排列。后者为丛密绒毛膜,绒毛间隙内充满母体血液。母体部较粗糙,由底蜕膜构成,肉眼可见 15～20 个胎盘小叶。主要结构有胎盘隔和绒毛间隙。子宫动脉和静脉穿过蜕膜开口于绒毛间隙。

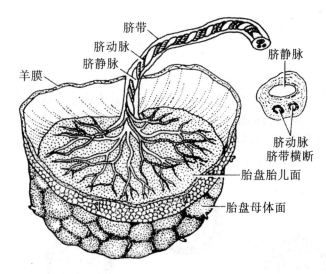

图 11-0-12　胎盘整体观

（二）胎盘的血液循环和胎盘屏障

胎盘内有母体和胎儿两套血液循环,两者的血液在各自的封闭管道内循环,互不混合,但可进行物质交换(图 11-0-13)。

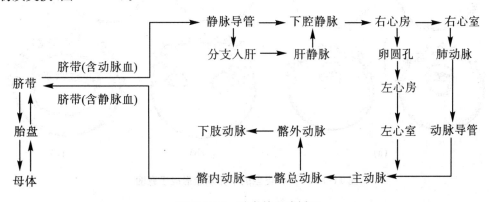

图 11-0-13　胎盘的血液循环

母体血与胎儿血不相混合，其间隔着数层结构，即：①绒毛内毛细血管内皮及基膜；②绒毛表面的滋养层细胞及基膜；③两层基膜之间的结缔组织。这3层结构合称为胎盘屏障。胎盘屏障能阻止母体血液中的大分子物质进入胎儿体内，但对抗体、大多数药物、部分病毒和螺旋体，如风疹、麻疹和脑炎病毒，以及梅毒螺旋体等无屏障作用。

（三）胎盘的功能

1. 物质交换　选择性物质交换是胎盘的主要功能。胎儿通过胎盘从母体血中获得营养物质和氧，并将胎儿血液中的 CO_2 及其他代谢废物排入母体血液，再由母体排出体外。

2. 内分泌功能　胎盘的合体滋养层能分泌多种激素，维持妊娠。主要激素有绒毛膜促性腺激素（HCG）、绒毛膜促乳腺生长激素（HCS）、孕激素和雌激素等。

八、孪生和多胎

（一）孪生

又称双胎，有双卵孪生和单卵孪生两种类型：前者是指卵巢一次排出两个卵子分别受精后发育为两个胎儿。它们有各自的胎膜和胎盘，性别相同或不同，相貌和生理特性的差异如同一般的同胞兄妹。后者是指一个受精卵发育为2个胚胎（图11-0-14），此种孪生儿的遗传基因完全相同，2个个体间可以互相进行组织和器官移植而不引起免疫排斥反应。

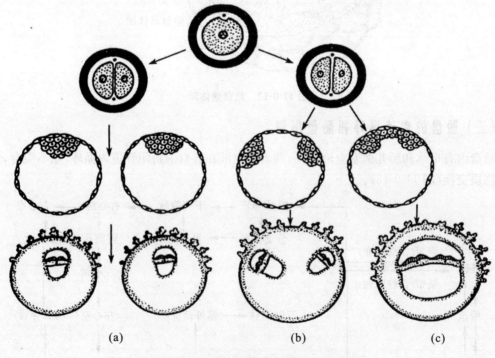

(a)　　　　　　　　　　　(b)　　　　　　　　(c)

图 11-0-14　3 种类型的单卵双胎形成示意图

（二）多胎

一次分娩出两个以上新生儿为多胎，多胎的发生可来自一个受精卵，称单卵多胎，也可来自多个受精卵，称多卵多胎。

练习题及参考答案

练习题

一、选择题

1. 有关胚泡描述错误的是（   ）。

   A. 胚泡内的空腔叫胚泡腔

   B. 胚泡腔的一侧有一群细胞叫内细胞群

   C. 胚泡周围的一层细胞叫滋养层

   D. 覆盖在内细胞群外面的滋养层叫极端滋养层

   E. 在受精后大约第10天形成

2. 胃和小肠的上皮来源于（   ）。

   A. 内胚层 B. 外胚层 C. 中胚层

   D. 胚外中胚层 E. 滋养层

3. 受精的条件是（   ）。

   A. 至少有一个成熟卵

   B. 在卵排出后的12 h之内

   C. 排出的卵必须已到达子宫腔

   D. 子宫内膜处于分泌期

   E. 无条件限制，随时可以进行

4. 下列结构中哪项不是外胚层形成的（   ）。

   A. 表皮及附属结构 B. 神经系 C. 肾上腺髓质

   D. 口腔、鼻腔和肛门的上皮 E. 淋巴器官

5. 形成胎盘隔的结构是（   ）。

   A. 绒毛膜 B. 滋养层 C. 胚外中胚层

   D. 子宫基蜕膜 E. 以上均不是

6. 精子和卵结合的过程为（   ）。

   A. 胚泡 B. 植入 C. 卵裂

   D. 分化 E. 受精

7. 胚初具人形的时间是（   ）。

   A. 第3周 B. 第4周 C. 第6周

   D. 第8周 E. 第10周

8. 胎盘的组成是（   ）。

   A. 胎儿的丛密绒毛膜和母体的包蜕膜

   B. 母体的丛密绒毛膜和胎儿的基蜕膜

    C. 胎儿的平滑绒毛膜和母体的壁蜕膜

    D. 母体的平滑绒毛膜和胎儿的基蜕膜

    E. 胎儿的丛密绒毛膜和母体的基蜕膜

9. 胚泡植入的部位常在(　　)。

    A. 子宫底或子宫体上部　　B. 子宫底或子宫体下部　　C. 子宫颈或子宫体

    D. 输卵管内　　　　　　　　　　　　　　　　E. 腹膜或肠系膜

10. 受精时,对精子穿过透明带起作用的是(　　)。

    A. 精子的运动　　　　　B. 顶体酶的释放　　　　C. 精子的运动与输卵管粘膜

    D. 精子的运动与顶体酶释放　　　　　　　　E. 输卵管内分泌物

11. 胚泡是由(　　)。

    A. 受精卵形成的　　　　B. 卵裂球形成的　　　　C. 桑椹胚形成的

    D. 胎膜形成的　　　　　　　　　　　　　　E. 内细胞群形成的

12. 有关精子成熟的过程的描述错误的是(　　)。

    A. 要经过二次成熟分裂

    B. 从初级精母细胞分裂成二个次级精母细胞染色体减半

    C. 精子细胞的染色体都是 22+X

    D. 精液中含有抑制精子释放顶体酶

    E. 精子成熟于附睾内

13. 一个精原细胞能分裂增殖形成(　　)个精子。

    A. 1　　　　　　　　　　B. 2　　　　　　　　　　C. 3

    D. 4　　　　　　　　　　E. 5

14. 受精的部位一般在(　　)。

    A. 子宫体部或底部　　　B. 输卵管峡部　　　　　C. 输卵管壶腹部

    D. 输卵管漏斗部　　　　　　　　　　　　　　E. 腹腔内

15. 精子产生、成熟和获能的部位分别是(　　)。

    A. 生精小管、附睾、输卵管

    B. 生精小管、精囊腺、附睾内

    C. 直精小管、附睾、子宫内

    D. 直精小管、附睾、女性生殖管道

    E. 生精小管、附睾、女性生殖管道

16. 植入子宫内膜的结构是(　　)。

    A. 受精卵　　　　　　　B. 卵裂球　　　　　　　C. 桑椹胚

    D. 胚泡　　　　　　　　　　　　　　　　　　E. 胚盘

17. 形成脊索的结构是(　　)。

    A. 原条　　　　　　　　B. 原结　　　　　　　　C. 原凹

    D. 原沟　　　　　　　　E. 神经沟

二、名词解释

    1. 植入

    2. 获能

3. 原条

三、问答题

1. 胎膜包括哪几部分?

2. 简述胎盘的组成及其主要功能。

3. 简述单卵双胎是如何发生的?

参考答案

一、选择题

1. E　2. A　3. B　4. E　5. D　6. E　7. D　8. E　9. A　10. D　11. C　12. C
13. D　14. C　15. E　16. D　17. B

二、名词解释

1. 植入:胚泡埋入子宫内膜的过程称植入,又称着床,始于受精后第5~6天,完成于第11~12天。

2. 获能:精子在女性生殖管道中获得受精能力的过程称获能。

3. 原条:胚盘中线上形成一条纵形隆起的细胞索,称原条。

三、问答题

1. 答:包括羊膜、绒毛膜、卵黄囊、尿囊和脐带。

2. 答:胎盘由丛密绒毛膜与基蜕膜组成,有进行物质交换与分泌的功能。

3. 答:一个受精卵发育成两个胚泡,一个胚泡内出现两个内细胞群,一个胚盘上出现两个原条和脊索。

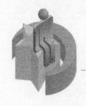

第十二章
穿刺技术的应用形态知识

穿刺技术是医护人员在进行诊断和治疗过程中,需要共同完成的一项重要的操作技术。通过穿刺可进行腔内给药、抽取积液、采血或取活体组织以协助诊断和治疗。

第一节　周围静脉穿刺术的应用形态知识

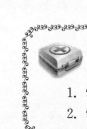

学习目标

1. 掌握常穿刺的上、下肢浅静脉的名称,并指出其位置。
2. 掌握常穿刺的深静脉的名称,并指出其穿刺点位置。

周围静脉穿刺是临床应用最广泛、最基本的护理技术操作之一,也是临床治疗、抢救病人的重要给药途径之一。

一、浅静脉穿刺技术的应用形态学知识

浅静脉穿刺的目的是:采血、输血、补液和注射药物。浅静脉位于皮下组织内,又叫皮下静脉,位置表浅,透过皮肤在体表易于看见。浅静脉数目较多,多吻合成静脉网,无动脉伴行。浅静脉管壁薄,平滑肌和弹性纤维较少,收缩性和弹性差,故当血容量明显减少时,静脉管壁易塌陷。静脉血流缓慢,近心端受到压迫或压力增高时会出现静脉充盈。浅静脉穿刺常选部位有头皮静脉、颈外静脉、上肢浅静脉和下肢浅静脉等(图 12-1-1)。

(一) 头皮静脉穿刺

头皮静脉分布于颅外软组织内,在额区及颞区相互交通呈网状分布,表浅易见。常选用眶上静脉和颞浅静脉的属支。穿经的层次为皮肤、皮下组织和静脉管壁。

(二) 颈外静脉穿刺

颈外静脉是颈区最大的浅静脉,在耳下方由下颌后静脉的后支、耳后静脉及枕静脉汇合而成。沿胸锁乳突肌表面向后下斜行,在锁骨中点上方 2.5 cm 处穿颈深筋膜注入锁骨下静脉。

颈外静脉的体表投影相当于同侧下颌角与锁骨中点的连线。由于颈外静脉穿过深筋膜处,管壁与筋膜附着,此处管壁损伤后不能自行闭合,故临床上穿刺颈外静脉时,多在其中、上份交界处进行,以免形成气栓。穿经的层次依次为皮肤、皮下组织、颈阔肌和静脉血管壁(图 12-1-1)。

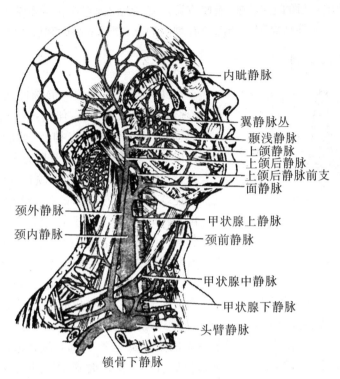

内眦静脉

翼静脉丛
颞浅静脉
上颌静脉
上颌后静脉
上颌后静脉前支
面静脉

颈外静脉
颈内静脉

甲状腺上静脉
颈前静脉

甲状腺中静脉
甲状腺下静脉
头臂静脉

锁骨下静脉

图 12-1-1 颈外静脉解剖位置示意

(三)上肢浅静脉穿刺

上肢常用作穿刺的浅静脉主要有手背浅静脉和前臂浅静脉。手背浅静脉较为发达,数目多,相互吻合成静脉网,静脉网的桡侧汇集向上延续为头静脉,静脉网的尺侧汇集成贵要静脉。头静脉起始后转至前臂前面桡侧上行于肱二头肌外侧,至三角肌与胸大肌之间注入腋静脉。贵要静脉沿前臂尺侧缘和臂的内侧面上行,到臂的中部,穿深筋膜注入肱静脉。

肘正中静脉位于肘窝的前方,连接头静脉与贵要静脉,该静脉变异较多。头静脉、贵要静脉和肘正中静脉为上肢主要的浅静脉,临床常选择进行药物注射和采血。手背浅静脉网则常选择进行静脉注射。穿刺时固定好皮肤和静脉,针尖斜面向上,与皮肤表面呈 20°～30°角,沿静脉近心方向刺入静脉,穿经的层次依次为皮肤、皮下组织和静脉血管壁。

(四)下肢浅静脉穿刺

下肢主要的浅静脉主干有小隐静脉和大隐静脉。用做穿刺的浅静脉主要是足背静脉和大隐静脉起始段。足背浅静脉构成静脉网。小隐静脉起于足背静脉网的外侧缘,经外踝后方转至小腿的后面上行。大隐静脉起于足背静脉网的内侧缘,该静脉经内踝前方沿小腿及股内侧上升,在耻骨结节下外方 3～4 cm 处注入股静脉。大隐静脉行程长,经内踝前方位置表浅而恒定,临床常在此做静脉切开或穿刺,也是下肢静脉曲张的好发血管。

二、深静脉穿刺的应用形态学知识

深静脉穿刺的主要目的是:采血、输血或置入导管输液,它在急危重症病人的抢救、治疗和监测中起重要作用。深静脉穿刺常选部位有颈内静脉、锁骨下静脉和股静脉等。

(一)颈内静脉穿刺

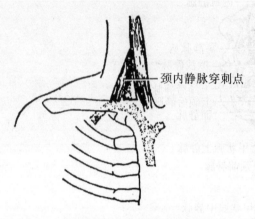

颈内静脉是头颈部静脉回流的主干,上端在颈静脉孔处续于乙状窦,伴随颈内动脉下降,向下与颈总动脉(偏内侧)、迷走神经(偏后)共同位于颈动脉鞘内。该静脉在胸锁关节后方与锁骨下静脉汇合成头臂静脉。以乳突尖和下颌角连线中点至胸锁关节的连线作为颈内静脉的体表投影。患者多取仰卧位,肩部垫枕使之仰头,头偏向左侧(因多选右侧穿刺)。穿刺部位常选择胸锁乳突肌胸骨端的外侧缘与环状软骨向外引线的交点处,依次穿经皮肤、浅筋膜、胸锁乳突肌、颈动脉鞘,达颈内静脉。针头对准胸锁关节后下方,与皮肤表面呈30°~45°角,一般自

图 12-1-2 颈内静脉穿刺点

穿刺点到胸锁关节的距离,加上头臂静脉及上腔静脉的长度,右侧约13.3~14.3 cm,左侧为15.8~16.8 cm。由于颈内静脉是上腔静脉系的主要属支之一,离心脏较近,当有心房舒张时管腔压力较低,故穿刺插管时要防止空气进入形成气栓。穿刺时穿刺针进入方向不可过于偏外,因静脉角处有淋巴导管(右侧)或胸导管(左侧)进入,以免造成损伤。穿刺针也不可向后过深以免损伤静脉后外侧的胸膜顶造成气胸(图12-1-2)。

(二)锁骨下静脉穿刺

锁骨下静脉是腋静脉的延续,由第1肋外缘行至胸锁关节的后方,在此与颈内静脉相汇合形成头臂静脉,其汇合处向外上方开放的角叫静脉角。锁骨下静脉的管壁第1肋的骨膜及相邻肌的筋膜鞘相附着,因而位置恒定,不易发生移位,有利于穿刺,但管壁不易回缩。若术中不慎,易进入空气,导致气栓。穿刺部位常选择锁骨中点内侧1~2 cm处或锁骨中内$\frac{1}{3}$交点之间,在锁骨下缘进针,一般

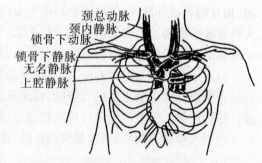

图 12-1-3 锁骨下静脉解剖位置示意图

选择右侧,因为左侧有胸导管经过,而且易误伤胸膜顶,右锁骨下静脉则较直,易插管。穿刺时依次经过皮肤、浅筋膜达锁骨下静脉。针尖应指向胸锁关节处,不可指向后下方,以免损伤胸膜及肺。进针的深度通常为2.5~4.0 cm,与颈内静脉相同,锁骨下静脉离心脏较近,当右心房舒张时,其压力较低,操作与输液时要严防空气进入发生气栓(图12-1-3)、(图12-1-4)、(图12-1-5)。

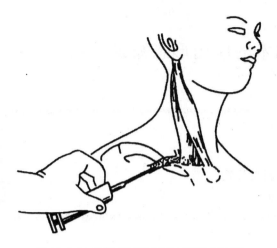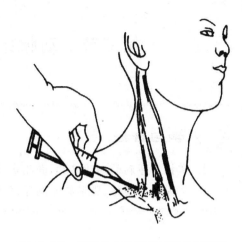

图 12-1-4　经锁骨下途径穿刺部位示意图　　　图 12-1-5　经锁骨上途径穿刺部位示意图

（三）股静脉穿刺

股静脉伴随股动脉上行，在腹股沟韧带深面延续为髂外静脉。股静脉在腹股沟韧带下方位于股动脉内侧，位置恒定，因此常选择在股动脉搏动最明显处的内侧 0.5 cm 处为穿刺点。穿刺时依次经过皮肤、浅筋膜达股静脉（图 12-1-6）。

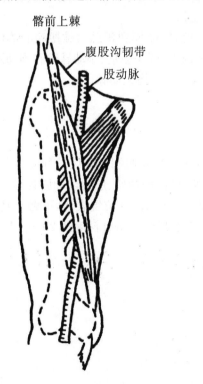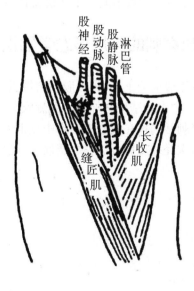

图 12-1-6　股静脉解剖位置示意图

第二节　动脉穿刺术的应用形态知识

 学习目标

1. 掌握常穿刺的动脉名称,并指出其穿刺点位置。
2. 掌握颈总动脉、股动脉穿刺穿经的结构。

动脉穿刺术是通过穿刺将导管插入动脉,并可到达不同器官的动脉,注入造影剂、采血或注射药物,以达到诊断和治疗的目的。动脉穿刺常选部位有颈总动脉和股动脉等。

一、颈总动脉穿刺的应用形态学知识

颈总动脉左侧起于主动脉弓,右侧起自头臂干。经胸锁关节的后方,在胸锁乳突肌的深面,沿食管、气管和喉的外侧上行,至甲状软骨上缘分为颈内动脉和颈外动脉。颈动脉杈处有颈动脉窦和颈动脉小球,分别为压力感受器和化学感受器。

颈总动脉穿刺常选择在胸锁乳突肌前缘中点处,即能摸到颈总动脉搏动的部位,相当于环状软骨水平。由浅入深依次穿经皮肤、浅筋膜、颈阔肌、颈深筋膜、颈动脉鞘和颈动脉壁,进针深度 2～3 cm。注意穿刺点不能高于环状软骨高度,以免损伤颈动脉窦。

二、股动脉穿刺的应用形态学知识

股动脉位于股前面上部,由腹股沟韧带、长收肌和缝匠肌围成的区域称股三角。在腹股沟韧带下方,股三角内的结构从外侧向内侧依次有股动脉、股静脉、股神经和股管等。

股动脉穿刺常选择在腹股沟韧带中点下方 2～3 cm 处,其位置表浅,可触及其搏动。穿刺针由浅入深依次经过皮肤、浅筋膜、阔筋膜、股鞘和股动脉壁,进针深度约 2 cm。

第三节　人体腔隙穿刺术的应用形态知识

学习目标

　　1. 掌握胸膜腔穿刺、腹膜腔穿刺、心包腔穿刺、侧脑室穿刺、腰椎穿刺及骨髓穿刺的常选位置。

　　2. 掌握胸膜腔穿刺、腹膜腔穿刺、腰椎穿刺及骨髓穿刺的层次结构。

　　人体腔隙穿刺主要包括心包腔、腹膜腔、胸膜腔、侧脑室、骨髓腔和蛛网膜下腔等部位的穿刺，其目的是引流腔隙内的积液；抽取积液、血液等进行检查以协助诊断；或注射药物进行治疗。

一、心包穿刺术的应用形态知识

　　心包穿刺术是指用穿刺针直接刺入心包腔的诊疗技术。其目的是引流心包腔过多的积液，抽取心包积液做生化检查，或注射药物进行治疗。

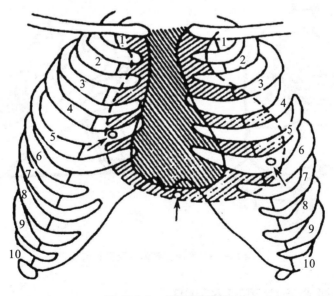

图 12-3-1　心包穿刺部位

　　常用的穿刺部位有两个：①心前区穿刺点：在左锁骨中线第5肋间隙，心浊音界内1～2 cm处，沿第6肋骨上缘向内向后指向脊柱进针。依次穿经皮肤、浅筋膜、深筋膜和胸大肌、肋间外肌、肋间内肌、胸内筋膜、纤维性心包及浆膜性心包壁层，进入心包腔。进针深度2～3 cm。

②胸骨下穿刺点:取左侧剑肋角作为胸骨下穿刺点,穿刺针与腹壁呈 30°～45°,针刺向上、后、内,达心包腔底部。依次穿经皮肤、浅筋膜、深筋膜和腹直肌、膈肌胸肋部、膈筋膜、纤维性心包及浆膜性心包壁层,进入心包腔。进针深度 3～5 cm。术后病人卧床休息,避免剧烈咳嗽(图 12-3-1)。

二、胸膜腔穿刺的应用形态知识

胸膜腔是由脏胸膜与壁胸膜相互移行,形成的封闭腔隙,内有少量浆液,腔内呈负压。其下界的体表投影较肺下缘低约 2 个肋:在锁骨中线处与第 8 肋相交,腋中线处与第 10 肋相交,肩胛线处与第 11 肋相交,近后正中线处位于第 12 胸椎棘突平面。

胸膜腔穿刺术是通过穿刺抽取胸膜腔积液,排除胸膜腔内积液积气和胸膜腔内给药的一项诊疗技术。胸膜腔穿刺时,病人取坐位面向椅背,两前臂置于椅背上,头伏于前臂上;卧床病人则取半卧位,穿刺侧手臂上抬。

穿刺的部位一般选择在肩胛线或腋后线第 7～8 肋间隙;有时也选腋中线第 6～7 肋间隙为穿刺点(图 12-3-2),可避免损伤肺。穿经的层次依次为皮肤、浅筋膜、深筋膜和肋间外肌、肋间内肌、胸内筋膜、壁胸膜,最后进入胸膜腔。

穿刺后协助抽液抽气时,应注意防止空气进入胸膜腔,形成气胸。术后协助病人取平卧或半卧位休息,避免剧烈咳嗽。

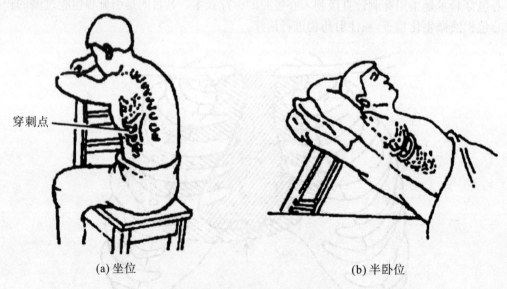

穿刺点

(a) 坐位　　　　　　　　　　(b) 半卧位

图 12-3-3　胸腔穿刺体位及穿刺点

三、侧脑室穿刺术的应用形态知识

侧脑室穿刺术可用于:①测定脑室压力。②行脑室造影术。③颅内压增高时行脑室穿刺减压。④化脓性脑膜炎行脑室穿刺,注入抗生素。⑤行脑室引流或侧脑室、小脑延髓池分流术。

侧脑室左右各一,位于大脑半球内,借室间孔与第三脑室相连通。侧脑室呈弯曲的弓形,包绕在尾状核的周围,从前向后再向下分成前角、中央部、后角和下角 4 部分,前角自室间孔向前伸入额叶,中央部稍弯曲,由室间孔伸展至胼胝体后部,后角伸入枕叶,下角在丘脑的后方弯向下,然后向前进入颞叶。

脑脊液产生于各脑室的脉络丛,其中绝大部分产自侧脑室脉络丛,然后从侧脑室经室间孔进入第三脑室,与第三脑室脉络丛产生的脑脊液汇合,流入中脑水管及第四脑室,再汇合第四脑室脉络丛产生的脑脊液,从正中孔和外侧孔流入蛛网膜下腔,最后通过蛛网膜粒渗透到硬脑膜窦,注入静脉。脑脊液是一种无色透明液体,总量为 125 ml,压力是 686～1765 Pa (70～180mm H_2O)。脑脊液对脑起调节颅内压和保护作用。

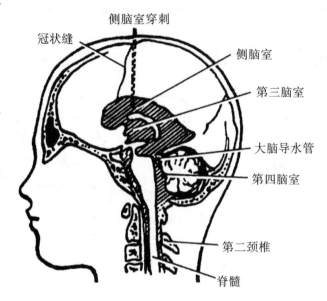

图 12-3-3　侧脑室穿刺部位

进行侧脑室穿刺时,病人取俯卧位或侧卧前倾位。穿刺部位常选择:①前角穿刺(图12-3-3),在冠状缝前 2.0 cm,距正中线 2.5 cm 的交点处,针头垂直指向两外耳道之间的连线,刺入深度4.0～6.0 cm。②后角穿刺,在枕外隆凸上方 6～7 cm 及正中矢状线旁 3 cm 的交点处,向穿刺侧眉弓的外端刺入 5～6 cm 即可进入后角。依次穿经皮肤、浅筋膜、帽状腱膜、腱膜下疏松结缔组织、颅骨外膜、颅骨、三层脑被膜、脑组织。进针过程中严禁针身摆动,更不可中途改变方向,以免造成脑组织损伤及出血。

四、前囟、后囟穿刺术的应用形态知识

前、后囟穿刺术是以穿刺部位命名的技术,实际上是将针穿入硬脑膜静脉窦内。经囟穿刺取血方法简便,成功率高,适用于前、后囟未闭合的婴幼儿。

硬脑膜窦为两层硬脑膜形成的腔隙,内衬有内皮,其中流动着血液。前、后囟穿刺术所穿入的硬脑膜窦为上矢状窦。上矢状窦在大脑镰上缘,颅顶骨矢状沟内。囟是新生儿颅盖各骨间尚未骨化的膜性结构,主要有前囟和后囟。前囟位于额骨与矢状缝前端之间,呈菱形,出生后第 3个月其直径为 26 mm,面积为 137 mm^2,男性略大于女性。前囟以后逐渐变小,通常在 1～2 岁

时闭合。后囟位于人字缝与矢状缝相交处,多在出生后2～3个月闭合。前囟的穿刺点选择在前囟的后角正中,后囟的穿刺点选择在后囟正中。

前囟穿刺时取仰卧位,针与头皮间倾斜45°,针尖指向眉间(图12-3-4)。后囟穿刺取俯卧位或侧卧位,刺向颅顶方向,针与头皮呈35°～40°(图12-3-4)。穿刺深度4～5 mm,不超过10 mm。操作者站在患儿头侧,助手右手托着颈部,左手固定头部,使上矢状窦与操作台面垂直。穿刺针穿经皮肤、浅筋膜、帽状腱膜及囟的膜性结构达上矢状窦。

稍大的婴幼儿应选前囟穿刺。前囟处上矢状窦较细,穿刺难度较大。穿刺时进针方向应沿头颅正中矢状方向,不可偏向两侧,以免损伤脑组织。针头不宜过粗,囟硬脑膜缺乏弹性,拔针后针眼不会立即自行闭合,应行局部压迫片刻,以减少出血。

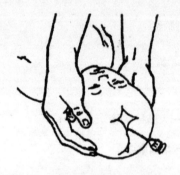
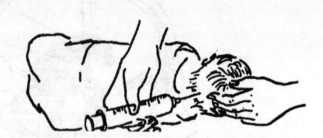

图 12-3-4　前后囟穿刺部位

五、腰椎穿刺的应用形态知识

脑脊液产生于各脑室的脉络丛,最后一部分流入脊髓蛛网膜下腔,另一部分经脑蛛网膜下腔到达蛛网膜粒,继而流入硬脑膜窦。

腰椎穿刺术是用腰椎穿刺针通过腰椎间隙刺入脊髓蛛网膜下腔引出脑脊液或注入药物的一项诊疗技术。穿刺时,病人取去枕左侧卧位,背齐床沿,屈颈抱膝,向腹部屈曲,以便充分暴露椎骨的棘突,使脊柱尽量后突,以增加椎间隙宽度,便于进针。由于腰椎棘突宽大,呈板状水平后伸,棘突间隙较宽,而且成人脊髓末端止于第1腰椎,新生儿止于第3腰椎,故穿刺点选择两侧髂嵴最高点的连线和脊柱的交点,即3～4腰椎棘突之间,可避免损伤脊髓(图12-3-5)。

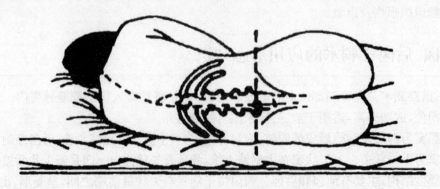

图 12-3-5　腰椎穿刺的体位和部位

穿刺针依次穿经皮肤、浅筋膜、棘上韧带、棘间韧带、黄韧带、硬脊膜、蛛网膜进入蛛网膜下腔,成人进针深度为 4~6 cm,儿童为 2~4 cm。穿刺后由于颅内压降低,所以应去枕仰卧,可避免低颅压头痛。

六、骨髓穿刺的应用形态知识

骨髓充填于骨髓腔和骨松质的网眼内,分红骨髓和黄骨髓两种。红骨髓具有造血功能,能制造红细胞、血小板和各种白细胞。胎儿和幼儿的骨髓均为红骨髓。随着年龄的增长,骨髓腔内的红骨髓逐渐被脂肪组织代替,成为黄骨髓,而长骨的骺、短骨和扁骨的松质腔内仍保留有红骨髓。

骨髓穿刺术是取骨髓颗粒及骨髓血,进行细胞学、原虫和细菌学等方面的检查和诊断的一项诊疗技术。骨髓穿刺的部位可选择在髂前上棘、髂后上棘、胸骨柄和腰椎棘突等(图 12-3-6)。胸骨及髂前上棘穿刺时取仰卧位,髂后上棘穿刺时取侧卧位,腰椎棘突穿刺时取坐位或侧卧位。临床多选取髂前上棘后上方 1~2 cm 处为骨髓穿刺部位,此处骨面较平,容易固定,操作方便安全。穿刺针与骨面垂直刺入,深度约为 1.5 cm,依次经过皮肤、浅筋膜和骨膜,当穿刺针接触到骨质后则左右旋转,钻刺骨质进入骨髓腔。注意进入骨质后摆动不能过大,以免折断穿刺针。

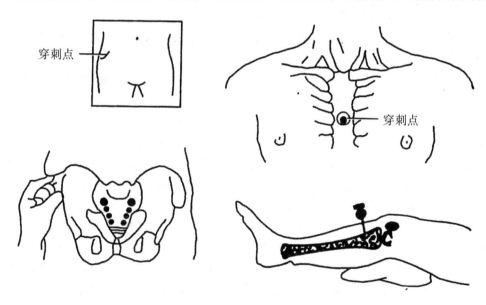

穿刺点

穿刺点

图 12-3-6　骨髓穿刺部位

由于胸骨柄的骨质较薄,其后方与心房及大血管相邻,易穿透发生危险,所以较少选用胸骨柄穿刺。

七、腹膜腔穿刺术应用形态知识

腹膜腔穿刺术是借助穿刺针直接从腹前壁刺入腹膜腔的一项诊疗技术。临床又称腹腔穿刺术。其目的是:①明确腹膜腔积液的性质,找出病原,协助诊断。②抽出适量的腹水,以减轻病人腹腔内的压力,缓解腹胀、胸闷、气急,呼吸困难等症状,减少静脉回流阻力,改善血液循环。③向腹膜腔内注入药物。

(一)腹膜腔穿刺术的应用结构基础

人体的胸部的标志线有前正中线、胸骨线、锁骨中线、胸骨旁线、腋前线、腋后线、腋中线、肩胛线和后正中线。人体腹部通常被两条横线和两条纵线分为9个区。两条横线分别是两侧肋弓最低点的连线和两侧髂结节的连线;两条纵线是分别是通过左、右腹股沟韧带中点的垂线。腹部的9个区分别为:左季肋区、腹上区、右季肋区、左腹外侧区、脐区、右腹外侧区、左腹股沟区(或左髂区)、耻区(腹下区)和右腹股沟区(或右髂区)。

腹膜为薄而光滑的浆膜,衬于腹壁内面并包被腹、盆腔脏器的表面。衬于腹壁内面的腹腔称壁腹膜,贴附于脏器表面的腹膜称脏腹膜,两部分互相移行,共同围成的不规则浆膜间隙称腹膜腔。男性腹膜腔为一密闭的腔隙;女性腹膜腔则借输卵管、子宫腔及阴道与外界相通。正常腹膜分泌少量浆液,对脏器有保护、润滑以减少摩擦的作用。腹膜还有吸收功能,吸收腹膜腔少量积液和空气。

(二)腹膜腔穿刺的层次结构

穿刺从腹前外侧壁进行,由浅入深可分为6层:

1. 皮肤　腹部皮肤薄而富有弹性,下腹部更具移动性和伸展性,可适应生理性或腹内压增大时的腹部膨胀。

2. 浅筋膜(皮下组织)　由脂肪及疏松结缔组织构成。此层的厚薄,直接关系到穿刺时的进针深度。一般成人下腹部腹壁全层厚度为1～2 cm,而特肥胖者此层可超过2 cm。反之,体质甚差或长期大量腹水病人,腹压长期过大,致腹壁高度紧张,腹壁厚度可小于1 cm。浅筋膜的血管分布较少,易发生感染。腹前壁下半部浅筋膜内有腹壁浅动脉和旋髂浅动脉;浅静脉较为丰富,彼此吻合成网,尤其在脐区更为发达,脐以上的浅静脉经胸腹壁浅静脉等注入腋静脉,脐以下经腹壁浅静脉等注入股静脉或大隐静脉。当门脉高压时,门静脉的血流可经附脐静脉反流至脐周围静脉网,间接与上、下腔静脉形成吻合,建立侧支循环,从而引起脐周围静脉怒张,这类病人腹穿时应在腹壁上注意观察。

3. 深筋膜和肌层　深筋膜较薄。肌层包括腹直肌和其外侧的3层阔肌(腹外斜肌、腹内斜肌和腹横肌)。腹直肌位于中线的两侧,被腹直肌鞘包裹,腹直肌鞘由外侧3层阔肌的腱膜构成,分前、后2层。前层较为完整,后层在脐下4～5 cm处缺失,从有到无形成一弓状游离缘,称弓状线(半环线)。弓状线以下腹直肌的深面仅为增厚的腹横筋膜,腹壁下动脉位于其中。该动脉行于腹直肌内面,有两条静脉伴行,其体表投影相当于腹股沟韧带中、内$\frac{1}{3}$段交界处与脐的连线。

4. 腹横筋膜　为衬附于腹横肌和腹直肌鞘后层深面的一薄层纤维膜,与肌肉结合疏松,但与后层紧密相连。在接近腹股沟韧带和腹直肌外缘处逐渐增厚致密。腹穿通过此层时有突破感,易被误认为已入腹膜腔。

5. 腹膜外脂肪　填充于腹横筋膜与壁腹膜之间的脂肪组织。上腹部菲薄,下腹部特别是腹股沟区较发达。此层与腹膜后间隙的疏松组织相连续,如果穿刺后腹水从刺破的壁腹膜外漏,很容易进入和积聚在疏松的腹膜外脂肪层内,并向腹膜后间隙扩散。因此,腹穿后要束以多头腹带,病人应取平卧位休息,以减小下腹部压力。

6. 壁腹膜 为腹前外侧壁的最内层,在脐平面以下,腹前壁的腹膜形成以下皱襞:中线上为脐正中襞,其深面为脐尿管索,是胚胎时期脐尿管的遗迹,外侧为脐内侧襞,其深面为脐动脉索,是胚胎时期脐动脉的遗迹;最外侧为脐外侧襞,其深面是腹壁下动脉。

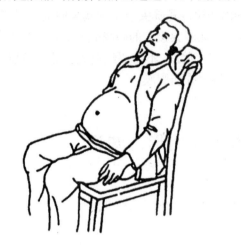
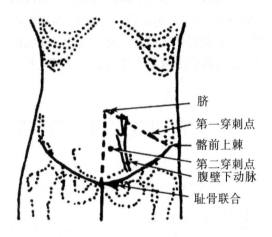

脐
第一穿刺点
髂前上棘
第二穿刺点
腹壁下动脉
耻骨联合

图 12-3-7 腹腔穿刺的体位及部位

(三)腹膜腔穿刺的部位和层次

病人可取坐位、半卧位、平卧位或侧卧位,腹腔穿刺部位常选择以下 3 处(图 12-3-7):

1. 下腹部正中旁穿刺点 脐与耻骨联合上缘间连线的中点上方 1 cm(或连线的中上段)偏左或右 1～2 cm,此处无重要器官,穿刺较安全。穿经层次依次为皮肤、浅筋膜、腹白线或腹直肌内缘(如旁开 2 cm,也有可能涉及腹直肌鞘前层、腹直肌)、腹横筋膜、腹膜外脂肪、壁腹膜,进入腹膜腔。

2. 左下腹部穿刺点 脐与左髂前上棘连线的中、外 $\frac{1}{3}$ 交点处,此处可避免损伤腹壁下动脉,肠管较游离不易损伤。穿经层次依次为皮肤、浅筋膜、腹外斜肌、腹内斜肌、腹横肌、腹横筋膜、腹膜外脂肪、壁腹膜,进入腹膜腔。

3. 侧卧位穿刺点 脐平面与腋前线或腋中线交点处。此处穿刺多适于腹膜腔内少量积液的诊断性穿刺。穿经层次同左下腹部穿刺点层次。

进行腹膜腔穿刺时,穿刺针一般垂直刺入,但对腹水量较多者,穿刺针自穿刺点斜行方向刺入皮下,然后再使穿刺针与腹壁呈垂直方向刺入腹膜腔,以防腹水自穿刺点滑出。左下腹穿刺点不可偏内,应避开腹壁下血管,但又不可过于偏外,以免伤及旋髂深血管。

八、阴道后穹穿刺术的应用形态知识

阴道后穹穿刺术是以穿刺针从后穹隆刺入盆腔,吸取其内容物进行检查、协助诊断的技术。

阴道位于骨盆腔内,前邻膀胱底和尿道,后邻直肠,上端较宽,呈穹隆状包绕子宫颈阴道部,二者间形成的环形间隙,称阴道穹。阴道穹分前、后和两侧部,以阴道后穹最深,并与直肠子宫陷凹相邻,可经此行腹膜腔穿刺了解直肠子宫陷凹中有无积液及积液的性质以协助诊断。

九、膀胱穿刺术或膀胱造瘘的应用形态知识

成人膀胱位于小骨盆腔内,其前为耻骨联合,膀胱空虚时,膀胱尖与耻骨联合的上缘平齐,充盈时,膀胱尖上升至耻骨联合以上,腹膜也随之上移,使无腹膜覆盖的膀胱前下壁直接与腹前壁相贴。穿刺时依次经过皮肤、浅筋膜、深筋膜、膀胱壁进入膀胱,不需要经过腹膜腔。所以选择腹部耻骨联合上缘正中进行膀胱穿刺或膀胱造瘘,可避免损伤腹膜。

第四节　内脏器官穿刺术的应用形态知识

学习目标

1. 掌握肝、脾、肾穿刺的位置。
2. 掌握肝、脾、肾穿刺经过的层次结构。
3. 了解肝、脾、肾的形态结构,分析穿刺过程中的注意事项。

一、肝脏穿刺术的应用形态知识

肝脏穿刺术是借助穿刺针直接刺入肝脏的一种诊疗技术。可分为肝脓肿穿刺术和肝活组织穿刺术。前者适用于抽出脓液以治疗肝脓肿及辅助病因诊断;后者适用于通过临床、实验室或其他辅助检查。另外,临床推广应用的肝内胆管造影术(PTC)及置管引流术(PTCD),也属肝脏穿刺术的范畴。

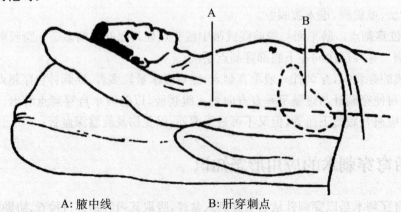

A: 腋中线　　　　　　　　B: 肝穿刺点

图 12-4-1　肝脏穿刺的部位

　　肝大部分位于右季肋区和腹上区,小部分可达左季肋区。肝的上面基本与膈穹隆一致。肝右叶上面与右肋膈隐窝和右肺下叶借膈肌相邻。活体肝的位置多不固定,可随呼吸、内脏活动及体位改变而出现差异。正常呼吸时,肝的位置可随膈上下移动约 2～3 cm。因此,肝脏穿刺时要训练屏息呼吸,在屏息状态下进针和拔针,避免损伤肝脏。

　　病人取仰卧位,身体右侧靠近床沿,垫高肋下 10～15 cm 并将右手置于枕后(图 12-4-1)。肝脓肿穿刺的部位选择在腋前线第 8、9 肋间隙或肝区压痛最明显处。肝活组织穿刺一般选择右腋前线第 8 肋间隙或腋中线第 9 肋间隙为穿刺点。肝肿大超过肋缘下 5 cm 以上者,亦可自右肋缘下穿刺。两种穿刺层次基本相同,由浅入深依次为皮肤、浅筋膜、深筋膜、腹外斜肌、肋间肌、胸内筋膜、壁胸膜和膈,最后进入肝实质。肝脓肿穿刺深度一般不超过 8 cm,肝活组织穿刺一般以不超过 6 cm 为妥。

　　肝脏血液供应非常丰富,主要有肝门静脉和肝固有动脉,在肝内循环后经肝静脉注入下腔静脉,其中门静脉系和肝静脉系在肝内的分支和属支较粗。因此,肝脏穿刺时切忌针头在肝内转换方向、搅动,仅可前后移动,改变深度,以免撕裂肝组织导致大出血。术后也要密切观察患者有无腹痛或内出血征象,必要时紧急输血。

二、脾穿刺术的应用形态知识

　　脾是人体最大的淋巴器官,通过脾穿刺进行细胞学检查,可以帮助诊断疾病。脾位于左季肋区,与第 9～11 肋相对,其长轴与第 10 肋一致,正常时在肋弓下缘不能触及。

　　穿刺时取去枕仰卧位,右侧腰下垫一枕头,双手枕于头下。穿刺部位一般选择左侧腋中线第 9～10 肋间(巨脾症选择肋下缘和脾边缘间中点)刺入腹壁或肋间隙内,再继续刺入脾脏 1～1.5 cm。

　　由于脾的血液供应丰富,术后以腹带、砂袋加压包扎固定,卧床休息 6 h 以上,要注意预防穿刺部位出血,并防止感染。

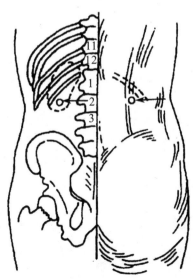

图 12-4-2　肾穿刺部位示意图

三、肾穿刺活体组织检查术的应用形态知识

　　肾位于腹后壁脊柱两侧,属于腹膜外位器官。由于受肝脏的影响,右肾比左肾略低。一般左肾上端平第 11 胸椎体下缘,下端平第 2 腰椎体下缘,第 12 肋斜过左肾后面中部;右肾上端平第 12 胸椎体上缘,下端平第 3 腰椎体上缘,第 12 肋斜过右肾后面上部。肾门约平第 1 腰椎体平面,距正中线外侧约 5 cm。肾门在腹后壁的体表投影,一般在竖脊肌外侧缘与第 12 肋的夹角内,称肾区(肋脊角)。肾后面与腰大肌、腰方肌相邻。

　　肾穿刺活体组织检查是检查肾脏疾病的重要方法,对确定诊断、指导治疗及评估预防有重要意义,最常用的是经皮肾活检。进行肾穿刺时病人取俯卧位,一般选择右肾下极,第一腰椎棘突水平处,距脊柱中线 6.5～7.0 cm,第 12 肋下缘 0.5～1.0 cm 处为穿刺点(图 12-4-2),依次穿经皮肤、浅筋膜、深筋膜、腰大肌和肾被膜,快速进入肾约 3 cm,取组织并拔针。

　　由于肾的血液供应丰富,术后要注意预防穿刺部位出血,可以腹带包扎固定,绝对卧床休息 24 h,并注意观察有无血尿,多饮水,以免血块阻塞尿路。

第十三章

注射技术的应用形态知识

注射技术是护理人员的一项基本护理操作技术,通过注射将无菌药液或生物制剂注入体内,以达到治疗的目的。常用的注射法包括皮内注射、皮下注射、肌肉注射和静脉注射等,其中静脉注射见穿刺技术的应用形态知识一章,本章只介绍其他3种注射技术的应用形态知识。

第一节 皮内注射及皮下注射的应用形态知识

 学习目标

1. 熟悉皮肤及皮下组织的形态结构。
2. 掌握皮下注射和皮内注射的位置及层次。

一、皮肤及皮下组织的形态学基础

皮肤覆盖全身表面,由表皮和真皮组成,借皮下组织与深部的组织相连。表皮是皮肤的浅层,由角化的复层扁平上皮构成。由基底到表面可分为5层:基底层、棘层、粒层、透明层和角质层。真皮位于表皮下面,由致密结缔组织组成,与表皮牢固相连。真皮深部与皮下组织连结,但两者之间没有清楚的界限。真皮分为乳头层和网织层两层。

皮下组织即浅筋膜,由疏松结缔组织和脂肪组织组成。皮下组织的厚度因个体、年龄、性别和部位而有差异。如腹部皮下组织中脂肪组织丰富,而眼睑、阴茎和阴囊等部位皮下组织不含脂肪组织。分布到皮肤的血管、淋巴管和神经从皮下组织中通过,毛囊和汗腺也常延伸到此层组织中。

二、皮内注射技术的应用形态知识

皮内注射是将小剂量药液或生物制品注射于皮肤的表皮和真皮之间的方法。根据注射目的的不同,选择不同的部位进行注射。比如做皮内实验时选择前臂掌侧下段,预防接种选择上臂三角肌下缘,局部麻醉选择在实施局部麻醉处。注射时,应将针头斜面向上与皮肤成5°角刺入表皮与真皮之间。

三、皮下注射技术的应用形态知识

　　皮下注射是将小剂量药液或生物制品注入皮下组织的方法。注射部位常选择上臂三角肌下缘上臂外侧、腹部、后背、大腿外侧方。注射时,应将针头斜面向上与皮肤成30°~40°角刺入针头的$\frac{2}{3}$,将药液注入皮下组织。在此过程中,针头依次经过的结构为表皮、真皮和皮下组织(图13-1-1)。

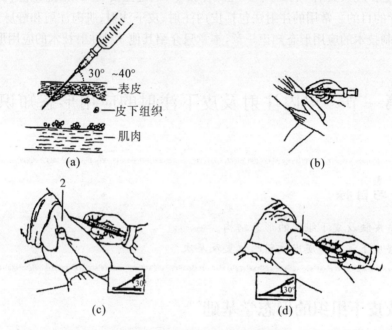

图 13-1-1　皮下注射部位示意图

第二节　肌肉注射的形态学知识

 学习目标

　　1. 掌握常见的肌肉注射部位。
　　2. 掌握三角肌、臀大肌注射的位置及穿经的层次结构。
　　3. 掌握臀中肌、臀小肌、股外侧肌注射的层次结构。

　　肌肉注射是将一定量药液注入肌肉组织的方法。肌肉内含有丰富的毛细血管,药液注射后能迅速吸收入血而发生疗效。一般选择肌肉丰富且距大血管、大神经较远处。常用的部位为臀大肌,其次为臀中肌、臀小肌、股外侧肌及上臂三角肌。

一、三角肌注射术的应用形态知识

三角肌位于肩部,呈三角形,底朝上。起自锁骨外侧 $\frac{1}{3}$、肩峰、肩胛冈,肌束逐渐向外下方集中,止于肱骨三角肌粗隆。整块肌肉位于肩部皮下,从前、外、后三方包绕肩关节。营养三角肌的动脉包括胸肩峰动脉,旋肱前动脉,旋肱后动脉。支配三角肌的神经主要为腋神经,该神经从臂丛后束发出,与旋肱后动脉伴行至三角肌。

注射时患者取坐位或卧位,选择肩峰下 2～3 横指处为注射部位。注射针依次经过皮肤、浅筋膜、深筋膜至三角肌内。

三角肌区皮肤较厚,皮下组织较薄,只可作小剂量注射。三角肌不发达者不宜作肌肉注射,以免刺至骨面,造成折针,必要时可提捏起三角肌斜刺进针。在三角肌区注射时,针头勿向前内斜刺,以免伤及腋窝内的血管及臂丛神经;在三角肌后区注射时,也勿向后下偏斜,以免损伤桡神经。

二、臀大肌注射术的应用形态知识

(一)臀大肌的形态结构基础

臀大肌是臀肌中最大且表浅的肌肉,近似四方形,几乎占据整个臀部皮下。该肌以广泛的短腱起于髂前上棘至尾骨尖之间的深部结构,肌纤维向外下止于髂胫束和股骨臀肌粗隆。小儿此肌不发达,较薄。臀大肌筋膜向深面发出许多纤维隔,使臀大肌内部结合非常牢固。

臀部的血管、神经较多,均位于臀大肌的深面,经梨状肌上孔和梨状肌下孔出入盆腔。坐骨神经为全身最大的神经,起始处宽约 2 cm。该神经一般经梨状肌下孔穿出至臀部,位于臀大肌深部。其体表投影为自大转子尖至坐骨结节中点向下至腘窝。注射时注意避免损伤坐骨神经。臀区皮肤较厚,浅筋膜含有大量的脂肪组织,皮下组织较厚,中年女性此处皮下脂肪厚2～4 cm。

(二)臀大肌注射体位与定位

注射时,患者多取侧卧位,下方的腿微弯曲,上方的腿自然伸直;或取俯卧位,足尖相对,足跟分开;亦可取坐位。该注射区的定位方法有两种:①十字法:从臀裂顶点向外划一水平横线,再通过髂嵴最高点向下作一垂线,两线十字交叉,将臀区分为 4 区,臀部外上 $\frac{1}{4}$ 区为臀肌注射最佳部位。②连线法:将髂前上棘至尾骨作一连线,将此线分为三等分,其外上 $\frac{1}{3}$ 为注射部位,注射针穿经皮肤、浅筋膜、臀肌筋膜至臀大肌。

(三)注射时应注意的形态知识

注射时应注意以下几点:①选准注射部位,防止损伤大神经及血管,用十字法或连线法选好注射区。用十字法选区时,因臀外上$\frac{1}{4}$区的内下角靠近臀下血管、神经及坐骨神经,故选注射点时应避开此区的内下角。②因臀大肌发达,在肌肉紧张时易发生折针。预防折针的方法是在肌肉松弛的情况下快速进针,而且针梗应垂直刺入。③注射的深度因人而异,因臀区皮下组织较厚,成年人臀大肌注射时针梗不应短于4～5 cm,注射过浅或针尖达不到肌肉时,易引起皮下硬结及疼痛。④因婴儿臀区较小,肌肉不发达,不宜作臀肌注射。小儿开始行走后臀肌逐渐发达,方可用于注射。⑤为防止药液直接入血,进针后应回抽活塞,无回血后方可注射。

三、臀中肌、臀小肌注射术的应用形态知识

（一）臀中肌、臀小肌的形态结构基础

臀中肌呈扇形,前上部位于皮下,后下部被臀大肌覆盖,前方为阔筋膜张肌,后方为梨状肌。肌纤维起于髂骨翼外面,止于股骨大转子。臀小肌位于臀中肌深面,其形态、起止、功能及血管神经分布都与臀中肌相同,故可将此肌视为臀中肌的一部分。臀上动脉为臀中、小肌的供血动脉,起自髂内动脉,至臀部后即分为深浅两支。浅支至臀大肌深面,营养该肌;深支位于臀中肌的深部,营养臀中肌和臀小肌。臀上静脉与臀上动脉伴行注入髂内静脉。

（二）臀中肌、臀小肌注射部位的选择

臀中肌、臀小肌注射部位的选择有两种方法:①髂前上棘后三角区:以示指指尖置于髂前上棘(由后向前,右侧用左手,左侧用右手),中指尽量与示指分开并置于髂嵴下缘,示指、中指及髂嵴围成的内角为注射区。②髂前上棘外侧三横指处(以患者的手指宽度为准)。

注射时患者取侧卧位或俯卧位。注射针依次穿过皮肤、浅筋膜,由臀肌筋膜至臀中肌或臀小肌。操作过程注意事项基本同臀大肌注射法。其注射深度略小于臀大肌注射深度,此注射区皮下脂肪较薄,成人一般0.8 cm。臀中肌和臀小肌平均厚度为2.5 cm,进针时不要过深,以免针尖触及骨面。

四、股外侧肌注射术的应用形态学知识

（一）股外侧肌的形态结构基础

股外侧肌是股四头肌的4头中最宽厚者,位于大腿的外侧及后部,其内侧为股直肌和股中间肌。股外侧肌起于股骨大转子根部及股骨粗线外侧唇等处,向下移行于股四头肌腱,止于髌骨上缘、膝关节囊等处。营养股外侧肌的血管为旋股外侧动脉,支配股外侧肌的神经为股神经

的股外侧支。

髂胫束为股部阔筋膜的一部分,其上端借臀肌筋膜连于髂嵴,经股外侧肌表面向下止于股骨外侧髁。阔筋膜张肌肌腹位于髂胫束的上部两层阔筋膜之间。

（二）股外侧肌注射部位的选择及应注意的形态知识

注射时患者取坐位或仰卧位。选择在大腿中段外侧 7.5 cm 宽的范围内。成人取髋关节下10 cm 至膝关节上 10 cm 的范围。2 岁内的婴儿因臀肌不发达,首选用股外侧肌注射。注射针依次穿过皮肤、浅筋膜、髂胫束至股外侧肌。操作过程中应注意:①在选定的部位上用左手绷紧皮肤,针尖向下与腿长轴呈 45°角刺入,或向后与患者仰卧的床面呈 45°角刺入。②注射部位不要过于靠近前内,针尖亦不能向前内倾斜,以免损伤股血管及神经。③针梗不要垂直刺入,以免过深刺至股骨引起折针。④成人髂胫束较厚,进针时将有一定阻力,注射中注意这种情况,以免注射过浅。

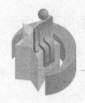

第十四章
生活护理的应用形态知识

第一节　口腔护理的形态学知识

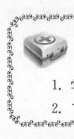

学习目标

1. 掌握口腔的结构及擦洗的部位。
2. 了解口腔擦洗过程中应注意的问题。

　　口腔是病原微生物侵入人体的主要途径之一,其温度、湿度和食物残渣均是微生物生长繁殖的适宜条件。人体患病时,机体抵抗力降低,细菌在口腔内容易繁殖,常引起口臭、局部炎症、溃疡和其他并发症。所以针对禁食、昏迷、鼻饲、高热和口腔疾病的病人要进行口腔护理。

一、口腔的应用结构基础

　　口腔是消化管的起始部位,其前方借口裂与外界相通,由上下唇围成;后方以咽峡和咽交通;上壁(顶)是腭;腭后缘中央有腭垂(或悬雍垂),腭垂两侧各有一对弓状皱襞,前方的称腭舌弓,后方的称腭咽弓,两弓之间的凹陷区域容纳腭扁桃体;下壁(底)是口腔底;两侧壁叫颊。口腔内有牙和舌。每个牙分牙冠、牙根、牙颈3部分。露于牙龈以外的部分为牙冠,镶嵌入牙槽内的部分为牙根,牙冠和牙根之间的部分为牙颈。牙主要由牙本质、釉质、牙骨质和牙髓构成。牙周组织包括牙槽骨、牙周膜和牙龈3部分,对牙起保护、固定和支持作用。牙龈富含血管。

二、口腔护理的应用形态知识

(一) 进行口腔护理要注意观察的问题

(1) 病人口唇、口腔黏膜的颜色,有无出血、溃疡等。

（2）牙的数量及形态。

（3）牙龈的颜色，有无出血及牙周病。

（4）舌、腭垂、扁桃体的颜色，有无肿胀等。

（二）清洁口腔过程

（1）协助病人侧卧，湿润口唇、口角，嘱病人张口，昏迷病人用张口器张口。用漱口液漱口，嘱病人咬合上下齿，用压舌板撑开颊部，夹取含漱口液的棉球由内向切牙纵向擦洗。

（2）牙有内面（舌面）、外面（唇颊面）、侧面（邻面）及咬合面，嘱病人张口，依次擦洗病人上、下颌牙齿的上内侧面、上咬合面、下内侧面、下咬合面，再擦洗同侧颊部。

（3）由内向外擦洗舌面及舌下，弧形擦洗硬腭部。注意勿触摸软腭和咽部，以免引起恶心。

（三）口腔擦洗的注意事项

口腔擦洗过程中防止损伤口腔黏膜及牙龈引起出血，昏迷病人禁忌漱口，擦洗棉球不能过湿，防止病人将溶液吸入呼吸道。

第二节　体位护理的形态学知识

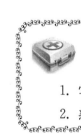

学习目标

1. 掌握常用卧位的名称及合理选择体位休息的依据。

2. 熟悉手术体位选择的原因以及主要的手术体位。

一、常用卧位的应用形态知识

（一）常用卧位

1. 半卧位　腹腔、盆腔手术后或有炎症的病人，一般采取半卧位护理。其原因：①可促进引流；②可使腹腔的渗出液流入盆腔，盆腔腹膜抗感染性较强，而吸收性较上部腹膜差，可以减少炎症扩散和毒素吸收，防止感染向上蔓延。

2. 仰卧位　绝大多数患者休息体位均可用仰卧位，对于全身麻醉未清醒或昏迷的病人，以及椎管内麻醉或脊髓腔穿刺的病人，可采取去枕仰卧位。其目的是防止呕吐物误吸入气管，引起窒息和肺部并发症；或者防止颅内压减低而引起头痛。

3. 侧卧位　适用于灌肠、肛门检查及配合胃镜检查，臀部肌肉注射（小腿弯曲，大腿伸直），预防褥疮等。

（二）常用卧位的注意事项

（1）卧位要舒适稳定，体重平均分布，保持正常生理弯曲，各关节位于功能位置。

（2）定时更换卧位，至少 2 h 一次，预防褥疮出现，按摩受压部位皮肤。

（3）定期更换病人体位，避免出现褥疮、肌肉萎缩、坠积性肺炎、便秘等。

二、手术体位的准备

手术时病人需要取一定的体位，其目的是使病人舒适安全，显露手术野利于操作。常用的手术体位如下。

（一）仰卧位

此为最常用的体位。适用于从人体前面施行手术，该体位可使全身肌肉放松，保持呼吸道通畅。

1. 水平仰卧位　手术台平置，病人仰卧于手术床上，手臂平放于两侧，脊柱腰曲和膝部各置一软枕，使腹肌放松，足跟部用软垫保护，减轻局部受压。

2. 颈仰卧位　适用于甲状腺或气管切开等手术。病人仰卧，手术台上部抬高约 $15°\sim20°$，颈后和肩后加垫，使头后仰，保持呼吸道通畅，暴露手术视野。

（二）侧卧位

从人体侧方施行手术多采用侧卧位。

（三）俯卧位

俯卧位主要用于背部手术，注意胸部、两侧髋部、耻骨联合及小腿胫前各垫一软枕，使腹部悬空，以免影响呼吸。

（四）截石位

截石位用于肛门、尿道、会阴和经腹部会阴联合手术等。

（五）半坐卧位

半坐卧位适用于鼻部手术、扁桃体手术等。

第三节 皮肤护理的形态学知识

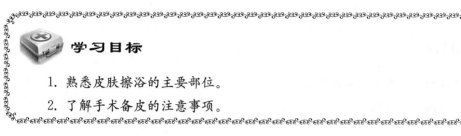

学习目标

1. 熟悉皮肤擦浴的主要部位。
2. 了解手术备皮的注意事项。

一、皮肤的应用形态结构基础

皮肤覆盖全身表面,由表皮和真皮组成,借皮下组织与深部的组织相连。皮肤内有毛、指(趾)甲、皮脂腺和汗腺等皮肤附属器。皮肤能阻挡异物和病原体侵入,防止体内组织液丢失和调节体温,还可感受痛、温、压、触觉等。

皮肤清洁护理可促进皮肤血液循环,增强皮肤排泄功能,预防皮肤感染和褥疮等并发症。

二、皮肤擦浴护理的应用形态知识

(一)擦浴前观察

进行皮肤护理要注意观察皮肤的清洁度;皮肤颜色、温湿度、柔软度、厚度、弹性及感觉功能;皮肤有无水肿、破损、斑点、丘疹或水疱等改变。

(二)擦浴步骤

(1)取平卧位,依次擦洗眼、额部、鼻翼、面部、耳后、颌部、颈部,注意洗净耳后和耳廓等处。

(2)脱上衣,松裤,擦洗两上肢和胸腹部。注意洗净腋窝、指间、乳房下皱褶处和脐部。

(3)病人侧卧位,擦洗颈部、背部和臀部。擦洗后按摩受压部位。

(4)病人平卧位,穿上衣,脱裤,擦洗两下肢及会阴。注意洗净腹股沟、趾间。

三、手术备皮的应用形态知识

备皮即手术区皮肤准备,包括剔除毛发,清洁手术区皮肤。备皮范围应以手术切口为中心,周围 20 cm 范围内的皮肤都应进行清洁处理。在毛发较多的部位,应剔除其毛干部分。在此过程中应顺行剔除毛发,以免损伤毛囊。

第四节　褥疮护理的形态学知识

 学习目标

1. 了解褥疮发生的原因及病理变化。
2. 了解褥疮的好发部位。

　　褥疮是指局部组织因长时间受压,血液循环障碍,局部持续缺血、缺氧、营养不良而致的组织溃烂和坏死。引起褥疮最基本、最重要的因素是压力。

　　褥疮多发生于受压和缺乏脂肪组织保护、无肌肉包裹的骨隆突处,并与卧位有密切关系。仰卧位时好发于枕骨粗隆、肩胛骨、肘部、骶尾部及足跟处,特别是骶尾部;侧卧位时好发于耳廓、肩峰、肋骨、髋骨、股骨粗隆、膝关节的内外侧及内外踝处;俯卧位时好发于面颊、耳廓、肩峰、女性乳房、肋缘突出部、男性生殖器、髂前上棘、膝部和足趾等处;坐位时好发于坐骨结节、肩胛骨、足跟处。

　　对卧床病人要注意勤翻身,保护骨隆突处避免长期受压,并促进局部血液循环,增强机体营养摄入。

第十五章
急危重症护理应用形态知识

第一节 急救止血技术的应用形态知识

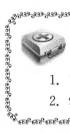

学习目标

1. 了解临床常用的急救止血方法。
2. 掌握手压止血法中常用的压迫止血点的位置。

急救止血可用多种方法,包括手压止血、加压包扎止血、止血带止血和填塞止血法等。下面主要以前两者为例介绍。

一、手压止血法

手压止血法是用手指、手掌或拳头压迫出血区域近侧动脉干,暂时性控制出血的方法。压迫点应放在易于找到的动脉径路上,压向骨骼方能有效止血。

(一)颞浅动脉

经外耳门前方上行,跨过颧弓后端至颞部皮下,分支布于腮腺、颞、顶、额部的软组织。颞浅动脉在外耳门前方位置表浅,在活体易触其搏动,当头前外侧部外伤出血时,可在此处压迫止血(图15-1-1)。

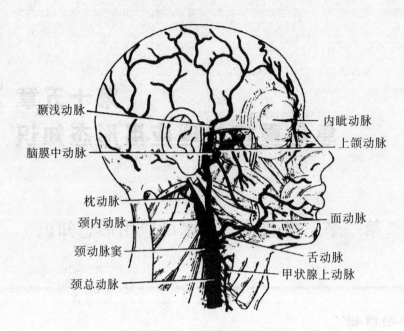

颞浅动脉

脑膜中动脉

枕动脉

颈内动脉

颈动脉窦

颈总动脉

内眦动脉

上颌动脉

面动脉

舌动脉

甲状腺上动脉

图 15-1-1　头颈部动脉分布图

（二）面动脉

发自颈外动脉，经下颌下腺深面，于咬肌前缘绕过下颌骨的下缘至面部，然后沿口角与鼻翼外侧上行至内眦，易名为内眦动脉。面动脉在咬肌缘绕过下颌骨下缘处位置表浅，活体可触摸其搏动。当面部外伤出血时，可在此处压迫止血（图 15-1-2）。

（三）锁骨下动脉

左侧起于主动脉弓，右侧起自头臂干。锁骨下动脉从胸锁关节后方斜向外至颈根部，呈弓状经胸膜顶前方，穿斜角肌间隙，至第 1 肋外缘延续为腋动脉。从胸锁关节至锁骨下缘中点画一弓形线（弓的最高点距锁骨上缘 1.5 cm），该线为锁骨下动脉的体表投影。上肢出血时，可于锁骨中点上方的锁骨上窝处向后下方将该动脉压向第 1 肋进行止血。

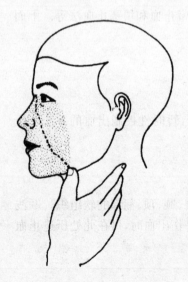

图 15-1-2　面动脉止血部位

（四）肱动脉

由腋动脉移行而来，沿肱二头肌内侧缘下行，到肘窝深部，分为桡动脉和尺动脉。当上肢远侧部发生大出血时，可在臂中部内侧将该动脉压向肱骨，进行止血（图 15-1-3）。

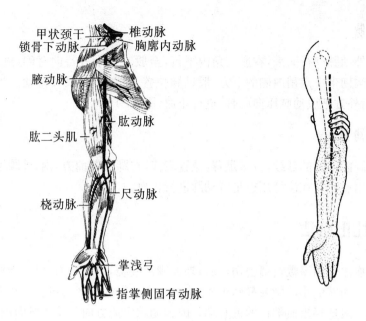

甲状颈干　椎动脉
锁骨下动脉　胸廓内动脉
腋动脉
肱动脉
肱二头肌
桡动脉　尺动脉
掌浅弓
指掌侧固有动脉

图 15-1-3　肱动脉止血部位

（五）掌浅弓和掌深弓

由桡动脉和尺动脉在手掌的终末分支互相吻合而成。掌浅弓位置浅,掌深弓位置深,它们除分支布于手掌外,发出指掌侧固有动脉,沿手指掌面的两侧缘行向手指尖。当手指出血时,可在指根部两侧血管的行径部位压迫止血。

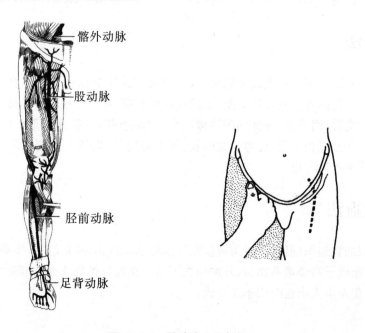

髂外动脉
股动脉
胫前动脉
足背动脉

图 15-1-4　股动脉止血部位

（六）股动脉

股动脉由髂外动脉移行而来,在股三角内下行,至股三角下方行向背侧,进入腘窝,移行为腘动脉。在腹股沟韧带中点稍内侧的下方,股动脉位置表浅,可触及其搏动。当下肢发生大出血时,可在此向后外方把股动脉压向耻骨,进行止血(图15-1-4)。

（七）足背动脉

足背动脉是胫前动脉的延续,位于足背,位置表浅,在踝关节前方,内、外踝连线中点处可触及其搏动。足部出血时可在该处压迫足背动脉进行止血。

二、加压包扎止血法

加压包扎止血法是用厚敷料覆盖伤口后,外加绷带缠绕,略施压力,以适当控制出血而不影响伤部血运为度。四肢的小动脉或静脉出血、头皮下出血多数患者均可获得止血目的。

包扎的部位一般选择出血部位的近心端。因为动脉血流方向是从心脏向周围器官运行,近心端受压可阻止血液向周围流动。在包扎过程中应注意松紧适度,并随时观察包扎部位远心端的血液循环和运动及感觉情况,以免压力过大致其缺血坏死。

三、强屈关节止血法

前臂和小腿动脉出血不能制止时,如无合并骨折或脱位时,立即强屈肘关节或膝关节,并用绷带固定。由于肌肉收缩,关节屈曲,使动脉受压,从而控制出血,以利迅速转送医院。

四、止血带法

止血带法一般适用于四肢大动脉的出血,并常常在采用加压包扎不能有效止血的情况下,才选用止血带。常用的有以下各种类型:①橡皮管止血带:常用弹性较大的橡皮管,便于急救时使用。②弹性橡皮带:用宽约5 cm的弹性橡皮带,抬高患肢,在肢体上重叠加压,包绕几圈,以达到止血目的。③充气止血带:压迫面宽而软,压力均匀,还有压力表测定压力,常在四肢活动性大出血或四肢手术时采用。

五、填塞止血法

广泛而深层的软组织创伤,腹股沟或腋窝等部位活动性出血以及内脏实质性脏器破裂出血时,可用灭菌纱布或子宫垫填塞伤口,外加包扎固定。在做好彻底止血的准备之前,不得将填入的纱布抽出,以免发生大出血时来不及处理。

第二节 心肺复苏的应用形态知识

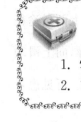

学习目标

1. 掌握心肺复苏时胸外心脏按压的位置。
2. 了解施行心肺复苏时应注意观察的问题。

心肺复苏指对心跳和(或)呼吸骤停者在开放气道下行人工呼吸和胸外按压,将带有新鲜空气的血液运送到全身各部,尽快恢复自主呼吸和循环功能的操作。

一、心肺复苏的应用结构基础

心脏位于胸腔的中纵隔内,外面裹以心包。其前方对胸骨体和第2~6肋软骨,后方对第5~8胸椎,约$\frac{2}{3}$在正中矢状面的左侧,$\frac{1}{3}$在正中矢状面的右侧。心脏可分为一尖、一底、两面、三缘和四条沟。心尖朝向左前下方,在左侧第5肋间隙与左锁骨中线交点内侧1~2 cm处或左侧第5肋间隙距前正中线7~9 cm处可扣及心尖搏动。心在胸前壁的体表投影可以下列四点的连线来表示:①左上点:左侧第2肋软骨下缘距胸骨左缘1.2 cm处。②右上点:右侧第3肋软骨上缘距胸骨右缘1 cm处。③右下点:右侧第6胸肋关节处;④左下点:左侧第5肋间隙距前正中线7~9 cm处,此点相当于心尖部。

血管包括动脉、静脉和毛细血管3部分。动脉是由心室发出的血管,在行程中不断分支,形成大、中、小动脉。动脉管壁较厚,管腔断面呈圆形。其中,大动脉的中膜富含弹力纤维,当心脏收缩射血时,大动脉管壁扩张,当心室舒张时,管壁弹性回缩,继续推动血液。静脉是引导血液回心的血管,小静脉起于毛细血管网,行程中逐渐汇成中静脉、大静脉,最后开口于心房。毛细血管是分布最广的血管,分支很多,相互连成网状。毛细血管的管腔很细,直径仅7~9 μm,管壁很薄,主要由一层内皮细胞和基膜构成,具有一定的通透性,利于组织细胞和血液间的物质交换。

呼吸系统的相关形态学知识见"吸痰的形态学知识"。

二、心肺复苏的位置

操作时,使患者去枕仰卧,松解衣领及腰带,心前区叩击;开放气道;人工呼吸;胸外心脏按压。①心前区叩击部位应选择胸壁下段。②开放气道时,可用仰面抬颌法、仰面抬颈法或托下颌法。其目的是使上呼吸道尽量伸直,保持呼吸道通畅。③人工呼吸包括口对口人工呼吸、口对鼻人工呼吸和口对口鼻人工呼吸,有条件者应尽快进行气管插管。口对口人工呼吸时,应将患者的鼻孔捏住,气体经患者的口、咽、喉、气管、主支气管到达肺,在肺内经过各级支气管到达肺泡;口对鼻人工呼吸时,应将患者的口唇闭紧,气体依次经鼻、咽、喉、气管、主支气管到达肺,在肺内经过各级支气管到达肺泡;口对口鼻人工呼吸用于婴幼儿,气体同时经过以上两条途径到达肺。④胸外心脏按压的部位位于胸骨中、下 $\frac{1}{3}$ 交界处,可用中、示指触及肋下缘,向上滑动到剑突,再向上移动 2 横指。按压深度以胸骨下陷 4～5 cm 为宜。若人工呼吸有效,可见患者胸部起伏。

三、心肺复苏患者的病情观察

(1) 心跳、呼吸骤停患者突然意识丧失,轻摇、轻拍、呼喊,患者无反应。若抢救成功,患者意识逐渐恢复,昏迷变浅,可出现反射或挣扎。

(2) 大动脉搏动:心跳、呼吸骤停患者大动脉搏动消失。可选用颈总动脉和股动脉触摸。颈总动脉位于气管与胸锁乳突肌之间,可用示指、中指指尖先触及气管正中,男性可先触及喉结,然后滑向颈外侧气管与胸锁乳突肌之间的沟内,触摸有无搏动;股动脉位于股三角区,可于腹股沟处触摸有无搏动。复苏成功,大动脉可扪及搏动。

(3) 瞳孔的变化:心跳、呼吸骤停患者瞳孔散大(自然光线下,瞳孔直径大于5mm)。但须注意循环完全停止后超过 1 分钟才会出现瞳孔散大,且有些患者可始终无瞳孔散大现象,同时药物对瞳孔也有一定影响。抢救成功,散大的瞳孔出现缩小。

(4)皮肤颜色变化:心跳、呼吸骤停患者皮肤苍白或发绀(发绀表现为皮肤黏膜呈青紫色),一般以口唇和指甲最明显(该处毛细血管较丰富)。抢救成功,患者面色、口唇、甲床等色泽转为红润。

(5)心尖搏动变化:心跳、呼吸骤停患者心尖搏动及心音消失。心尖搏动在左侧第 5 肋间隙与左锁骨中线交点内侧 1～2 cm 处最明显。

(6) 头颈部损伤患者禁用仰面抬颈法开放气道。避免损伤脊髓颈段。

(7)胸外心脏按压的部位应准确,过高可伤及大血管;偏离胸骨可能引起肋骨骨折;过低可伤及腹部脏器或引起胃内容物反流。确保按压力垂直作用于患者胸骨。

(8)胸外心脏按压的压力应适当,过重易造成损伤;过轻起不到应有作用。为小儿按压,用一手掌即可,若为婴幼儿,则用拇指或 2～3 个手指即可。

第三节　气管切开和气管插管技术的应用形态知识

学习目标

1. 掌握气管切开的位置及穿经的层次结构。
2. 掌握气管插管经过的结构。

一、气管切开和插管术的应用结构基础

气管位于食管前方,上接环状软骨,经颈部正中,下行入胸腔。在胸骨角平面分为左、右主支气管,分叉处称气管杈。根据其行程,可分为颈、胸两部。颈部较短,沿正中线下行,在颈静脉切迹上方可摸到。其前方除有皮肤和舌骨下肌群外,在第2~4气管软骨环的前方还有甲状腺峡。胸部较长,前面与胸骨之间有大血管和胸腺,后方贴近食管。

气管管壁由外向内依次分外膜、黏膜下层和黏膜3层。外膜由16~20个"C"形气管软骨环构成管壁支架,软骨环之间以弹性纤维组成的膜状韧带连接,使气管保持通畅并有一定弹性。气管环后壁缺口由纤维组织膜封闭,称膜壁。黏膜下层为疏松结缔组织,除有血管、淋巴管和神经外,还有较多混合性腺体。由于血管丰富,切开时易出血。黏膜由上皮和固有层构成。

二、气管切开的部位和层次

气管切开术是切开颈段气管,放入金属气管套管,病人通过新建立的呼吸通道进行有效呼吸的一种手术方法。包括常规气管切开术、环甲膜切开术、经皮气管切开术及微创气管切开术。用于解除喉源性呼吸困难、呼吸功能失常或下呼吸道分泌物潴留所致的呼吸困难。

临床上作气管切开术,常在第3~5气管软骨环范围进行。病人取仰卧位,肩部垫枕,使头后仰,颈前充分暴露。如呼吸困难不能仰卧者可取半卧位。切开时依次经过皮肤、浅筋膜、深筋膜、气管外膜、黏膜下层、黏膜。切开后,撑开气管切口,吸出气管内分泌物,置入合适的气管套管,取出管芯置入内套管并固定。操作过程中应注意:①病人取仰卧位,头部略低,使呼吸道尽量伸直,以利呼吸道分泌物的排出。②密切观察病人呼吸、意识的变化,有无出血、皮下气肿、气胸、纵隔气胸等并发症,出现异常及时处理。③因呼吸道内有分泌物溢出,所以要保持套管通畅,必要时吸痰,内套管要定时取出清洗、煮沸、消毒,然后重新插入,以防止感染。

三、气管插管的应用形态知识

气管插管术是气管内麻醉和急救时保证呼吸道通畅的重要技术。气管插管时取仰卧位,头

向后伸,保持呼吸道通畅。由于口腔也与咽相通连,所以气管插管既可经口腔插管,也可经鼻腔插管(图 15-3-1)。

1. 经口腔气管插管 开启口腔,将喉镜沿口角右侧置入,舌体推向左,推进喉镜至声门,再将气管导管沿镜野置入气管,距切牙距离为 20~24 cm。

2. 经鼻腔气管插管 首先检查鼻腔无异常,将导管与面部垂直方向插入鼻孔,然后将导管沿镜野置入气管,距鼻尖距离为 23~27 cm。

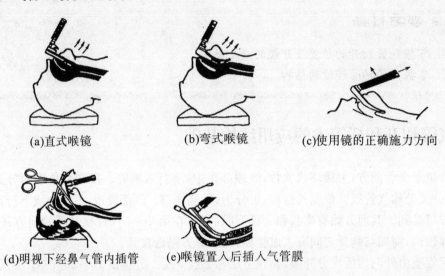

(a)直式喉镜　　　　　　(b)弯式喉镜　　　　　(c)使用镜的正确施力方向

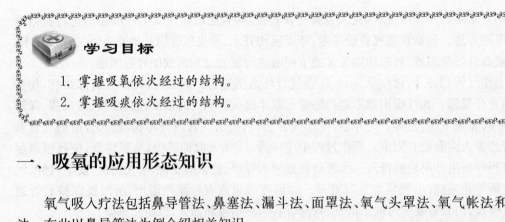

(d)明视下经鼻气管内插管　　(e)喉镜置入后插入气管膜

图 15-3-1　气管插管部位及常用方式图

第四节　吸氧和吸痰的应用形态知识

学习目标

1. 掌握吸氧依次经过的结构。
2. 掌握吸痰依次经过的结构。

一、吸氧的应用形态知识

氧气吸入疗法包括鼻导管法、鼻塞法、漏斗法、面罩法、氧气头罩法、氧气帐法和高压氧疗法。在此以鼻导管法为例介绍相关知识。

鼻导管法是将一根细导管插入一侧鼻孔,经鼻腔到达鼻咽部,导管末端连接氧气的给氧方法。操作时通过玻璃接管将鼻导管和给氧装置连接,检查有无漏气,并确定氧气流出是否通畅,之后调节氧流量。湿润鼻导管前端,测量插入的长度,轻轻插入鼻腔并将胶布固定于鼻翼及面颊部。鼻导管依次经过的结构为鼻前孔,鼻腔,鼻后孔,鼻咽。鼻导管插入的长度一般为鼻尖至耳垂的$\frac{2}{3}$。

二、吸痰的应用形态知识

吸痰是利用机械吸引的方法,经口、鼻或人工气道将呼吸道分泌物吸除,以保持呼吸道通畅的一种治疗手段。适用于无力咳嗽、排痰的患者,如昏迷、新生儿、危重、气管切开、会厌功能不好等患者。

(一) 呼吸道的应用结构基础

呼吸系统由呼吸道和肺组成。呼吸道包括鼻、咽、喉、气管和各级支气管,临床上通常把鼻、咽、喉称上呼吸道,把气管和各级支气管称下呼吸道。肺位于胸腔内,左、右两肺分居膈的上方和纵隔两侧,为进行气体交换的器官。咽位于颈椎前方,上端起于颅底,下端平第6颈椎下缘平面续于食管,全长约12 cm。其前壁与鼻腔、口腔和喉腔相通,分为鼻咽、口咽和喉咽3部,是消化道与呼吸道的共同通道。鼻咽介于颅底与软腭之间,位于鼻腔后方,经鼻后孔与鼻腔相通;口咽介于软腭与会厌上缘之间,位于口腔的后方,向前经咽峡与口腔相通;喉咽介于会厌上缘与第6颈椎下缘平面之间,位于喉的后方,向前经喉口通喉腔。

(二) 吸痰依次经过的结构及注意事项

吸痰时,病人头偏向一侧,折叠导管末端,将吸痰管由口颊部插至咽部,在患者吸气时将吸痰管插入气管。在此过程中吸痰管依次经过口、咽、喉、气管。如口腔吸痰有困难,可从鼻腔插入,吸痰管依次经过鼻、咽、喉、气管;有气管切开或气管插管者,可直接插入,插入一定深度时,立即开放导管折叠处,进行吸痰。操作完毕,关上吸引器开关,并消毒吸痰玻璃接管。

操作过程应注意每次插入吸痰时间不超过15秒,因为插入吸痰管后,堵塞了呼吸道,易导致缺氧。给患儿吸痰时,吸痰管宜细。导管退出后,应用生理盐水抽吸冲洗,防导管被痰液阻塞。

第五节　脊柱损伤搬运的形态学知识

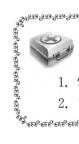

学习目标

1. 掌握脊柱的形态结构。
2. 了解脊柱损伤病人搬运的注意事项。

一、脊柱的形态结构基础

脊柱位于人体背面的正中,由 24 块椎骨、1 块骶骨和 1 块尾骨借其骨连接共同构成。从侧面观察,脊柱有颈、胸、腰和骶 4 个生理弯曲。其中胸曲和骶曲凸向后方,颈曲和腰曲凸向前方。脊髓位于椎管内,脊髓节段与椎骨的对应关系见表 15-5-1。脊柱有保护胸腔、腹腔、盆腔内器官和脊髓的作用。若脊柱损伤,可导致相应脊髓节段损伤。

表 15-5-1　脊髓节段与椎骨的对应关系

脊髓节段	对应椎骨
上颈髓 $C_{1\sim4}$	与同序数椎骨同高
下颈髓 $C_{5\sim8}$	较同序数椎骨高 1 个椎骨
上胸髓 $T_{1\sim4}$	较同序数椎骨高 1 个椎骨
中胸髓 $T_{5\sim8}$	较同序数椎骨高 2 个椎骨
下胸髓 $T_{9\sim12}$	较同序数椎骨高 3 个椎骨
腰髓 $L_{1\sim5}$	平对第 10~12 胸椎
骶、尾髓 $S_{1\sim5}$、Co	平对第 12 胸椎和第 1 腰椎

二、脊柱损伤患者的搬运

现场搬运脊柱损伤患者时应注意,先使伤员两下肢伸直、靠拢,两上肢也伸直、贴于身旁,木板或硬担架放在伤员一侧,2~3 人扶伤员躯干,使之成一整体滚动至木板上或 3 人用手同时将伤员平直托,注意不要使躯干扭转,禁止使用搂抱或一人抬头、一人抬足的方法,因为这些方法将增加脊柱的弯曲,加重椎骨和脊髓的损伤。在伤处垫一薄枕,使此处脊柱稍向上突,然后用几条带子把伤员固定在木板或硬质担架上,使患者不能左右移动。对颈椎损伤的伤员要有专人托扶头部,沿纵轴向上略加牵引,使头、颈随躯干一同滚动或由伤员自己双手托住头部,缓慢搬移,严禁随便强行搬动头部。

第六节　洗胃法的应用形态知识

详见第十六章"插管术及引流术的应用形态知识"。

第十六章
插管术及引流术的应用形态知识

第一节　导尿术的应用形态知识

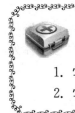

学习目标

1. 掌握给男性病人导尿应注意的形态学特点。
2. 掌握给女性病人导尿时应注意的形态特点。

一、男性病人导尿术的应用形态知识

（一）男性尿道及外生殖器的应用结构基础

男性尿道长 16～22 cm，管径平均为 5～7 mm，全程中有 3 处狭窄、3 个扩大和 2 个弯曲。3 处狭窄分别是尿道内口、膜部和尿道外口；3 个扩大分别是前列腺部、尿道球部和尿道舟状窝；2 个弯曲：一为耻骨下弯，在耻骨联合下方，凹向前上方，此弯恒定无变化，另一个弯曲为耻骨前弯，在耻骨联合前下方，凹向下方。

（二）男性病人导尿应注意的形态学知识

给男性病人导尿首先将阴茎包皮向后推，暴露尿道外口并注意消毒包皮和冠状沟，将阴茎向上提起，使耻骨前弯消失变直，将导尿管插入 20～22 cm。插入过程中注意尿道内口、尿道膜部和尿道外口的 3 处狭窄以及耻骨下弯的位置，避免损伤尿道。

二、女性病人导尿术的应用形态知识

临床上给女性病人导尿时应注意女性外生殖器和女性尿道的结构特点。女性外生殖器包括阴阜、大阴唇、小阴唇、阴蒂、阴道前庭、前庭球和前庭大腺等结构。阴道前庭是位于两侧小阴唇之间的裂隙，其前部有尿道外口，后部有阴道口。女性尿道起于膀胱的尿道内口，经阴道前方下行，穿尿生殖膈，以尿道外口开口于阴道前庭，长 3～5 cm，直径 6 mm。由于女性尿道的特点为短、宽、直，易引起逆行性感染，所以进行导尿时应注意消毒外阴，包括阴阜、大阴唇和小阴唇。

第二节　插胃管术的形态学知识

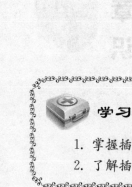

学习目标

1. 掌握插胃管时依次经过的结构。
2. 了解插胃管应注意的问题。

对病人进行鼻饲、胃肠减压或洗胃时均需进行插胃管。插胃管术是指将胃管经一侧鼻腔插入胃内，从管内灌注流质食物、水、药物、冲洗液或者通过胃管将胃肠道内的气体、液体吸出体外的方法。

一、插胃管的形态结构基础

病人可采取坐位、半卧位或右侧卧位插胃管，依次通过鼻、咽、食管进入胃内，成人插入的长度为前额发际至胸骨剑突处或由鼻尖经耳垂至胸骨剑突处的距离，为 45～55 cm。胃管进入口腔，沿舌背插入约 15 cm 至咽部，嘱病人做吞咽动作，即可通过环咽肌进入食管。食管有 3 处狭窄：第一处狭窄位于食管起始处，距中切牙约 15 cm；第二处狭窄位于食管与左主支气管交叉处，相当于胸骨角平面，距中切牙约 25 cm；第三狭窄为食管穿经膈的食管裂孔处，距中切牙约 40 cm，插管时要注意避免损伤其黏膜。

二、插胃管应注意的形态知识

插入不畅时要检查口腔，确定胃管是否盘于口腔，因为鼻腔、口腔和咽相互通连。由于气管位于食管前，而咽又是呼吸道和消化道的共同通道，所以在插管过程中，病人出现呛咳、呼吸困难等现象时，提示可能误入气管，应立即拔出。

第三节 灌肠术的应用形态知识

学习目标

1. 掌握施行灌肠术时应注意直肠的形态特点。
2. 掌握直肠横襞的位置。

一、灌肠术的应用结构基础

大肠是消化管最后的一段,长约 1.5 m,起自右髂窝,终于肛门,依次分为盲肠、阑尾、结肠、直肠和肛管。其中直肠位于小骨盆腔的后部,全长 10~14 cm,直肠并非直的,在矢状面上有两个弯曲即骶曲和会阴曲,骶曲凸向后方,与骶骨的弯曲一致;会阴曲在尾骨末端的前方,凸向前方。直肠上部较细,下部膨大称直肠壶腹,内有三个直肠横襞,其中最大且恒定的直肠横襞位于直肠右前襞,距离肛门约 7 cm,可作为直肠镜检的标志。

二、灌肠术的体位及注意事项

灌肠术是指将一定量的液体由肛门经直肠灌入结肠,以帮助病人清洁肠道排便、排气或由肠道供给药物及营养的过程。灌肠时病人取左侧卧位,双膝屈曲,移臀部至床沿,分开臀裂,将肛管经肛门插入直肠 7~10 cm,提示进入直肠。

第四节 引流术的应用形态知识

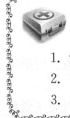

学习目标

1. 掌握胸膜腔闭式引流的位置。
2. 了解"T"形管引流病人的护理观察
3. 了解体位对各器官引流的影响。

一、胸膜腔闭式引流术的应用形态知识

胸膜腔闭式引流术是用于气胸、血胸或脓胸引流的一项技术,其形态学结构基础与胸膜腔穿刺术相同。

病人取半坐位或半卧位,在患侧第 2 肋间隙与锁骨中线的交界处、腋中后线 6~8 肋间隙分别为胸膜腔排气和排液置管处。依次切开皮肤、浅筋膜、深筋膜,再分离肌层及壁胸膜,将引流管送入胸膜腔 4~5 cm,缝合肌层和皮肤并固定引流管。

护理时要注意保持管道密闭,防止空气进入;保持引流通畅、无菌,鼓励病人深呼吸、咳嗽、排痰,以利于胸膜腔内液体、气体的排出;观察并记录引流液的量、颜色和性质。

二、"T"形管引流的应用形态知识

胆道疾病行胆总管探查或切开取石术后,在胆总管切开处放置"T"形管引流,一端通向肝管,一端通向十二指肠,由腹壁戳口穿出,接通引流袋(图 16-4-1)。

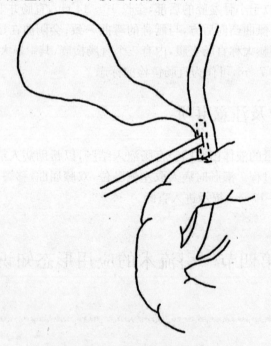

图 16-4-1 "T"形管引流示意图

平卧时引流管的高度不能高于腋中线,站立时应低于腹壁切口,以防止胆汁逆流。引流袋位置太低,则胆汁流出过量,影响脂肪消化和吸收。

正常胆汁为黄色或黄绿色,清亮无沉渣,胆汁的分泌量为 800~1200 mL。护理时应注意妥善固定"T"形管,避免脱出;观察胆汁的颜色和量,如果引流的胆汁突然减少或无胆汁,则可能脱管或堵管。

三、体位引流术的形态学知识

体位引流术是根据病人肺部病变部位,将其安置于适当体位,利用地心引力使积聚在呼吸道深部的痰液或脓液排出的方法。根据病变部位不同,采取痰液易于排出的体位,使病变部位处于高处,引流支气管开口向下。

肺位于胸腔内,纵隔两侧。肺呈半圆锥形,左肺稍狭长,被斜裂分为上、下2个大叶;右肺略宽短,被斜裂和水平裂分为上、中、下3个大叶。

左、右主支气管在肺门处分支为肺叶支气管,进入肺叶。肺叶支气管在各肺叶内再分为肺段支气管,每一肺段支气管及其所属的肺组织,称支气管肺段。各肺段呈圆锥形,其尖朝向肺门,底朝向肺表面。按照肺段支气管的分支分布,左右肺各分为10个肺段(图16-4-2)。

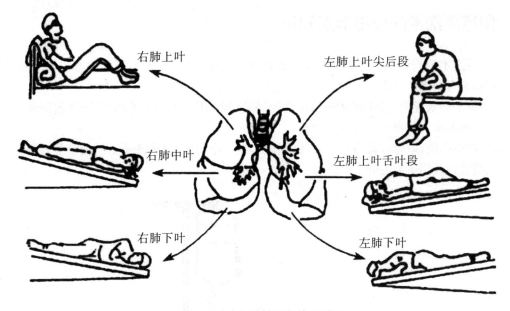

右肺上叶　左肺上叶尖后段　右肺中叶　左肺上叶舌叶段　右肺下叶　左肺下叶

图 16-4-2　支气管肺段与体位引流

四、十二指肠引流术的形态学知识

消化管包括口腔、咽、食管、胃、小肠(十二指肠、空肠、回肠)和大肠(盲肠、阑尾、结肠、直肠、肛管)等部。临床上常把口腔到十二指肠的这一段称上消化道,空肠以下的部分称下消化道。十二指肠上端起自幽门,下端在第2腰椎体左侧,续于空肠,长约25 cm。

十二指肠引流术是指用十二指肠引流管将十二指肠液及胆汁引出体外的检查方法。操作时,病人取坐位,头略后仰,导管从口腔进入咽部,随着病人吞咽插入50~55 cm达胃内,抽出全部胃液。病人再取右侧卧位,抬高床尾15~20 cm,将引流管下送,引流液为碱性,表示进入十二指肠,引流管共进入75 cm。

第五节　妇科疾病插管术的应用形态知识

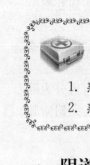

学习目标

1. 熟悉阴道灌洗术和输卵管通液术的体位。
2. 熟悉阴道灌洗术和输卵管通液术中,液体经过的结构。

一、阴道灌洗术的应用形态知识

　　阴道灌洗术是妇科手术前常规的阴道准备,可促进阴道血液循环,减轻局部组织水肿,对阴道炎、宫颈炎有一定治疗作用。

　　阴道位于骨盆腔内,前邻膀胱底和尿道,后邻直肠,阴道上端较宽,呈穹隆状包绕子宫颈阴道部,二者间形成的环形间隙,称阴道穹。

　　病人排空膀胱,取膀胱截石位。先冲洗外阴,分开小阴唇,将灌洗头沿阴道壁插入阴道达阴道穹,围绕宫颈及阴道冲洗(图 16-5-1)。

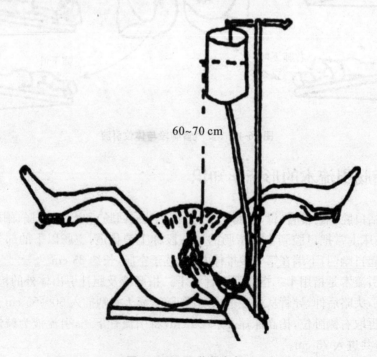

60~70 cm

图 16-5-1　阴道灌洗术

二、输卵管通液术的应用形态知识

输卵管是一对输送卵细胞的弯曲管道,长 10~12 cm,内侧端连接子宫,外侧端开口于腹膜腔。输卵管由内侧向外侧依次分 4 部:输卵管子宫部、输卵管峡、输卵管壶腹和输卵管漏斗部。而子宫位于小骨盆腔中央,在膀胱和直肠之间,下端接阴道,两侧连有输卵管和子宫阔韧带。

输卵管通液术是指经子宫颈向子宫腔及输卵管注入一定量生理盐水,以诊断输卵管是否通畅的一项技术。操作时,病人取膀胱截石位,消毒外阴及阴道,暴露宫颈,以宫颈钳夹持宫颈,沿宫腔方向置入宫颈导管,将 20 ml 生理盐水注入宫腔,再流入输卵管(图 16-5-2)。若输卵管通畅,则注入生理盐水时无阻力,病人无不适感;输卵管闭塞,则病人感下腹胀痛。

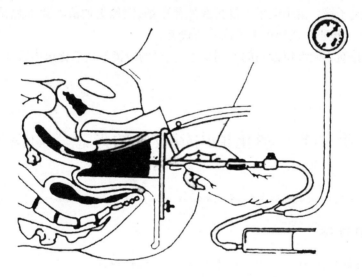

图 16-5-2　输卵管通液术

第十七章
内镜护理的应用形态知识

内镜是一种光学仪器,从它的出现到现在已经有 200 年的历史了。20 世纪 60 年代后期,光导纤维制作技术作为一门新的科技问世以后,很快就被应用在医疗设备方面。随着科学技术的迅速发展,内镜的种类和技术水平也有了突飞猛进的进展,已经从硬管镜和纤维内镜发展到电子内镜和超声电子镜。由于电子内镜具有外径更细、图像更加清晰和直观、操作更方便等优点,使得光导纤维内镜正在逐渐被电子内镜所代替。

根据临床工作对不同部位诊断的不同要求,主要的内镜包括消化道内镜、呼吸道内镜、泌尿道内镜等等。

第一节 消化道内镜技术的形态学知识

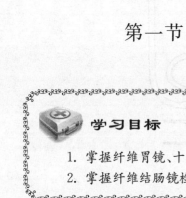

学习目标

1. 掌握纤维胃镜、十二指肠镜检查时依次经过的结构。
2. 掌握纤维结肠镜检查时依次经过的结构。

常见的消化道内镜有胃镜、十二指肠镜和结肠镜等。

一、纤维胃镜、十二指肠镜检查术的形态学知识

纤维胃镜、十二指肠镜检查术是将带光源内镜插入胃、十二指肠腔内,直接观察胃及十二指肠溃疡或肿瘤大小、部位及范围并可取部分组织行组织学或细胞检查,以协助诊断和治疗的一项技术。

(一)上消化道的形态结构基础

消化系统包括消化管和消化腺两部分,其中,消化管包括口腔、咽、食管、胃、小肠(十二指肠、空肠、回肠)和大肠(盲肠、阑尾、结肠、直肠、肛管)等部。临床上常把口腔到十二指肠的这一段称上消化道,空肠以下的部分称下消化道。

口腔是消化管的起始部位,其前方借口裂与外界相通,后方以咽峡和咽交通。咽位于颈椎

前方,上端起于颅底,下端平在第 6 颈椎下缘平面续于食管,全长约 12 cm。其前壁与鼻腔、口腔和喉腔相通,因此分为鼻咽、口咽和喉咽三部,是消化道与呼吸道的共同通道。鼻咽介于颅底与软腭之间,位于鼻腔后方,经鼻后孔与鼻腔相通。口咽介于软腭与会厌上缘之间,位于口腔的后方,向前经咽峡与口腔相通。喉咽介于会厌上缘与第 6 颈椎下缘平面之间,向下与食管相续,位于喉的后方,向前经喉口通喉腔。

食管上端在第 6 颈椎下缘平面与咽相接,向下沿脊柱前方下行,经胸廓上口入胸腔,穿膈的食管裂孔进入腹腔,约在第 11 胸椎体高度与胃的贲门相接,全长约 25 cm。食管全程有 3 处较狭窄:第一处狭窄位于食管起始处,距中切牙约 15 cm;第二处狭窄位于食管与左支气管交叉处,相当于胸骨角平面,距中切牙约 25 cm;第三狭窄为食管穿经膈的食管裂孔处,距中切牙约 40 cm。

胃上接食管,下续十二指肠,其形态受人的体型、体位、年龄、性别和胃的充盈度等因素的影响。胃分出入 2 口,大小 2 弯和前后 2 壁。胃的入口称贲门,接食管,出口称幽门,通十二指肠。

小肠是消化管中最长的一段,成人长 5～7 m,上接幽门,下续盲肠,可分为十二指肠、空肠和回肠 3 部分。十二指肠上端起自幽门、下端在第 2 腰椎体左侧,续于空肠,长约 25 cm,呈"C"字形包绕胰头,可分上部、降部、水平部和升部。

(二)纤维胃镜、十二指肠镜检查术的应用形态知识

进行纤维胃镜、十二指肠镜检查术操作时,协助患者左侧卧位,头稍后仰。检查前先局部麻醉,然后直视下将胃镜插入。在此过程中,胃镜依次经过口腔、咽、食管、胃、十二指肠。其中,当胃镜至环状软骨水平时,嘱病人做吞咽动作,即可进入食管;当胃镜进入胃腔时,协助医生向胃内适量注气使胃壁充分舒展;镜端进入十二指肠后,在退镜同时仔细观察胃肠腔形态。对可疑病变部位摄像,取活组织,抽取胃液检查。检查完毕,协助医生退出胃镜,同时尽量抽气,擦净病人口鼻部。

二、纤维结肠镜检查术的形态学知识

纤维结肠镜检查是利用内镜对全结肠和部分小肠的溃疡、肿瘤、息肉和憩室等病变进行诊断和治疗的一项诊疗技术。

(一)下消化道的形态结构基础

临床上常把消化道空肠以下的部分称下消化道,包括空肠、回肠及全部的大肠。

空肠和回肠的形态结构不完全一致,但两者之间无明确界限。空肠占近侧的 $\frac{2}{5}$,主要占据腹腔的左上部,管径较粗,管壁厚,血供丰富呈淡红色。回肠占远侧 $\frac{3}{5}$,一般位于腹腔的右下部,管径细,管壁薄,颜色较淡。

大肠长约 1.5 m,起自右髂窝,终于肛门,可分为盲肠、阑尾、结肠、直肠和肛管。盲肠是大肠的开始部,位于右髂窝内,左接回肠末端,上续升结肠。回肠末端突入盲肠称回盲瓣,可防止盲肠内容物逆流到回肠。结肠围绕在小肠的周围,始于盲肠,终于直肠。可分为升结肠、横结

肠、降结肠和乙状结肠 4 部分。升结肠起自盲肠，沿右侧腹后壁上升，至肝右叶下方弯向左形成结肠右曲，移行为横结肠；横结肠起自结肠右曲，向左横行至脾下折向下形成结肠左曲，移行为降结肠；降结肠起自结肠左曲，沿左侧腹后壁向下，至左髂嵴处移行为乙状结肠；乙状结肠呈乙字形弯曲，在左髂嵴处接降结肠，沿左髂窝转入盆腔，至第 3 骶椎平面续于直肠。直肠位于小骨盆腔的后部，全长 10～14 cm，在矢状面上有两个弯曲即骶曲和会阴曲，骶曲凸向后方，与骶骨的弯曲一致；会阴曲在尾骨末端的前方，凸向前方。直肠上部较细，下部膨大称直肠壶腹，内有 3 个直肠横襞。肛管是盆膈以下的消化管，上续直肠，下接肛门。肛管周围有内外括约肌环绕，肛门内括约肌属平滑肌，肛门外括约肌是横纹肌，二者与直肠纵行肌及肛提肌形成肛门直肠环，损伤可导致大便失禁。

（二）纤维结肠镜检查术的应用形态知识

进行纤维结肠镜检查操作时，患者取左侧屈膝卧位。先做直肠指诊，了解有无肿瘤、狭窄、痔疮和肛裂等。将肠镜先涂上润滑剂后，再嘱病人张口呼吸，放松肛门括约肌，然后将肠镜插入。在此过程中，肠镜依次经过肛门、肛管、直肠、乙状结肠、降结肠、横结肠、升结肠、回盲瓣、回肠、空肠。操作过程中应注意动作轻柔，以免损伤肛门直肠环；最大且恒定的直肠横襞位于直肠右前襞，距离肛门约 7 cm，可作为直肠镜检的标志；在经过肠道各弯曲时，应注意避免损伤肠道。

第二节　泌尿道内镜检查术的形态学知识

学习目标

1. 熟悉膀胱尿道镜检查时依次经过的结构。
2. 熟悉输尿管镜检查时依次经过的结构。

一、膀胱尿道镜检查术的形态学知识

膀胱尿道镜检查是利用内镜对泌尿科疾病进行诊断和治疗的一项诊疗技术。通过膀胱尿道镜检查可以对膀胱尿道结石做出确切诊断，可同时治疗部分直径小于 2 cm 的结石，发现前列腺肥大、尿道狭窄、输尿道口膨出等病变，还能取病理组织活检。

（一）泌尿道的形态结构基础

泌尿系统由肾、输尿管、膀胱和尿道组成。

肾是暗红色的实质性器官，左、右各一，形似蚕豆，表面光滑，分上、下两端，前、后两面，内侧、外侧两缘。肾的外侧缘隆凸，内侧缘中部凹陷，称为肾门，是肾动脉、肾静脉、肾盂、淋巴管和神经出入的部位。肾门向肾实质内凹陷形成的腔隙,称肾窦。

输尿管为一对位于腹膜外的细长肌性管道,自肾盂起始后,首先沿腹后壁下行,至小骨盆上口,跨过髂血管进入盆腔,再沿盆腔侧壁弯曲向前,在膀胱底的外上角,向内下斜穿膀胱壁,开口于膀胱内面的输尿管口。根据输尿管的走行可将其分为腹段、盆段和壁内段 3 部分。输尿管长 25～30 cm,全长有 3 处狭窄:①肾盂与输尿管移行处,即起始部。②与髂血管交叉处。③穿膀胱壁处。

膀胱上连输尿管,下接尿道,是暂时储存尿液的囊状肌性器官,其形态、位置和大小均随尿液充盈的程度而异。膀胱壁内面,空虚时黏膜由于肌层的收缩而形成许多皱襞,充盈时则皱襞消失。但在膀胱底内面有一个三角形区域,位于两输尿管口与尿道内口之间,称膀胱三角。此处黏膜平滑无皱襞。在两输尿管口之间的横行黏膜皱襞为输尿管间襞。

尿道是输尿管道的最后一段,男、女性尿道差异很大。女性尿道仅有排尿功能。起于膀胱的尿道内口,经阴道前方下行,穿尿生殖膈,以尿道外口开口于阴道前庭。长 3～5 cm,直径 6 mm,尿道外口位于阴道口前方。男性尿道兼有排尿和排精功能。起于尿道内口,止于阴茎头尖端的尿道外口,成人长 16～22 cm,管径平均为 0.5～0.7 cm,全程可分为 3 部:前列腺部(穿过前列腺的部分)、膜部(穿过尿生殖膈的部分,长约 1.2 cm)和海绵体部(穿过尿道海绵体的部分)。男性尿道全程中有 3 处狭窄、3 个扩大和 2 个弯曲;3 处狭窄分别是尿道内口、膜部和尿道外口;3 个扩大分别是前列腺部、尿道球部和尿道舟状窝;2 个弯曲一为耻骨下弯,在耻骨联合下方,凹向前上方,此弯恒定无变化,另一为耻骨前弯,在耻骨联合前下方,凹向下方,将阴茎向上提起时此弯曲可以消失。

(二)膀胱尿道镜检查术的应用形态知识

操作时,患者取截石位。先局部麻醉,然后将内镜插入。在插入过程中,内镜依次经过尿道、膀胱。对男性患者,可先将阴茎上提,使耻骨前弯消失,利于内镜插入。对女性患者,应注意区分尿道外口和阴道口。膀胱三角区无论膀胱空虚还是充盈均光滑无皱襞,是膀胱镜检查的标志。

二、输尿管镜检查的形态学知识

输尿管镜检查是通过一细长的内镜进入输尿管,对输尿管疾病进行诊断和治疗的技术。与该技术相关的形态学知识见上。操作时,内镜经过的结构为尿道、膀胱、输尿管。输尿管间襞呈苍白色,是寻找输尿管口的标志。

三、经皮肾镜穿刺术的形态学知识

微创经皮肾穿刺术(PCNL)是从腰背部皮肤到肾集合系统建立通道来治疗肾、输尿管上段结石的方法。

(一)肾的形态结构基础

肾位于腹后壁脊柱两侧,属于腹膜外位器官。由于受肝脏的影响,右肾比左肾略低。一般左肾上端平第 11 胸椎体下缘,下端平第 2 腰椎体下缘,第 12 肋斜过左肾后面中部;右肾上端平第 12 胸椎体上缘,下端平第 3 腰椎体上缘,第 12 肋斜过右肾后面上部。肾门约平第 1 腰椎体平面,距正中线外侧约 5 cm。肾的表面包有 3 层被膜,由内向外依次为纤维囊、脂肪囊和肾筋膜。

(二) 经皮肾镜穿刺术的应用形态知识

操作时,在全麻下,将患者放置为膀胱截石位,医生在膀胱镜下,放置输尿管导管。再将患者放置为俯卧位,先在 B 超下确定穿刺位点和方向。在穿刺部位皮肤切一小口,穿刺针穿过肾被膜后,见尿液溢出。操作中,穿刺针依次经过皮肤、浅筋膜、深筋膜、腰大肌、肾筋膜、脂肪囊、纤维囊、肾皮质。

第三节　呼吸道内镜检查术的形态学知识

 学习目标

1. 了解常用的呼吸道内镜的名称。
2. 熟悉纤维支气管镜检查依次经过的结构。

一、常用的呼吸道内镜

常用的呼吸道内镜有纤维支气管镜、喉镜等。由于纤维支气管镜和喉镜检查术的应用形态结构及操作基本相似,本节仅学习纤维支气管镜检查术的形态学知识。

纤维支气管镜检查术是将纤维支气管镜插入支气管,对支气管、肺部病变进行诊断和治疗的一项技术。

二、呼吸道的形态结构基础

呼吸系统的组成及相关形态学知识见第十五章第四节内容。

三、纤维支气管镜检查的应用形态知识

操作时,患者取仰卧位,不能平卧者可取坐位或半坐位,先局部麻醉鼻腔及咽喉部。一般经鼻腔插入,若鼻腔狭小,可通过口腔插入,气管切开者可经气管切开处插入。以从鼻腔插入为例,在插入过程中,镜端依次经过鼻、咽、喉、气管、支气管。插入主支气管后,先检查健侧,自上而下依次检查各叶、段支气管。然后将镜退回到气管杈处,再依次检查患侧,根据需要做刷检或

活检。操作过程中应注意观察病人的面色、脉搏、呼吸；协助医生做好吸引、活检、治疗等。

第四节　妇科内镜检查术的形态学知识

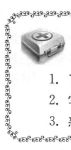

学习目标

1. 了解常用的妇科内镜的名称。
2. 掌握腹腔镜手术依次经过的结构层次。
3. 熟悉宫腔镜检查术依次经过的结构。

一、宫腔镜检查术的形态学知识

宫腔镜检查是借助宫腔镜直视观察宫颈管及宫腔的情况，并指导诊刮、取活检及治疗疾病的一项技术。

（一）子宫、阴道的形态结构基础

成人子宫呈前后略扁倒置的梨形，可分为底、体、颈3部。在两输卵管子宫口以上的隆凸部分叫子宫底；下部窄细的部分称子宫颈，底和颈之间的部分叫子宫体。子宫颈下端伸入阴道内的部分为子宫颈阴道部，阴道以上的部分称阴道上部。子宫颈阴道上部与子宫体相接处较狭细，称子宫峡。子宫的内腔狭窄，分上、下两部，上部由子宫底、体围成的三角形腔隙，称子宫腔，其尖端朝下；下部在子宫颈内，称子宫颈管，其上口通子宫腔，下口通阴道称子宫外口。

阴道位于骨盆腔内，前邻膀胱底和尿道，后邻直肠，阴道上端较宽，呈穹隆状包绕子宫颈阴道部，二者间形成的环形间隙，称阴道穹。

（二）宫腔镜检查术的应用形态知识

操作时，患者取膀胱截石位，消毒外阴，扩张宫颈，将镜管顺宫腔方向送入宫腔内。镜管依次经过的结构包括阴道、子宫颈管、子宫腔。

二、阴道镜检查术的形态学知识

阴道镜检查术是利用阴道镜将阴道部黏膜放大6～40倍，以观察肉眼看不到的宫颈表面层较微小的病变，并在可疑部位进行定位活检，以明确诊断的一项技术。

（一）女性生殖系统的形态学知识

操作时，患者取膀胱截石位，先检查外阴和阴道，再协助医生用窥阴器充分暴露子宫颈阴道部,接通光源,调好焦距并观察。在此过程中,阴道镜可直接观察到阴道壁黏膜,并能观察子宫颈阴道部。

三、腹腔镜检查术的形态学知识

(一)腹腔镜的应用范围

腹腔镜检查是将腹腔镜自腹壁插入盆腔或腹腔内观察病变的形态、部位,必要时取有关组织做病理学检查,以明确诊断的一项技术。可用于胆囊结石及胆道疾病、急性腹痛及腹膜炎、消化性溃疡、肠阻塞、腹股沟疝、胃肠道良性肿瘤、胃肠道恶性肿瘤、腹部外伤、妇科疾病、泌尿外科疾病等疾病的诊断与治疗。下面以腹腔镜用于妇科疾病检查为例介绍。

(二)女性生殖系统的形态学知识

见前文。

(三)腹腔镜检查经过的结构

操作时,患者取截石位,消毒外阴,放置举宫器。消毒腹部皮肤,局部麻醉,于脐轮下缘切开皮肤,由切口处以 45°插入气腹针,回抽无血后接注射器,若生理盐水顺利流入,证明穿刺成功。接 CO_2 充气机,注入 CO_2 2 000~3 000 mL,使腹腔压力不超过 16 mmHg(1 mmHg=0.13 kPa)。选择脐下 1 cm 处行套管针穿刺,将腹腔镜自套管插入盆腔,观察盆腔情况,必要时取组织送病检。取出腹腔镜,排出腹腔气体,拔出套管,缝合切口。该过程中,腹腔镜依次经过皮肤、浅筋膜、深筋膜、腹直肌鞘前层、腹直肌、腹直肌鞘后层、腹横筋膜、腹膜壁层进入盆腔。

第十八章
与护理技术相关的应用形态知识

第一节　与护理观察诊断相关的应用形态知识

　学习目标

1. 掌握各种血细胞的正常值和良、恶性肿瘤的主要区别。
2. 掌握阑尾、肝、胆囊和肾的体表投影和危险三角的位置及其临床意义。
3. 掌握测量脉搏和血压的部位。
4. 了解肝硬化病人呕血、便血的原因及肿瘤对机体的影响。

护理人员在护理工作中要仔细观察病情并做出正确判断，为护理诊断和护理措施提供依据，所以护理人员还必须掌握与护理观察诊断相关的其他应用形态知识。

一、根据细胞学检查、体格检查等结果进行护理诊断的应用形态知识

（一）护理人员在工作中要熟记各类血细胞的正常值（图 18-1-1）

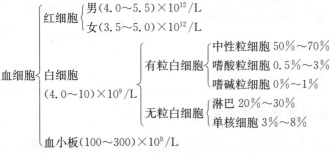

图 18-1-1　各类血细胞的正常值

（二）判断良、恶性肿瘤的主要区别点（表 18-1-1）

表 18-1-1　良、恶性肿瘤的区别

	良性肿瘤	恶性肿瘤
分化程度	分化好,异型性小,与起源组织相似,核分裂少,无病理性核分裂像	分化较差,异型性大,与起源组织差别大,核分裂多见,并可见病理核分裂像
生长速度	缓慢	较快
生长方式	膨胀性生长,常有包膜形成,与周围组织分界清楚,可推动	浸润性长,无包膜,与周围组织分界不清楚,通常不能推动
继发改变	很少性发生坏死、出血	常发生出血、坏死等
转移	不转移	常有转移
复发	切除后很少复发	手术等治疗后较多复发
对机体的影响	较小,主要为局部压迫或阻塞作用。如发生在重要器官也可引起严重后果	较大,除压迫、阻塞外,还可以破坏原发处和转移处的组织,引起坏死,合并感染,甚至造成恶病质。

（三）常见炎细胞的功能及临床意义

炎症的不同阶段,游出的白细胞并不相同。在急性炎症的早期,中性粒细胞首先游出,48h后组织内则以单核细胞浸润为主,而急性炎症的晚期和慢性炎症,多以淋巴细胞浸润为主。此外,由于致炎因子不同,渗出的白细胞也不同:常见的葡萄球菌和链球菌感染,以中性粒细胞渗出为主;病毒感染以淋巴细胞为主;在一些过敏反应,则以嗜酸粒细胞渗出为主(表 18-1-2)。

表 18-1-2　常见炎细胞的功能及临床意义

细胞名称	功　　能	临床意义
中性粒细胞	具有活跃的运动和吞噬功能,能吞噬细菌、组织碎片等;崩解后释后蛋白溶解酶,能溶解细胞碎片、纤维蛋白等	见于急性炎症,特别是化脓性炎症,称急性炎症细胞,寿命短,变性坏死后成为脓细胞
单核细胞	吞噬中性粒细胞不易吞噬的非化脓菌、异物、较大组织碎片,甚至整个细胞	见于急性炎症后期,慢性炎症,非化脓性炎(结核、伤寒等)
淋巴细胞、浆细胞	T淋巴细胞产生各种淋巴因子,杀伤靶细胞;B淋巴细胞在抗原刺激下转变成浆细胞,产生抗体,参与体液免疫	主要见于慢性炎症时,称慢性炎细胞;亦见于病毒、立克次体和某些细菌感染时
嗜酸粒细胞	吞噬抗原—抗体复合物	见于寄生虫感染、变态反应性疾病及急性炎症后期
嗜碱粒细胞	释放肝素、组胺、5-羟色胺	主要见于变态反应性疾病

（四）正确判断出坏死组织的依据

临床上将已失去生活能力的组织称为失活组织,即坏死组织。肉眼观,混浊无光泽,捏之不回缩(无弹性),动脉无搏动,切之无出血,触之无感觉,体温消失。

（五）辨别生长良好和不良的肉芽组织

生长良好的肉芽组织肉眼表现为鲜红色，细颗粒状，柔软湿润，形似鲜嫩的肉芽，触之易出血但无痛觉；而生长迟缓、不良的肉芽组织表现为苍白、水肿状，松弛无弹性，表面颗粒不均匀，分泌物多甚至有脓。

二、内脏器官的位置和体表投影

在临床工作中，护理人员进行体格检查必须掌握的内脏位置和体表投影。

（一）阑尾麦氏点临床应用

阑尾多位于右髂窝内，其根部连于盲肠后壁，位置较恒定，远端游离，其根部的体表投影约在脐与右髂前上棘连线的中、外 $\frac{1}{3}$ 交点处，此点称麦氏点（Mc Burney 点）。临床诊断阑尾炎时，该部位往往有明显的压痛和反跳痛；阑尾手术时，该部位也是常用的手术切口部位。

（二）肝体表投影的临床应用

肝大部位于右季肋区和腹上区，小部分位于左季肋区。肝的上界与膈穹隆一致，右侧相当于右锁骨中线与第 5 肋的交点，正中线平胸骨体下端，左侧相当于左锁骨中线与第 5 肋间隙交点。肝的下界，右侧与肋弓一致，在腹上区则可达剑突下方 3～5 cm。

成人右肋弓下一般不能触及肝，而在左右肋弓之间，到剑突下约 3 cm 可触及。3 岁以下健康幼儿，由于腹腔的容积较小，而肝的体积较大，肝下缘常低于右肋弓 1～2 cm，7 岁以上儿童，在右肋弓下不能触及。由于病理原因造成肝肿大，在右肋弓下即可触及肝下缘。

（三）胆囊底体表投影的临床应用

胆囊位于肝的胆囊窝内，分底、体、颈、管 4 部分。胆囊底钝圆，常露于肝下缘，其体表投影是在右锁骨中线与右肋弓相交处，胆囊病变时，此处常出现明显压痛。

（四）肾门体表投影的临床应用

肾区即为肾门在腹后壁的体表投影，一般在竖脊肌外侧缘与第 12 肋的夹角内，故又称肋脊角。当肾患某些疾病，该区出现压痛和叩击痛。

三、观察病情和协助诊断的形态学知识

（一）测量血压和脉搏的应用形态知识

测量血压和脉搏是护理工作者必须掌握的一项护理工作，是评估病人生理状态的重要指标。

1. 测量血压常选的部位是肱动脉　因为肱动脉沿肱二头肌内侧缘下行，到肘窝深部，分为

桡动脉和尺动脉。在肘窝稍上方和肱二头肌腱的内侧,肱动脉的位置表浅,可触及其搏动,是测量血压听诊部位(图 18-1-2)。

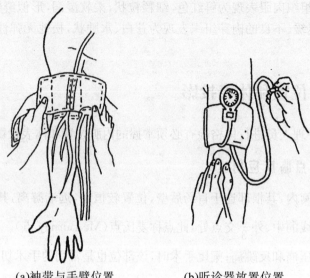

(a)袖带与手臂位置　　　　　(b)听诊器放置位置

图 18-1-2　血压测量部位及常用方法

2. 测量脉搏常选的部位是桡动脉　因为桡动脉位于前臂前部,在前臂肌前群的桡侧部下行,经腕部到达手掌分支布于前臂和手。桡动脉在腕掌侧面的上方和桡侧腕屈肌腱的外侧,位置表浅,可触及其搏动,是临床触摸和记数脉搏的常用部位。此外,临床测量脉搏还可选取颞动脉、颈动脉、股动脉和足背动脉等(图 18-1-3)。

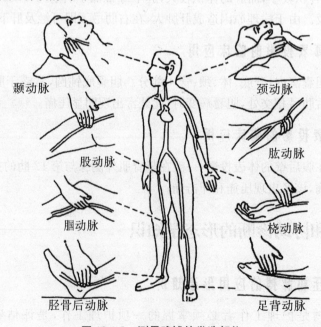

颞动脉　　　　　　　　　　　颈动脉

股动脉　　　　　　　　　　　肱动脉

腘动脉　　　　　　　　　　　桡动脉

胫骨后动脉　　　　　　　　　足背动脉

图 18-1-3　测量脉搏的常选部位

（二）瞳孔观察的应用形态知识

正常人两侧瞳孔等大等圆，自然光线下瞳孔直径 2～5 mm。颅内疾病、药物中毒、昏迷病人等，常有瞳孔的变化。病理状态下，瞳孔小于 2 mm，称瞳孔缩小，双侧瞳孔缩小常见于有机磷农药、氯丙嗪、吗啡等药物中毒；瞳孔直径大于 5 mm 称为瞳孔散大，见于颅内压升高及濒死状态；一侧瞳孔散大且固定，提示同侧颅内病变或脑疝的发生；椭圆形瞳孔见于青光眼；形状不规则，见于虹膜粘连。

（三）危险三角区的应用形态知识

面静脉起自内眦静脉，与面动脉伴行，下行至舌骨平面汇入颈内静脉。面静脉借内眦静脉、眼静脉与颅内海绵窦相交通。由于面静脉在口角以上一般无瓣膜，当口角以上面部感染处理不当时，致病因子可经内眦静脉和眼静脉进入海绵窦，引起颅内感染，所以通常将两侧口角至鼻根的三角形区域称作"危险三角"。

（四）甲状腺肿大导致呼吸困难或吞咽困难的应用形态知识

甲状腺位于颈前部，呈"H"形，由左、右两个侧叶及中间的甲状腺峡组成。甲状腺侧叶贴附在喉和气管上段的前外侧面，甲状腺峡连接左右两侧叶，位于第 2～4 气管软骨的前面。甲状腺过度肿大时，可压迫喉和气管而发生呼吸困难或吞咽困难。

（五）肝门静脉回流受阻引起呕血、便血的应用形态知识

肝门静脉是一条粗短的静脉干，由肠系膜上静脉及脾静脉在胰头和胰体交界处的后方汇合而成。肝门静脉收集腹腔内不成对器官（肝除外）的静脉血，其重要属支除肠系膜上静脉和脾静脉外，还有肠系膜下静脉、胃左静脉、胃右静脉和附脐静脉，在成人肝门静脉及其属支均无静脉瓣。肝门静脉的属支与上、下腔静脉系之间有丰富的吻合。最重要的有 3 处：①食管静脉丛：位于食管壁内及食管的周围。该静脉丛的静脉血大多经食管静脉汇入胃左静脉，少部分汇入奇静脉。②直肠静脉丛：位于直肠和肛管的壁内及其周围。该静脉丛上部的血液汇入肠系膜下静脉，下部的静脉血则汇入髂内静脉。③脐周静脉丛：位于脐周围的皮下组织内，最后汇入腋静脉和股静脉。在正常情况下，肝门静脉系与上、下腔静脉系之间的吻合支都较细小，血流量也较少。当肝门静脉回流受阻（如肝硬化引起的门脉高压等），门静脉的血液便可逆流，经上述吻合支由上、下腔静脉回流入心，因而吻合支便逐渐扩大，引起食管静脉丛、直肠静脉丛和脐周静脉丛的静脉曲张，一旦食管、直肠等处曲张的静脉破裂，则可出现呕血或便血（图 18-1-4）。

（六）听力检查的应用形态知识

听力的检查是通过观察声刺激所引起的反应，以了解听觉功能状态和诊断听觉系统疾病的方法。在主观测听中，声波依次经过外耳道、鼓膜、听骨链、外淋巴、内淋巴、螺旋器，自螺旋器发出冲动经蜗神经传入脑，从而产生听觉。如果声波传导途径中的某一结构发生变化，均可影响听力。

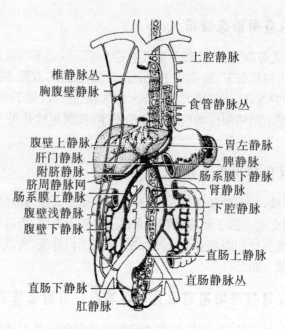

椎静脉丛
胸腹壁静脉

上腔静脉

食管静脉丛

腹壁上静脉
肝门静脉
附脐静脉
脐周静脉网
肠系膜上静脉
腹壁浅静脉
腹壁下静脉

胃左静脉
脾静脉
肠系膜下静脉
肾静脉
下腔静脉

直肠上静脉

直肠下静脉
肛静脉

直肠静脉丛

图 18-1-4　肝门静脉及其侧支循环

（七）肿瘤对机体的影响

肿瘤因其良、恶性的不同,对机体的影响也有所不同。

1. 良性肿瘤　因其分化较成熟,生长缓慢,停留于局部,不浸润,不转移,故一般对机体的影响相对较小,主要表现为局部压迫和阻塞症状,如子宫平滑肌瘤可压迫膀胱引起排尿困难。若发生在腔道或重要器官,也可引起较为严重的后果,如颅内的良性瘤可压迫脑组织阻塞脑室系统而引起颅内压升高和相应的神经系统症状,严重者可引起脑疝,危及生命。

2. 恶性肿瘤　由于呈浸润性生长且速度较快,并可发生转移,因此,除可引起与上述良性瘤相似的局部压迫和阻塞症状外,还可侵袭与破坏周围正常的组织器官,导致其结构改变和功能障碍;当侵袭破坏血管时可引起出血、坏死及继发感染;当侵犯局部神经时可引起顽固性疼痛。另外,恶性肿瘤患者还可出现恶病质、副肿瘤综合征等全身表现。

良性肿瘤一般对机体影响小,易于治疗,疗效好;恶性肿瘤危害较大,治疗措施复杂,疗效还不够理想。如果把恶性肿瘤误诊为良性肿瘤,就会延误治疗或治疗不彻底,造成复发、转移。相反,如把良性肿瘤误诊为恶性肿瘤,也必然要进行一些不必要、不恰当的治疗,使患者遭受不应有的痛苦、损害和精神负担。因此,区别良性肿瘤与恶性肿瘤,对于正确的诊断和治疗具有重要的实际意义。

（八）胎儿羊水的应用形态知识

正常羊水于妊娠早期多呈无色澄清液体。妊娠晚期羊水因混有胎脂、脱落上皮等有形成分而呈乳白色。若混有胎粪,则呈黄绿色或深绿色,为胎儿窘迫征象;呈金黄色多为羊水内胆红素过高,来自母儿血型不合;若羊水呈黄色黏稠能拉丝,提示胎盘功能减退或妊娠过期;若羊水混浊,呈脓性,有臭味表示羊膜腔内有明显感染。足月胎儿的羊水约为 1000 ml。少于 500 ml 为羊水过少,常见于胎儿无肾或尿道闭锁;多于 2000 ml 为羊水过多,常见于消化管闭锁、无脑儿等。

（九）推算预产期的应用形态知识

胚胎在母体内的发育从受精开始到分娩经历 38 周（约 266 天）。根据末次月经和受精时间可推算预产期的时间。

1. 月经龄 从孕妇末次月经的第一天算起至胎儿娩出为止，共计 280 天。以 28 天为 1 个妊娠月，则为 10 个月，妇产科临床上常用此法。

2. 受精龄 从受精之日开始计算，因月经周期第 14～15 天左右排卵受精，故月经龄要减去 14 天，约 266 天，胚胎学上常用此法。

第二节　与辅助治疗相关的应用形态知识

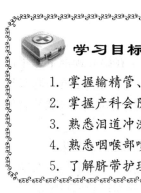

学习目标

1. 掌握输精管、输卵管结扎术的部位。
2. 掌握产科会阴的位置及会阴侧切的层次结构。
3. 熟悉泪道冲洗经过的结构。
4. 熟悉咽喉部喷雾的部位。
5. 了解脐带护理应注意的问题。

一、进行腹膜透析的应用形态知识

腹膜由浆膜构成，薄而光滑，有一定的通透性，具有支持固定脏器、分泌浆液、吸收和修复功能。腹膜透析（PD，简称腹透），是利用人体天然的半透膜——腹膜作为透析膜，向病人腹腔内输入透析液，通过弥散和超滤作用，使体内代谢废物和潴留的水进入腹腔，透析液中的某些物质经毛细血管进入血液循环，补充机体需要的治疗方法。

二、输精管、输卵管结扎术的应用形态知识

输精管全长分为 4 部，睾丸部、精索部、腹股沟部以及盆部，其中精索部从睾丸上端与腹股沟浅环之间，位置表浅，容易触及，因此输精管结扎术常在此进行。

输卵管分为子宫部、峡部、壶腹部和漏斗部，其中峡部短而细，壁较厚，血管较少，为临床上进行输卵管结扎的常选部位。

三、产科会阴的应用形态知识

产科会阴是指肛门与外生殖器之间狭小区域的软组织,分娩时要注意保护预防其撕裂。为了避免分娩造成会阴损伤,减轻分娩时的阻力,常用会阴侧切术。

会阴侧切的部位常选择自阴唇后联合向左下方与正中线 45°方向切开会阴,其层次从外向内依次为皮肤、皮下组织、肌层和阴道黏膜,缝合时应由内向外逐层缝合。

四、泪道冲洗的应用形态知识

该方法为将液体由泪点注入泪小管、鼻泪管,流入鼻腔或咽部的方法。操作时,将针头垂直插入泪小点 1.5～2 mm,然后转为水平方向,朝向内眦部顺泪小管方向推进 5～6 mm,缓慢注入冲洗液。在该过程中,液体依次经过的结构为泪点、泪小管、泪囊、鼻泪管、下鼻道。

五、咽喉部喷雾法的应用形态知识

咽是前后略扁的漏斗形肌性管,位于颈椎前方,上端起于颅底,下端平在第 6 颈椎下缘平面续于食管,其前壁与鼻腔、口腔和喉腔相通,因此分为鼻咽、口咽和喉咽 3 部,是消化道与呼吸道的共同通道。喉上通咽,下接气管,为呼吸和发音的重要器官。位于颈前正中,由数块喉软骨借关节和韧带连成支架,周围附有喉肌,内面衬以喉黏膜构成。

咽喉部喷雾法是用喷雾器将药液喷入咽喉部,用以检查或治疗咽喉部疾病的方法。

进行咽喉部喷雾时,病人取坐位,嘱病人张口,操作者持喷雾器将药液均匀喷于腭弓及咽后壁;在口咽部喷雾 2～3 次后,再将喷雾器对准软腭后方,将药液喷入鼻咽部;鼻咽部喷雾 2～3 次后,嘱病人将舌前 $\frac{1}{3}$ 拉出,尽量深呼吸,喷雾器对准喉部,在深吸气时喷入。

六、新生儿脐部护理的应用形态知识

脐带是胚体与胎盘之间的条索状结构,含有两条脐动脉,一条脐静脉,是连接胎儿与胎盘的通道。正常脐带长约 55 cm。脐带过短导致胎儿娩出或分娩时引起胎盘早期剥离而出血过多;脐带过长会发生缠绕胎儿颈部或其他部位,影响胎儿发育甚至导致胎儿死亡。

新生儿脐部是病原微生物入侵的特殊门户,极易发生局部感染。因此脐部的护理尤为重要。在正常情况下,脐带一般须在新生儿出生后 1～2 min 内无菌结扎,残留的脐带逐渐干枯僵化,于 1 周左右脱落,创口在 10～14 天才完全愈合。护理时应保持脐部清洁、干燥,避免感染。要经常检查脐带是否脱落,脐周有无红肿,脐窝有无脓性分泌物等。